La dieta reset del metabolismo

ALAN CHRISTIANSON

La dieta reset del metabolismo

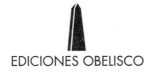

EDICIONES OBELISCO

Si este libro le ha interesado y desea que le mantengamos informado
de nuestras publicaciones, escríbanos indicándonos qué temas son de su interés
(Astrología, Autoayuda, Ciencias Ocultas, Artes Marciales, Naturismo,
Espiritualidad, Tradición…) y gustosamente le complaceremos.

Puede consultar nuestro catálogo en www.edicionesobelisco.com

*Los editores no han comprobado ni la eficacia ni el resultado de las recetas, productos,
fórmulas técnicas, ejercicios o similares contenidos en este libro. Instan a los lectores
a consultar al médico o especialista de la salud ante cualquier duda que surja.
No asumen, por lo tanto, responsabilidad alguna en cuanto a su utilización
ni realizan asesoramiento al respecto.*

Colección Salud y Vida natural
LA DIETA RESET DEL METABOLISMO
Alan Christianson

1.ª edición: abril de 2019

Título original: *The Metabolism Reset Diet*

Traducción: *Pilar Guerrero*
Corrección: *TsEdi, Teleservicios Editoriales, S. L.*
Maquetación: *Juan Bejarano*
Diseño de cubierta: *Enrique Iborra*

© 2019, Alan Christianson, NMD
Traducción publicada por acuerdo con Harmony Books,
sello editorial de Crown Publishing Group,
una división de Penguin Random House LLC.
(Reservados los derechos)
© 2019, Ediciones Obelisco, S. L.
(Reservados los derechos para la presente edición)

Edita: Ediciones Obelisco, S. L.
Collita, 23-25 - Pol. Ind. Molí de la Bastida
08191 Rubí - Barcelona - España
Tel. 93 309 85 25 - Fax 93 309 85 23
E-mail: info@edicionesobelisco.com

ISBN: 978-84-9111-460-4
Depósito Legal: B-10.518-2019

Printed in Spain

Impreso en los talleres gráficos de Romanyà/Valls, S. A.
Verdaguer, 1 - 08786 Capellades (Barcelona)

A Kirin Christianson, por ser mi mayor fan, la animadora más ruidosa y la crítica más útil durante más de veinte años. Gracias, cariño, te quiero.

Introducción

El misterio del metabolismo

Tal vez hayas echado un vistazo al plato de un compañero de trabajo o de un amigo y hayas pensado: «¿Por qué puede darse el gusto de ese trozo de tarta –sin acumularla ni pasarse horas en el gimnasio y sin sentirse culpable durante días– y seguir tan delgado, mientras yo me privo hasta del aire que respiro, que doy un mordisco y me siento exhausto, privado de placeres, siempre lleno de antojos... y encima gordo? ¿Pero qué pasa conmigo?».

Ésta es la realidad que espero te impulse a un nuevo capítulo basado en ti mismo, en tu salud y tu peso: No hay nada de malo en ti.

Las personas naturalmente delgadas no son superiores. No se esfuerzan más, ni poseen una fuerza de voluntad sobrehumana. No tienen mejores genes y la mayoría come muchas calorías. Simplemente tienen algo que está trabajando a su favor: tienen un mejor metabolismo.

Pero de momento vamos a dejar evaluaciones de tipo «bueno» o «malo». La palabra *metabolismo* se usa mucho en relación con la dieta y la pérdida de peso, pero ¿qué significa realmente? Tu metabolismo es el proceso en que conviertes el combustible en energía. El combustible entra en forma de alimento. Nunca se recibe exactamente la cantidad correcta de alimentos necesarios en un día determinado, pero cuando se tiene un metabolismo saludable, es posible almacenar un poco de comida extra sin aumentar de peso. Un trozo de tarta no te va a arruinar la silueta ni la salud. También puedes perderte una ingesta sin que tus niveles de energía caigan.

Cuando el metabolismo no funciona correctamente, almacenamos demasiado combustible en forma de grasa y no podemos deshacernos de ella. Eso nos lleva a los kilos de más y a una serie de efectos adversos, desde la niebla cerebral (eso es que no te enteras) hasta problemas digestivos, fatiga, diabetes y varios tipos de cáncer.

Existe la idea errónea de que se nace con un metabolismo estupendo o con uno malo. Pero resulta que el metabolismo no es fijo. Puede cambiar, de hecho cambia. La clave de dicho cambio no está en quedarse a dos velas mientras que el resto de tus amigos y familiares disfrutan de sus vidas, ni tampoco está en eliminar para siempre tus comidas favoritas. El secreto que descubrí en mis años de práctica e investigación clínica es simplemente éste: limpia tu hígado para que pueda quemar mejor la grasa.

TODO TIENE QUE VER CON EL HÍGADO

Es probable que el hígado ni siquiera se encuentre entre las cinco partes principales del cuerpo que tienes en cuenta cuando piensas en perder peso, pero deberías hacerlo. El hígado es más que un órgano dañado por el alcohol o por un plato estremecedor que preferirías evitar. Es el órgano interno más pesado y la glándula más grande del cuerpo. Es una máquina poderosa que actúa como un filtro para eliminar toxinas, ayuda en la digestión, regula las hormonas y el azúcar en la sangre. Es un increíble órgano multitarea, un órgano vital en el sentido más estricto de la palabra, el centro a través del cual fluye la energía de tu cuerpo. El hígado es responsable de procesar todo lo que ingieres, y también funciona como despensa de almacenamiento del cuerpo. Los nutrientes (vitaminas, minerales y otras sustancias que el hígado necesita para funcionar de la mejor manera) y el combustible (de nuestras principales fuentes de calorías, grasas y carbohidratos) que no necesitas hoy, se almacenan en la despensa para más adelante. El excedente es esencial porque nunca se obtiene exactamente lo que se necesita cada día. Si te pierdes una ingesta debes poder utilizar tu excedente para compensar. Y si comes en exceso, deberías poder almacenar el extra para usarlo en el momento que no puedas comer. Un hígado sano almacena energía extra y la reparte más tarde cuando la necesite.

¿Qué pasa cuando tu hígado no es saludable? Que tiende a almacenar combustible en forma de grasa, especialmente alrededor de la sección media, y ya no puede aprovechar los nutrientes que necesita para quemar grasa. Esto significa que no importa qué dieta elijas ni cuánto te esfuerces: la pérdida de peso será prácticamente imposible.

¿Te suena?

Innumerables dietas claman a los cuatro vientos que hay que ingerir «comida buena» y que evitemos esto, aquello y lo de más allá. Carne, legumbre, mantequilla, cereales, cetonas, patatas, tofu, aceite de palma ¿son buenos o malos? Cada día que pasa parece traer una nueva ola de «ciencia» que cancela todas las evaluaciones anteriores; lo que antes era sano, ahora resulta que está prohibido. De hecho, las grasas, los carbohidratos y las cetonas funcionan colectivamente como combustible. Un hígado sano puede almacenar combustible o quemarlo según convenga. Un hígado no sano sólo puede almacenarlo. Todas las fuentes de combustible son lo mismo para el hígado, las ve iguales: ninguna es un elixir mágico ni un veneno diabólico. Eso significa que una vez que tu hígado esté sano, comer un trozo de tarta no es catastrófico. Tu metabolismo será lo suficientemente flexible como para adaptarse y salvar cualquier curva que surja en tu camino.

Son muy buenas noticias. ¿Las quieres mejores? La curación del hígado lleva semanas, no meses ni años. El hígado es un órgano asombrosamente resistente. Con los pasos que te daré en este libro, podrás restaurarlo para que funcione a la perfección en muy pocas semanas.

¿Y TODO ESTO A MÍ QUÉ ME IMPORTA?

Cuando la gente se encuentra conmigo, suponen que soy naturalmente delgado. Yo me lo tomo como un cumplido, pero lo cierto es que, cuando era joven, luchaba con mi peso. Nací con parálisis cerebral y epilepsia. Tal vez al no poder ser físicamente activo favorecía el aumento de peso. La primera vez que fui obeso fue a los once años. Los niños con sobrepeso eran tres veces más raros en la década de los setenta que en la actualidad, así que yo destacaba.[1] La discriminación y la vergüenza por ser gordo siguen siendo injusticias en la actualidad, pero en aquel entonces ni siquiera eran conceptos; eran sólo el estado normal de las cosas. Lo que ahora es una creencia privada, entonces se compartía públicamente: se creía que cualquier persona gorda sólo tenía que comer menos y esforzarse más.

De hecho, yo era cualquier cosa menos perezoso y me esforzaba en todo lo que me proponía. Odiaba mi aspecto y quería cambiar. La fuerza de voluntad no era el problema. Salvo mi peso, parecía que podía superar cualquier obstáculo. Sabía que no tenía menos voluntad que mis compañeros delgados.

Fui al médico, pero su solución de recuento de calorías no funcionó. Hasta que empecé a leer libros de salud, no pude conseguir un cambio. Leí todo lo que pude y, según los consejos que encontré, dejé el azúcar, la mantequilla y el pan por completo. No toqué ninguno de esos tres alimentos durante aproximadamente una década. Mis padres le hicieron mucho la pelota a un miembro de la familia que vendía suplementos alimenticios. Pero gracias a él teníamos proteínas en polvo disponible, y empecé todos mis días con un batido de proteínas. Para el almuerzo y la cena, mi mamá hacía buenas comidas con alimentos integrales. Añadí algunas rutinas de ejercicios para principiantes, diseñadas para personas sedentarias y, de manera lenta pero progresiva, las cosas fueron cambiando.

Una vez más saludable, mi vida se transformó. Me sentí mejor conmigo mismo, más seguro y más capaz. Por primera vez, experimenté la alegría del movimiento. Mis habilidades físicas mejoraban casi a diario y me encantó notarlo.

En mi mente, le debía mi nueva vida a los expertos en salud que compartieron sus consejos conmigo, a través de sus libros. Eran mis héroes y quería seguir sus pasos, así que decidí dedicarme a la medicina profesionalmente. Mi transformación llegó a guiar mi enfoque dentro de la medicina. Me fascinó el mundo de las hormonas debido a su papel aparentemente enigmático en la regulación del peso corporal. Sabía lo emocional-

---

1. «The State of Childhood Obesity». The State of Childhood Obesity - The State of Obesity. Acceso 16 Diciembre 2017. https://stateofobesity.org/childhood-obesity-trends/

mente poderosa que había sido mi propia lucha y cuánto esfuerzo me costó. Mi corazón saltó en defensa de aquellos que estaban en el mismo lugar que yo estuve y que se esforzaban duramente sin obtener resultados. Dediqué mi carrera a ayudarlos.

Mientras trabajaba con diabéticos, me encontré con la idea de un ayuno modificado como medio para mejorar la salud. Leí estudios de 2011 en los que diabéticos avanzados se curaron siguiendo una dieta de sólo 600 calorías durante ocho semanas. El proceso sonaba bastante extremo, pero también lo eran los resultados. Los análisis de sangre y las tomografías computarizadas mostraron que los páncreas de estos pacientes se habían curado por completo y podían producir insulina normalmente. Ya no necesitaban medicación en absoluto. Resultó que una vez que sus hígados eliminaron los viejos depósitos de grasa, dejaron de ser diabéticos.

Éste fue un hallazgo tan grande como sorprendente. Históricamente, habíamos pensado en el páncreas como órgano maestro relacionado con la diabetes, y una vez que se entraba en el camino de la diabetes era como si se estuviera atado a un tren fuera de control. Pero esta nueva investigación demostraba que el páncreas es sólo una parte del problema. El hígado también juega un papel crucial porque tiene una notable capacidad para curarse.

Después de leer todos los estudios relacionados que pude encontrar, pregunté a varios pacientes si estarían dispuestos a probar algo nuevo. Mi idea era que muchos de los prediabéticos, o con diabetes poco avanzada, podrían curarse con un régimen menos extremado.

En lugar de tres batidos líquidos, probé con dos batidos y una comida razonable. Los resultados fueron tremendos. Hice un seguimiento de los pacientes cada dos semanas y vi que la mayoría lograba la remisión de la diabetes mucho antes de las ocho semanas. El objetivo del programa inicial era revertir la diabetes y nuestra clínica registró innumerables casos positivos. Se convirtieron en no diabéticos, dejaron de tomar sus medicamentos y continuaron sanos muchos años más tarde.

Casi todos los que tratamos tenían síndrome de hígado graso, aunque pocos habían escuchado ese término antes. Cuando el hígado está sobrecargado por el exceso de azúcar, el cuerpo lo almacena como grasa. Esto puede desencadenar una respuesta inflamatoria potencialmente devastadora, que se ha relacionado con enfermedades del corazón y algunos tipos de cáncer. Además, las nuevas investigaciones sugieren que el hígado graso no es sólo *consecuencia* del aumento de peso, sino que también puede ser la *causa* del mismo. Por lo tanto, abordar el síndrome del hígado graso es crucial en la lucha para recuperar la salud y perder centímetros. Y el protocolo que estaba compartiendo con mis pacientes obraba milagros.

Además de los beneficios para la diabetes y la función hepática, el programa curó a un alto porcentaje de personas con presión arterial alta, colesterol alto y autoinmunidad. También noté que a medida que mejoraba su función hepática, la pérdida de peso tenía lugar naturalmente y se perdía volumen principalmente en la cintura. La gente estaba feliz viéndose libre de enfermedades y extasiada con el beneficio secundario de pérdida de peso. Muchos veían desaparecer repentinamente centímetros que habían permanecido inmóviles durante décadas.

En nuestra clínica, mi equipo y yo estábamos tan entusiasmados con los resultados que todos empezamos a usar el programa para adelgazar y supimos en primera persona lo fácil que era seguirlo. A continuación, lo empezamos a recomendar a los pacientes que querían perder algunos kilillos no deseados. No sólo perdieron centímetros, sino que también revertieron la diabetes, redujeron la presión arterial y curaron su hígado graso. Los resultados fueron tan asombrosos que empezamos a recomendarlo como una solución para todas esas condiciones. A menudo, era el único paso que las personas necesitaban para recuperar su salud.

Mi equipo y yo nos convencimos de dos cosas:

1. El programa funcionaba para personas a quienes les fallaban todas las dietas. Podían perder peso por primera vez y mantenerlo indefinidamente sin problemas.
2. La pérdida de peso, incluso bastantes kilos, es el camino más seguro para alcanzar una mayor vitalidad.

ESTO ES PERSONAL

El plan que se te presenta en este libro sigue el mismo programa que dio como resultado la pérdida de cientos de kilos de peso para los participantes en el mismo. *Participantes* es otra palabra para las personas. Personas que han perdido centímetros y han recuperado su salud, que han encontrado una nueva oportunidad en la vida, como lo hice yo cuando era niño. Estoy pensando en Shannon, una mujer de unos cuarenta años que desarrolló una enfermedad de tiroides. Había ganado 22 kilos y lo intentó todo, incluido el tratamiento para la tiroides, pero la báscula no se movía ni a tiros. Se sentía constantemente pesada, hinchada, gaseosa, gorda e incómoda. Además, antes de aumentar de peso, le encantaba participar en competiciones de fitness. Ahora no sólo no podía disfrutar de su pasatiempo favorito, sino que no se sentía cómoda con sus flacos amigos, a los cuales había conocido en el mundo del fitness. Sufría una increíble sensación de pérdida; quería volver a su antiguo yo, su verdadero yo, pero no encontraba el modo y empezaba a preguntarse si alguna vez volvería a la normalidad. Yo lo sentía mucho por ella y esperaba poderla ayudar. Fue una de las primeras personas en participar en nuestros ensayos clínicos. Perdió 7 kilos en las primeras cuatro semanas y la animé a continuar con el programa parcial. Entró y salió del programa tres o cuatro veces y finalmente perdió los 22 kilos. Imagina cómo se vive una cosa así. Imagina subir una escalera con 22 kilos en una mochila a la espalda. Quítate la mochila y, de repente, es como si estuvieras caminando sobre la luna. Te sientes como una persona nueva. Shannon también tenía prediabetes y sus síntomas desaparecieron por completo. Tener sobrepeso y ser poco saludable puede reducir fácilmente la vida útil de una persona en una década. Así que Shannon no sólo recuperó su vida, sino que también recuperó una década para el futuro. Imagina lo que podrías hacer con una década adicional, una década vital y saludable, cuánto tiempo podrías pasar con tus hijos o tus amigos y seres queridos, imagina todas las cosas que podrías disfrutar.

CLÍNICAMENTE PROBADO, RESULTADOS TESTADOS SOBRE LA MARCHA

El programa presentado en este libro se basa en años de pruebas y refinamiento de los procedimientos, con el aporte útil de decenas de miles de participantes en nuestros ensayos clínicos.

Entre 2014 y 2016, reuní estadísticas de los participantes en nuestra clínica y de los que siguieron el programa online. Los participantes eran en su mayoría mujeres con edades comprendidas entre los treinta y tres y los sesenta y siete años y una media de edad de cincuenta y cuatro. Algunos únicamente querían perder unos kilos o un par de centímetros, algunos tenían objetivos más ambiciosos de pérdida de peso. El objetivo medio fue de 7,5 centímetros y 12 kilos.

¡Tras cuatro semanas, la cantidad media de pérdida de peso fue de 7 kilos y la cantidad de «pérdida de cintura» fue de 5 centímetros! La mayoría había alcanzado su objetivo o estaban a unos centímetros de conseguirlo.

Fíjate en que se acercaron más a su meta de pérdida de centímetros que a su meta de pérdida de peso.

Eso se debe a que se pierde más peso de la sección media y poco o nada de musculatura, que es exactamente lo que se desea cuando se está buscando una pérdida de peso sostenible.

En los siguientes meses y años, pude volver a conectar con muchos de ellos. El tema típico fue que, inmediatamente después del reset de cuatro semanas, si ganaban algo de peso era sólo medio kilo o un kilo, pero los centímetros no parecían volver. También hablaban sobre cómo ya no eran esclavos de los alimentos correctos ni de las raciones exactas. Su peso, energía y apetito se mantuvieron en el buen camino, incluso con comidas y picoteos no planeados que la vida nos presenta.

Cómo funciona

Tu hígado necesita nutrientes provenientes de la dieta para ayudarte a deshacerte del combustible adicional que has acumulado. La dieta para restablecer el metabolismo se construye cuidadosamente para proporcionar al hígado los nutrientes que necesita, sin darle más combustible para almacenar. Alcanzarás este objetivo con un programa de 28 días que ofrece cantidades saludables de proteínas, fibra, micronutrientes y fitonutrientes que apoyan la función hepática. El programa proporciona la cantidad correcta de combustible proveniente de carbohidratos y grasas para prevenir deficiencias de nutrientes y al mismo tiempo incitar al hígado a utilizar sus propios suministros de combustible almacenado.

Después de sólo cuatro semanas de nada, podrás comer de manera razonablemente saludable y mantener tu peso sin ningún esfuerzo especial. La mayoría de las personas descubren que pueden ser menos restrictivas con los alimentos de lo que eran antes, con todos los beneficios de un hígado que funciona bien. Después de que la función hepática mejora, las personas notan beneficios adicionales como menos antojos de alimentos, niveles constantes de energía, menos retención de líquidos y mejor digestión.

Algunos alcanzarán sus objetivos de peso con el reset de cuatro semanas, otros querrán ir más lejos. Si finalizas tu primer reset y aún quieres perder más, la dieta para restablecer el metabolismo incluye un plan de mantenimiento que ofrece alimentos que evitan que el hígado se sobrecargue nuevamente. Aquellos que completan las cuatro semanas y desean perder más peso, pueden repetir un reset una vez cada tres meses, es decir, cuatro veces al año sin disminuir su metabolismo.

También puedes optar por convertir la dieta para los reset en un hábito anual para garantizar que tu metabolismo se mantenga saludable y vital para toda la vida.

El mayor beneficio del programa de cuatro semanas será que puedes recuperar la flexibilidad metabólica y unirte al club de los naturalmente delgados. La mejor parte es que este cambio no se produce evitando alimentos supuestamente «malos» o tomando suplementos especiales. Contrariamente, el cambio provendrá de un hígado sano, sin obstrucciones y con capacidad para administrar las fuentes de energía con más cuidado.

Al terminar el libro, tendrás control sobre tu salud y peso sin tener que seguir ninguna dieta restrictiva. Conozco la agonía de vivir en un constante estado de privación. No puedo esperar a que te libres de esa carga.

CAPÍTULO UNO

Recuperar la flexibilidad metabólica

Belinda quería perder 8 kg antes de la cena de excompañeros del Instituto. Todas sus amigas hablaban sobre la última moda en dietas, la dieta cetogénica, así que decidió intentarlo. Durante dos meses, mantuvo religiosamente su ingesta de proteínas por debajo de 40 g al día y sus carbohidratos por debajo de 20 g. No se preocupó por su consumo de grasas y dejaba de comer cuando ya no sentía hambre. Siguió el programa al pie de la letra, aunque decidió no pesarse ni medirse para no desanimarse con los normales altibajos.

Al cabo de casi los dos meses, Belinda fue a ver a su ginecólogo para una revisión rutinaria. Cuando la pesaron, estaba de los nervios. Primero se sentía esperanzada y luego cayó en la desolación: ¡pesaba 5 kg más que antes de comenzar el programa cetogénico! Había pasado por lo mismo con otras dietas, pero esperaba que esta vez fuera diferente. Cuando sus análisis de sangre estuvieron listos, el ginecólogo le dijo que tenía la tiroides poco activa y la remitió a una de mis colegas de Salud Integral, la Dra. Linda Khoshaba.

La Dra. Khoshaba confirmó que la tiroides de Belinda estaba poco activa y descubrió que su metabolismo era casi la mitad de lento de lo que debería ser. Este hallazgo confirmaba la experiencia de Belinda: no podía perder peso por mucho que lo intentara.

Belinda se sintió alentada cuando la Dra. Khoshaba le dijo que su función tiroidea anormal era, probablemente, un efecto secundario de su dieta y que probablemente podría restablecer la función normal siguiendo un programa para restablecer el metabolismo, tomando una combinación de nutrientes sin yodo para apoyar a su tiroides y a su hígado. Al principio, Belinda estaba preocupada porque parecía que iba a comer más comida que en la dieta anterior. Aun así lo intentó, y durante un ciclo de 28 días, Belinda perdió los kilos que había ganado con la dieta cetogénica, incluso algo más. Estaba exultante.

Tres meses después de completar su primer reset, su tiroides y su metabolismo estaban funcionando correctamente. Fue capaz de mantener su peso constante sin matarse de hambre.

¿POR QUÉ TE FALLAN LAS DIETAS?

Muchos de mis pacientes eran como Belinda. Se comportaban como personas inteligentes que trataban de perder peso. Lo habían dado todo sometiéndose a cinco o más dietas en los últimos años y habían experimentado un éxito mediocre. Por lo general, parecía que las cosas mejoraban, pero terminaron con menos flexibilidad metabólica de la que empezaron y, a menudo, se encontraban nuevamente en el punto de partida o incluso peor que antes de hacer la dieta.

Cuando un hígado no funciona correctamente, está lleno de combustible, pero el cuerpo no puede usarlo. Como resultado, el organismo entra en un estado de alto estrés y termina usando los músculos como fuente de combustible. Si eres propenso a la depresión o a la ansiedad, debes saber que el estrés empeora las cosas. Las relaciones sufren. Cuando estás en este estado ¿tienes ganas de hacer ejercicio? No. ¿Rindes bien en el trabajo? Definitivamente no. Además de todo el estrés físico y mental que estás soportando, también tienes que hacer frente a antojos intensos de comida. Casi en cada momento del día fantaseas con picar tus comidas favoritas en lugar de centrarte en lo que realmente importa.

Si de alguna manera te las has arreglado para someterte y seguir con una restricción importante de alimentos durante meses, tal vez hayas bajado unos cuantos kilos. Sin embargo, debido a que el hígado quema músculo en lugar de grasa, a menudo terminas con menos peso pero con un metabolismo más lento. Pesas menos (por ahora) pero también quemas menos calorías. Eso significa que el peso que perdiste regresará tarde o temprano, incluso vigilando lo que comes.

Lo que cambió para Belinda es lo mismo que cambiará para ti una vez que inicies este programa. Tu hígado recuperará su capacidad para controlar el metabolismo. Cuando esto suceda, tu peso y energía se mantendrán estables aunque tu dieta pueda cambiar. Sabrás lo que se siente estando naturalmente delgado.

Una vez restablecida la función hepática, podrás mantener un peso saludable sin el esfuerzo de Hércules. Y lo que es más, tendrás más energía, dormirás mejor y correrás menos riesgo de contraer enfermedades cardíacas y muchos tipos de cáncer.

Quiero que tengas éxito, y creo que puedes hacerlo, aunque no creas que sea posible. He visto a innumerables personas hacerlo incluso cuando:

- Sufrían de los antojos
- Habían fracasado con innumerables dietas
- Estaban demasiado ocupadas para hacer ejercicio
- No sabían cocinar
- Estaban abrumadas con su familia, su carrera, o ambos
- Tenían restricciones dietéticas
- Viajaban mucho

La Dieta para restablecer el metabolismo funciona porque cura el problema central de un metabolismo lento y un hígado sobrecargado. El programa proporciona las condiciones perfectas para ayudar al hígado a limpiar el excedente de combustible y empezar a trabajar de nuevo, recuperando la flexibilidad metabólica que quizás no hayas experimentado desde tu infancia.

¿QUÉ ES LA FLEXIBILIDAD METABÓLICA?

Nuestros antepasados necesitaban flexibilidad metabólica para sobrevivir. Cuando la comida no estaba disponible, podían sobrevivir con lo que habían almacenado durante un tiempo al descomponer la grasa corporal para usarla como combustible. La mayoría de los que vivimos en el primer mundo vivimos en el entorno opuesto: la comida es muy abundante. Como resultado de la disponibilidad constante, tendemos a comer en exceso alimentos con alto contenido en azúcar, lo que nos hace almacenar grasa y nos impide cambiar de una fuente de combustible a otra. Nos volvemos metabólicamente inflexibles.

Para entender cómo se ve esto en la vida real, y cómo afecta a nuestras vidas y a nuestra tripa, vamos a ver dos ejemplos.

Jane es una mujer delgada con un hígado perfectamente sano, que presta poca o ninguna atención a la dieta o al ejercicio, pero no necesita hacerlo porque tiene un buen metabolismo. Un día, Jane se encuentra con unas magdalenas huérfanas en el trabajo. Ausente el propietario, se zampa unas cuantas, las cuales se suman a su dieta normal. Su hígado tiene espacio para almacenar el combustible extra.

Al día siguiente, no hay magdalenas. Jane está tan ocupada que se pierde el almuerzo por completo. Su hígado retira algo del combustible que había ahorrado de las magdalenas de ayer. La mantiene con energía y alerta a pesar de no haber comido.

Jane tiene un metabolismo flexible. Su hígado es capaz de almacenar combustible y quemarlo según sea necesario. Aunque no siempre come la cantidad correcta de alimentos, su peso es constante y se siente bien.

Ahora veamos a Jeanette. Ella también comió magdalenas extra un día y no almorzó al siguiente. Pero su hígado no tenía espacio para almacenar el combustible extra. Entonces, cuando se perdió una comida y su cuerpo necesitaba energía, sus niveles de azúcar en la sangre bajaron y se mareó. Esto la dejó mentalmente aturdida, cansada y nerviosa. Para colmo, tenía terribles antojos de azúcar al final del día porque su cuerpo necesitaba una fuente rápida de combustible. Así que se comió un helado cuando salió del trabajo y se sentía impotente ante esos ciclos de antojos irresistibles.

RESET AL RESCATE

En algún momento de nuestras vidas, casi todos nosotros tenemos flexibilidad metabólica como Jane. Tal vez sólo en la primera infancia, pero probablemente hubo un momento en el que comías lo que te daba la gana y fuiste feliz. A pesar de una ingesta de alimentos que no se ajustaba perfectamente a las necesidades de tu día a día, tus niveles de grasa eran correctos y tu energía duraba el día entero. Claro que tenías hambre a veces, pero el hambre no era tu enemiga.

Eso es flexibilidad metabólica y es tu derecho de nacimiento. Quiero ayudarte a recuperarla.

¿CUÁNTA FLEXIBILIDAD TIENE TU METABOLISMO?

Responde este cuestionario para descubrir lo flexible que eres. Lee las siguientes preguntas. Pon una X en el «Sí» si crees que la pregunta se te aplica. Coloca una cruz en el «No» si no tiene que ver contigo. Cuenta las cruces de «Sí» para determinar tu puntuación.

	PREGUNTA	SÍ	NO
1	A menudo tengo antojos de comida basura.		
2	Puedo ganar 1 kg en una sola noche.		
3	No pierdo peso por más ejercicio que haga.		
4	Si me salto una ingesta, me encuentro mal.		
5	Me suelo despertar por las noches.		
6	Si comiera como los demás, estaría superobeso.		
7	Suelo sentirme hinchado.		
8	Necesito un café para despejarme por la mañana.		
9	A menudo me siento distraído.		
10	Cuanto más azúcar como, más azúcar quiero.		

TU PUNTUACIÓN DE FLEXIBILIDAD METABÓLICA

0 – ¡Tu metabolismo lo controla todo!

1 o 2 – Tu metabolismo puede tocarse los dedos de los pies,
pero se tiene que esforzar.

3 o Más – Tu metabolismo necesita ayuda para levantarse del sofá.

Al comenzar tu viaje de reset, verás cómo cambian estas respuestas. Cada vez que reinicies tu hígado –cada año o cuando lo creas oportuno–, recuerda volver a contestar este cuestionario ya que la puntuación irá bajando varios puntos cada vez.

Una nueva aproximación

Esta dieta para restablecer el metabolismo es una aproximación nueva porque aborda la raíz de un metabolismo lento o inflexible: el hígado sobrecargado.

La primacía del hígado ayuda a explicar por qué las dietas bajas en grasa, bajas en carbohidratos y cetogénicas no resultan especialmente útiles Si restringes un tipo de combustible y añades otro, no se gana nada. Para las personas con una función hepática deficiente, separar alimentos supuestamente «buenos» de los supuestamente «malos» es simplemente una pérdida de tiempo.

Pero si ésta no es una dieta de restricción de alimentos ¿qué hay que comer? ¿Cómo funciona?

Durante cuatro semanas, seguirás ingiriendo comida deliciosa, pero lo harás de manera que ayudes al hígado a deshacerse de los triglicéridos. Los triglicéridos nos llegan a través de la grasa que ingerimos, la cual debería quemarse como combustible o de lo contrario se almacena a largo plazo en forma de tejido adiposo. Piensa en los triglicéridos como las grasas del purgatorio.

La dieta reset del metabolismo te ayudará a deshacerte de las altas concentraciones de triglicéridos al ingerir alimentos simples en las raciones correctas y en el momento adecuado del día.

El plan diario es: un batido o crema para el desayuno, un segundo batido o crema para el almuerzo, una cena abundante y picoteo, según sea necesario. Es así de simple. Es posible que tengas hambre los primeros días, pero para entonces tu hígado ya estará capacitado para darle combustible al cuerpo cuando lo necesite. Por lo general, durante los primeros cuatro a seis días, tendrás menos hambre que antes de comenzar, lo que a menudo sorprende porque estarás comiendo menos, pero los alimentos que vas a comer, en realidad, te proporcionan los nutrientes que necesitas para curarte y prosperar.

Mucha gente se detiene aquí. Es muy difícil. No tengo tiempo Tengo un trabajo a tiempo completo y luego está la familia, apenas puedo con lo que tengo ahora, sólo me faltaba esto. Y yo digo: el plan que hemos diseñado es más fácil que lo que estas haciendo ahora. Aprenderás a usar alimentos beneficiosos para el hígado que introducirás en tu dieta a través de deliciosos batidos y comidas hechos en poco tiempo. El reset del metabolismo es perfecto para cuando estás muy ocupado o de viaje, porque el menú reset requiere poco tiempo para pensarlo y para hacerlo, no como la mayoría de las comidas habituales.

¿Qué alimentos mantienen tu metabolismo en funcionamiento? Afortunadamente, la lista es muy larga e incluye verduras como la remolacha, el repollo, el diente de león y los champiñones shiitake; grasas buenas como las pipas de calabaza, pistachos y almendras; carbohidratos con almidón resistente como la calabaza, patatas hervidas y judías blancas; además de proteínas magras como el salmón, las almejas, el tempeh y las aves de corral.

Las especias culinarias también jugarán un papel importante. Haremos uso de cúrcuma, ajo, albahaca y jengibre. Al convertir dos de tus ingestas en batidos, el hígado tendrá la oportunidad de descansar y curarse.

Tendrás opciones que funcionan con cualquier presupuesto y alimentos que se encuentran en cualquier supermercado. Si estás cocinando para toda la familia, a ellos también les encantarán las nuevas recetas, a mi familia les gustan. Para aquellos que quieran emprender una aventura culinaria, podrán aprender cosas sobre algunos ingredientes exóticos opcionales. Todo el mundo puede seguir la dieta reset del metabolismo, incluso si tiene intolerancias alimentarias o si es vegano o paleo.

EL EJERCICIO FÍSICO EN EL RESET

El plan de ejercicios de la dieta reset se centra en caminatas ligeras, estiramientos ocasionales y tres microentrenamientos por semana, cada uno con una duración de cinco minutos o menos. Si el ejercicio ha sido una lucha toda tu vida, estás de suerte. Por otro lado, si te gusta entrenar duro, prepárate para hacer mucho menos de lo habitual durante el reset. Pero no temas, te pondrás más fuerte, te quedarás delgado y serás más capaz de producir energía.

El ejercicio puede evitar que pierdas músculo mientras pierdes grasa. Las cantidades correctas pueden mejorar tu estado de ánimo, disminuir los antojos y mejorar el sueño. Sin embargo, demasiado ejercicio forzaría el hígado a procesar demasiado combustible para aportar energía extra, y nunca podrá curarse de este modo. Es útil hacer ejercicio durante las cuatro semanas, pero te sorprenderá lo poco que se necesita para que el programa funcione correctamente.

EL FIN DE LA FATIGA

Tus niveles de energía y tu peso están íntimamente relacionados. Cuando tu hígado no tiene suficiente combustible para almacenar energía a corto plazo, se siente cansado. Entonces no quieres hacer ejercicio, y si te obligas a hacerlo, odiarás cada minuto porque te cansarás enormemente. Cuando tu hígado vuelva a estar sano, tendrá más energía, querrás hacer más ejercicio con tus amigos, tendrás muchas ganas de hacer actividades y te despertarás renovado por las mañanas.

Si no te has sentido como tú mismo últimamente, tal vez incluso durante años, la dieta para reset del metabolismo te ayudará a retomar el camino reduciendo el consumo de combustibles en la dieta y, al mismo tiempo, dándole al hígado todos los nutrientes esenciales que necesita. En cuatro semanas, podrás almacenar energía temporalmente, sin convertirla en grasa corporal automáticamente. Tu peso y tus niveles de energía se mantendrán estables a pesar de las fluctuaciones normales de tus ingestas e independientemente de tu actividad.

Imagínate no tener que hacer dieta nunca más ni restringir alimentos. Aunque es importante comer alimentos sanos, elegirás alimentos que te hagan sentir bien, sin pensar en perder peso.

CAPÍTULO DOS

Tu hígado tiene la clave

La clave para una buena salud es un buen metabolismo, y la clave para un buen metabolismo es un hígado sano. En este capítulo, te llevaré a un viaje de descubrimiento a través de la vida secreta del hígado.

HÍGADO 101: LO BÁSICO

Nos sorprendemos ante las maravillas del cerebro humano, el corazón siempre latente y el aparente código de destino que es el ADN. Pero es el hígado el que, entre bambalinas, consigue que funcione todo el show. La palabra hígado en sí misma tiene el mismo origen que la palabra vida. No se puede vivir sin hígado, en biología o en etimología, y sin embargo lo damos por hecho todos los días.

Los griegos llamaban al hígado *hepatikos*, razón por la cual llamamos *hepatitis* a la inflamación hepática y *hepatocitos* a las células del hígado. En la actualidad pensamos en el cerebro y en el corazón como los centros de la conciencia y las emociones, pero casi todas las culturas antiguas veían al hígado como el centro de ambas cosas. Los sistemas médicos tradicionales, incluidos el griego, el indio o el chino, también veían al hígado como el principal determinante de la salud. Desde la década de 1800, la medicina naturista ha colocado el soporte hepático como primer paso para controlar casi cualquier enfermedad crónica. Incluso los sistemas médicos integradores y funcionales más nuevos comprenden su importancia.

Una de las cosas que hacen al hígado único es su capacidad para regenerarse a sí mismo. Hasta el 80 % de tu hígado puede volver a crecer si está dañado. Las personas sanas pueden donar más de dos tercios de sus hígados a otra persona necesitada; el resto vuelve a crecer en cuestión de meses.[1] Considera este hecho como un motivo de esperanza. Incluso si tu hígado funciona mal ahora mismo, puede renovarse y brillar en poco tiempo.

DÓNDE ESTA Y QUÉ HACE

Tu hígado se encuentra en la parte superior del abdomen, justo debajo de los pulmones y el diafragma. Por lo general, es más grande en el lado derecho, pero se mete hacia la izquierda. Toda la sangre de tu tracto intestinal, junto con el resto de la sangre de las venas, fluye a través del hígado antes de regresar al corazón.[2] Aproximadamente una vez por minuto, el hígado filtra todo el suministro de sangre.

¿Te imaginas bebiendo un vaso de agua de un ¼ de litro cada cinco segundos sin parar, día y noche? Eso es exactamente lo que hace el hígado constantemente con la sangre. Piensa en tu hígado como el máximo amortiguador del cuerpo: almacena, filtra, convierte y protege.

Almacenamiento

El hígado conserva vitaminas, minerales, células inmunitarias, aminoácidos modificados, combustibles y hormonas. Piensa en ello como en un

---

1. Taub, Rebecca. «Liver Regeneration: From Myth to Mechanism». *Nature Reviews Molecular Cell Biology* 5, n.º 10 (2004), 836-47. doi:10.1038/nrm1489.

2. www.ncbi.nlm.nih.gov/pubmedhealth/PMH0072577/

supermercado/farmacia personal, abierto las 24 horas. Algunos de los micronutrientes que almacena incluyen vitamina B12, hierro, cobre, vitamina A, vitamina D y vitamina K. Comer hígado es increíblemente saludable porque contiene muchos nutrientes: los hígados de los animales almacenan los nutrientes como lo hacen los hígados humanos.[3]

Filtrado

Las primeras formas de vida en la tierra se abastecían del agua del océano para su nutrición y estabilidad química. Si el agua no estaba bien, la vida tenía que seguir adelante adaptándose como fuera. El hígado regula el ecosistema en nuestros cuerpos, creando un pequeño acuario seguro dentro de nuestra piel. Piensa en tu hígado como el filtro de dicho acuario.

Conversión

Hay muchos nutrientes esenciales que sólo podemos obtener a través de los alimentos. Sin embargo, hay muchos otros nutrientes importantes que no conoces porque es tu hígado quien los fabrica en silencio. Son los nutrientes no esenciales y los nutrientes condicionalmente esenciales. La única razón por la que no los llamamos «esenciales» es porque sabemos que nuestros hígados son capaces de fabricarlos.[4] Los ejemplos de éstos incluyen aminoácidos importantes como la arginina, glutamina, tirosina, cisteína, glicina, prolina, serina, ornitina, alanina, asparagina y aspartato.

Los aminoácidos son para el cuerpo lo que los bloques individuales son para el Lego. Hay nueve aminoácidos que debemos obtener de los alimentos, pero el hígado hace todo el resto. Utiliza esos veinte Legos para construir todo lo sólido que hay en tu cuerpo, así como innumerables proteínas funcionales. El hígado también regula el combustible y las hormonas, y elimina sustancias tóxicas de la sangre. De hecho, si el hígado se relaja un

---

3. *Ibid.*

4. «Metabolic Functions of the Liver». www.vivo.colostate.edu/hbooks/pathphys/digestion/liver/metabolic.html

poco, el cerebro se apaga debido a la toxicidad en la sangre, como pasa en el caso de la encefalopatía hepática.[5]

La mayoría de las hormonas se producen en estado inactivo en cantidades muy por encima de las necesarias para que el hígado pueda trabajar detalladamente. Imagina que tu cuerpo está intentando abrir un túnel en una montaña. Aporta mucha dinamita, pero el hígado enciende los cartuchos necesarios exactamente, tras haber decidido cuántos cartuchos serán necesarios.

Esta analogía se aplica a las hormonas tiroideas, hormonas adrenales, hormonas reproductivas, hormonas reguladoras del azúcar en la sangre, y a casi todo lo que es importante. En el caso de la tiroides, el 80 % o más de tus hormonas nunca se usan. El hígado las convierte en una hormona inactiva llamada T3 inversa y las expulsa.[6]

Puede parecer un desperdicio, pero igual que tu ingesta de calorías nunca coincide con las necesidades reales del organismo en un momento dado, tampoco lo hacen las hormonas. De hecho, se tarda seis semanas o más en que la tiroides ajuste su secreción. Es el hígado el que administra los niveles cotidianos al decidir cuánto usar y cuánto tirar. Si el hígado no controla adecuadamente las hormonas tiroideas, puede disminuir el metabolismo en cientos de calorías al día. La enfermedad de la tiroides y las enfermedades hepáticas de todo tipo se superponen en un grado alarmante.[7]

Un ejemplo más serían tus hormonas del estrés. Las suprarrenales producen mayormente una hormona débil llamada cortisona. Depende del hígado hacer una versión más fuerte, llamada cortisol, cuando le parece

5. Ones, E. A. «Milestones in Research on Hepatic Encephalopathy». *Hepatic Encephalopathy and Nitrogen Metabolism*. (2017); 6:1637, 555-72. doi:10.1007/1-4020-4456-9_46.

6. Aizawa, Toru, Takashi Yamada, Masato Tawata, Takuo Shimizu, Seiichi Furuta, Kendo Kiyosawa, and Minoru Yakata. «Thyroid Hormone Metabolism in Patients with Liver Cirrhosis, as Judged by Urinary Excretion of Triiodo-thyronine». *Journal of the American Geriatrics Society* 28, n.º 11 (1980), 485-91. doi:10.1111/j.1532-5415.1980.tb01126.x.

7. Huang, Miau-Ju, and Yun-Fan Liaw. «Clinical Associations Between Thyroid And Liver Diseases» *Journal of Gastroenterology and Hepatology* 10, n.º 3 (1995), 344-50. doi:10.1111/j.1440-1746.1995.tb01106.x.

conveniente.[8] Cuando este proceso no funciona correctamente, la grasa visceral crece más rápido.[9]

La conversión también es esencial para deshacerse de las toxinas. Algunas de estas son subproductos de las reacciones diarias de nuestro cuerpo, como el tubo de escape de un coche. Otras llegan al hígado a partir de las bacterias intestinales. El hígado no evolucionó para procesar medicamentos o sustancias tóxicas con el fin de cuidar del medio ambiente, pero utiliza sus mismas herramientas de conversión para hacer su trabajo lo mejor posible.[10]

El hígado como protector

Quizá sepas que gran parte de tu sistema inmunológico está gobernado por bacterias internas. Sin embargo, el tracto intestinal está separado del resto de tu organismo. ¿Adivinas quién es el guardia de seguridad que está en la puerta? Casi todo lo que ingresa a tu cuerpo desde los intestinos, debe pasar a través del hígado antes de ser aceptado.

El hígado está lleno de células inmunitarias especiales llamadas células Kuepfer. Son como centinelas y atacan cualquier cosa mala que intente entrar. Alertan al resto del sistema inmunológico sobre la situación en el frente de batalla.[11]

8. Stewart, P. M. «11 Beta-Hydroxysteroid Dehydrogenase Deficiency and Glu-cocorticoid Status in Patients with Alcoholic and Non-Alcoholic Chronic Liver Disease». *Journal of Clinical Endocrinology & Metabolism* 76, n.º 3 (1993), 748-51. doi:10.1210/jc.76.3.748.

9. Asensio, C., P. Muzzin, and F. Rohner-Jeanrenaud. «Role of Glucocorticoids in the Physiopathology of Excessive Fat Deposition and Insulin Resistance». *International Journal of Obesity* 28, n.º S4 (2004), S45 - 52. doi:10.1038/ sj.ijo.0802856.

10. Jirillo, E., D. Caccavo, T. Magrone, E. Piccigallo, L. Amati, A. Lembo, C. Kalis, and M. Gumenscheimer. «The Role of the Liver in the Response to LPS: Experimental and Clinical Findings». *Journal of Endotoxin Research* 8, n.º 5 (2002), 319-27. doi:10.1179/096805102125000641.

11. Bilzer, Manfred, Frigga Roggel, and Alexander L. Gerbes. «Role of Kuepfer Cells in Host Defense and Liver Disease». *Liver International* 26, n.º 10 (2006), 1175-86. doi:10.1111/j.1478-3231.2006.01342.x.

Un viaje de combustible

Tu cuerpo va quemando combustible constantemente, poco a poco, pero recibe una gran cantidad de combustible de golpe con cada ingesta. Si no fuera por la capacidad del hígado para almacenar combustible y liberarlo gradualmente, ninguno de los sistemas internos podría funcionar.

El hígado almacena combustible en dos maneras: en forma de glucógeno y en forma de triglicéridos. Cuando está sano, mantiene un suministro adecuado de cada combustible, con espacio para ir almacenando más cantidad de cada uno de ellos. Los triglicéridos son la versión definitiva del combustible almacenado. El hígado los saca de cualquier cosa: carbohidratos, grasas, cetonas e incluso alcohol. Contienen mucha energía y ocupan poco espacio.

El glucógeno es más particular. Puede estar hecho sólo de carbohidratos y contiene mucha menos energía. Tiene una ventaja sobre los triglicéridos: la energía almacenada en el glucógeno está disponible con mucha facilidad. Es más sencillo quemar los triglicéridos como combustible si tiene un poco de glucógeno para encender el fuego. Piensa en los triglicéridos como carbón y en el glucógeno como gasolina.

Y aquí es donde las cosas pueden empezar a torcerse. Cuando el hígado está sobrecargado con demasiados triglicéridos, no hay espacio para almacenar glucógeno. Sin el glucógeno es difícil quemar triglicéridos como combustible, eliminándolos de manera efectiva. Cuando llega una carga de combustible nuevo de la última comida y el hígado ya está hasta los topes, lo único que puede hacer es apretujar aún más los triglicéridos o enviar combustible para ser almacenado como grasa corporal en otros tejidos. Un hígado sobrecargado también evita que sus células grasas se descompongan haciéndose resistente a la insulina que, de otra manera, haría que el hígado consumiera más combustible. Cuando el hígado es sensible a la insulina, las células pueden abrirse para dejar entrar a la glucosa y a los aminoácidos. Eventualmente, las células de grasa también se llenan y los triglicéridos no tienen a dónde ir. Como un avión que tiene que ir dando vueltas sobre un aeropuerto lleno de gente, esperando una pista disponible, los triglicéridos permanecen en circulación. Lamentablemente, no son inofensivos. En exceso, pueden dañar los vasos sanguíneos y los nervios.

Eso es lo que acaba creando un metabolismo lento: un hígado que está demasiado lleno para poder almacenar combustible temporalmente.

Comer menos le da al hígado menos combustible para procesar, lo cual ayuda. Sin embargo, no resuelve la situación, porque comer menos también puede privar al hígado de los nutrientes esenciales que necesita para eliminar los triglicéridos. Cuando pierdes grasa para suministrar energía, tu hígado tiene que estar listo para coger combustible de las células de grasa de modo que el cuerpo pueda usarla gradualmente.

El otro problema es que las células grasas son vertederos. Muchos contaminantes ambientales, como disolventes, pesticidas y residuos plásticos, se atascan en ellos. Cuando el cuerpo descompone las células de grasa, envía muchos de estos desechos al hígado. Esta carga de sustancias químicas gasta los mismos recursos que el hígado utilizaría para descomponer los triglicéridos.

En última instancia, no importa si el combustible proviene de carbohidratos, grasas dietéticas, cetonas, grasa corporal o de alcohol. Cuando hay demasiado combustible, se convierte en triglicéridos. Y cuando hay demasiados triglicéridos, obstruyen el hígado, aumentan la grasa corporal y causan enfermedades.[12]

Proteínas, cetonas y alcohol

Las proteínas, las cetonas y el alcohol son diferentes formas de grasa y carbohidratos que vale la pena mencionar.

Proteínas

La proteína se puede usar como combustible, pero funciona de manera diferente. Es la menos apta para obstruir el hígado por varias razones:

♦ La proteína puede actuar como glucógeno y ayudar a quemar triglicéridos.[13]

12. Rachek, Lyudmila I. «Free Fatty Acids and Skeletal Muscle Insulin Resistance». *Progress in Molecular Biology and Translational Science Glucose Homeostatis and the Pathogenesis of Diabetes Mellitus*, n.º 121 (2014), 267-92. doi:10.1016/ b978-0- 12-800101-1.00008-9.

13. Richter, Erik A., Bente Sonne, Kari J. Mikines, Thorkil Ploug, and Henrik Galbo. «Muscle and Liver Glycogen, Protein, and Triglyceride in the Rat». *European Jour-*

- La proteína tiene el efecto más fuerte en la reducción del apetito.[14]
- Las proteínas de alta calidad contienen aminoácidos esenciales que apoyan la capacidad del hígado para quemar triglicéridos.[15]
- La proteína tiene el mayor efecto sobre el aumento del metabolismo.[16]

La dieta reset del metabolismo está diseñada para proporcionar proteínas suficientes para que el hígado se limpie por sí solo, sin necesidad de romper el tejido muscular.

Cetonas

El hígado produce cetonas cuando no puede quemar triglicéridos. Esto sucede cuando el nivel de glucosa en sangre es bajo, el glucógeno desaparece y tú no puede descomponer el músculo lo suficientemente rápido. Esto puede ocurrir con una dieta cetogénica alta en grasas porque no proporciona suficientes carbohidratos o proteínas. Las cetonas producidas dentro del hígado se llaman cetonas endógenas.

Algunos alimentos también tienen cetonas; éstas se llaman cetonas exógenas. Los triglicéridos de cadena media y alrededor del 8 al 10 % del aceite de coco se pueden usar como cetonas. Dondequiera que se originen,

nal of Applied Physiology and Occupational Physiology 52, n.º 3 (1984), 346-50. doi:10.1007/bf01015225.

14. Huang, Tao, Yan Zheng, Adela Hruby, Donald A. Williamson, George A. Bray, Yiru Shen, Frank M. Sacks, and Lu Qi. «Dietary Protein Modifies the Effect of the MC4R Genotype on 2-Year Changes in Appetite and Food Craving: The POUNDS Lost Trial». Journal of Nutrition, n.º 147 (3) (2017), 439-444. doi:10.3945/jn.116.242958.\

15. patatakonstantinou, E., D. Triantafillidou, D. B. Panagiotakos, A. Koutsovasilis, M. Saliaris, A. Manolis, A. Melidonis, and A. Zampelas. «A High-Protein Low-Fat Diet Is More Effective in Improving Blood Pressure and Triglycerides in Calorie-Restricted Obese Individuals With Newly Diagnosed Type 2 Diabetes». European Journal of Clinical Nutrition 64, n.º 6 (2010), 595-602. doi:10.1038/ejcn.2010.29.

16. Schiavo, Luigi, Giuseppe Scalera, Vincenzo Pilone, Gabriele De Sena, Vincenzo Quagliariello, Antonio Iannelli, and Alfonso Barbarisi. «A Comparative Study Examining the Impact of a Protein-Enriched Vs Normal Protein Post-operative Diet on Body Composition and Resting Metabolic Rate in Obese Patients after Sleeve Gastrectomy». Obesity Surgery 27, n.º 4 (2016), 881-88. doi:10.1007/s11695-016-2382-y.

las cetonas siguen siendo un combustible, pero son la única forma de combustible que el hígado no puede quemar. Si las células no queman las cetonas, la única opción del hígado es convertirlas en triglicéridos, que pueden obstruir el hígado y formar más y más tejido adiposo.[17]

Las cetonas no provocan pérdida de peso. Son sólo un signo de la incapacidad del organismo para quemar triglicéridos. En una dieta baja en combustibles, las pequeñas cantidades de cetonas son normales. En una dieta cetogénica, aparecen grandes cantidades de cetonas en sangre y en la orina, porque el cuerpo ya no puede procesar tantas cetonas, lo mismo que pasa con la glucosa cuando hay un problema de resistencia a la insulina.

Un importante estudio comparó la pérdida de grasa de un grupo sometido a una dieta cetogénica frente a otro grupo con una dieta a base de carbohidratos y azúcar. Cuando se combinaron las calorías, el grupo que ingirió un 25 % de azúcar y un 50 % de carbohidratos quemó más grasa que el grupo de la dieta cetogénica.[18] Mira el capítulo 10 («Preguntas Frecuentes») para saber más sobre las cetonas.

Alcohol

El alcohol de las bebidas puede servir como combustible después de que el hígado lo convierta en acetato. Sin embargo, el acetato forma acetaldehído, que destruye las células hepáticas y es un carcinógeno conocido. Llamamos hígado graso al «hígado graso no alcohólico» porque les pasa lo mismo que a los hígados de alcohólicos. De todos los tipos de combustible, el alcohol es más propenso a llenar el hígado con exceso de triglicéridos.

---

17. Newman, John C., and Eric Verdin. «β-Hydroxybutyrate: A Signaling Metabolite». *Annual Review of Nutrition* 37, n.º 1 (2017), 51-76. doi:10.1146/ annurev-nutr-071816-064916.

18. Hall, Kevin D., Kong Y. Chen, Juen Guo, Yan Y. Lam, Rudolph L. Leibel, Laurel Es Mayer, Marc L. Reitman, Michael Rosenbaum, Steven R. Smith, B. Timothy Walsh, and Eric Ravussin. «Energy Expenditure and Body Composition Changes After an Isocaloric Ketogenic Diet in Overweight and Obese Men». *American Journal of Clinical Nutrition* 104, n.º 2 (2016), 324-33. doi:10.3945/ajcn.116.133561.

Otros estresantes hepáticos

Hemos discutido si la sobrecarga de combustible es la causa principal de la obstrucción del hígado, pero hay otros factores que pueden contribuir, y estos incluyen la sobrecarga de tóxicos y la falta de nutrientes esenciales.

Tóxicos

Tu hígado puede procesar miles de sustancias químicas modernas sin ningún problema técnico. Algunas las ingerimos a propósito, como pasa con los medicamentos o los aditivos alimentarios. Otras nos llegan sin querer. Sin embargo, el hígado puede sobrecargarse con demasiada cantidad de una o varias sustancias químicas a la vez.

Algunos tóxicos hacen que el hígado sea incapaz de descomponer los triglicéridos. Los científicos denominan a este proceso «esteatosis asociada a hepatitis tóxica» (TASH). Los causantes identificados incluyen muchos productos químicos comunes de la vida moderna, como el cloruro de polivinilo, aflatoxina, tricloroetileno y tetracloroetileno. Aunque puedan sonar exóticos, estamos constantemente expuestos a estos químicos y a muchos otros. Vienen del aire que respiramos en interiores, de nuestra comida, de nuestra agua, de los cosméticos, y se envían directamente al hígado.

El agua puede estar fácilmente contaminada con metales pesados como el plomo. Rara vez se menciona en ninguna parte que un tercio del agua del grifo de los hogares en Estados Unidos contiene niveles peligrosos de plomo y el 34 % de las casas siguen conteniendo pintura a base de plomo.[19] Al igual que éste, el cloroformo también es común en el agua del grifo de muchas áreas. Además es un aditivo de muchos refrescos, incluso en los supuestamente naturales, aunque no lo verás nunca en la lista de ingredientes.

Los PCB (bifenilos policlorados) se encuentran en la grasa animal, el salmón de piscifactoría, la pinturas y las tintas. Cada vez que un cajero te entrega un recibo recién impreso, tu hígado recibe otra dosis de PCB que retarda tu metabolismo.[20]

---

19. «Protect Your Family from Exposures to Lead». EPA. 30, agosto, 2017. www.epa.gov/lead/protect-your-family-exposures-lead

20. «Toxic Substances Portal - Chloroform». Centers for Disease Control and Prevention. 21, enero, 2015. www.atsdr.cdc.gov/phs/phs.asp?id=51&tid=16

La dioxina está altamente concentrada en la mantequilla y en la carne. Sorprendentemente, hay aún más dioxinas en la carne y los lácteos alimentados con pastos que en la carne y los lácteos criados con pienso.[21] Las bolsas de plástico que nos dan con las compras, el agua embotellada y el aire en los estacionamientos nos exponen al PVC (cloruro de polivinilo) constantemente.[22]

A pesar de que estos tóxicos pueden dañar claramente nuestros hígados, destrozando también el metabolismo, sus efectos tienden a no aparecer en las pruebas tradicionales de la función hepática. Las reacciones son todavía más severas cuando los productos químicos están en combinación en lugar de aparecer como sustancias individuales, y resultan más pronunciadas con cualquier combinación con un problema de adiposidad, ingesta de alcohol o uso de medicamentos.[23] Eso significa que si sufres adiposidad, no puedes desintoxicarte fácilmente. Y si no puedes desintoxicarte, la adiposidad aumenta.

El tracto intestinal también puede contribuir a la carga de toxinas en el hígado. Cuando hay estreñimiento, los desechos tóxicos pasan demasiado tiempo en las grandes cepas intestinales, y muchos se absorben de nuevo en el torrente sanguíneo y se envían directamente al hígado. Las toxinas del tracto intestinal pueden eliminarse mediante la fibra o a la clorofila de las plantas verdes, o degradarse gracias a las bacterias buenas. Cuando dichos factores atenuantes no están presentes, el hígado tiene mucho más trabajo y tendrá más posibilidades de obstrucción.[24]

21. «Is Butter Back?» Dr. Alan Christianson. http://drchristianson.com/is-butter-back/

22. «Tox Town–Polyvinyl Chloride (PVC)–Toxic chemicals and environmental health risks where you live and work–Text Version». U.S. National Library of Medicine. 2017. https://toxtown.nlm.nih.gov/text_version/chemicals.php?id=84.

23. Wahlang, Banrida, Juliane I. Beier, Heather B. Clair, Heather J. Bellis-Jones, K. Cameron Falkner, Craig J. Mcclain, and Matt C. Cave. «Toxicant-associated Steatohepatitis». Toxicologic Pathology 41, n.º 2 (2012), 343-60. doi:10.1177/019262331 2468517.

24. Roberts, Michael S., Beatrice M. Magnusson, Frank J. Burczynski, and Michael Weiss. «Enterohepatic Circulation». Clinical Pharmacokinetics 41, n.º 10 (2002), 751-90. doi:10.2165/00003088-200241100-00005.

Perspectiva para desintoxicar

Aunque la carga de sustancias químicas pueda parecer aterradora, la buena noticia es que cuanto más te desintoxicas tú, mejor se desintoxica todo cuerpo. Esto sucede porque el hígado puede procesar una cantidad fija de químicos al día. Cuantos menos productos químicos introduzcas cada día, más posibilidades tendrá el hígado de trabajar en la acumulación de sustancias tóxicas.

La dieta reset del metabolismo incluye recetas para ayudar a tu hígado a eliminar los desechos almacenados. También te enseñará cómo reducir la carga diaria de tóxicos en el hígado.

Nutrientes desaparecidos

Debido a que el hígado está involucrado en tantas reacciones químicas, casi todos los nutrientes esenciales para el cuerpo son esenciales para el hígado. Sin embargo, a muchas personas les pueden faltar los nutrientes clave que necesitan sus hígados, como el magnesio,[25] el selenio, el zinc, la vitamina D, la vitamina B12,[26] el folato,[27] la vitamina A, la lisina, los triptófanos,[28] y DHA.[29]

---

25. Karandish, Majid, Mahtab Tamimi, Ali Akbar Shayesteh, Mohammad Hosein Haghighizadeh, and Mohammad Taha Jalali. «The Effect of Magnesium Supplementation and Weight Loss on Liver Enzymes in Patients With Nonalcoholic Fatty Liver Disease». *Journal of Research in Medical Sci-ences* n.º 18 (7) (2013), 573-579. www.ncbi.nlm.nih.gov/pmc/articles/PMC3897024/

26. Koplay, Mustafa, Erim Gulcan, and Fuat Ozkan. «Association Between Serum Vitamin B12 Levels and the Degree of Steatosis in Patients With Nonalcoholic Fatty Liver Disease». *Journal of Investigative Medicine* 59, n.º 7 (2011), 1137-40. doi:10.2310/jim.0b013e31822a29f5.

27. Medici, Valentina, and Charles H. Halsted. «Folate, Alcohol, and Liver Disease». *Molecular Nutrition & Food Research* 57, n.º 4 (2012), 596-606. doi:10.1002/mnfr.201200077.

28. Tajiri, Kazuto. «Branchedchain Amino Acids in Liver Diseases». *World Journal of Gastroenterology* 19, n.º 43 (2013), 7620. doi:10.3748/wjg.v19.i43.7620.

29. «DHA Study Could Alzheimer's Be a Liver Disease?» ALZFORUM. www.alzforum.org/news/research-news/dha-study-could-alzheimers-be-liver-disease

Los nutrientes suministran la materia prima para fabricar antioxidantes, que pueden ayudar al hígado a deshacerse de las toxinas. El hígado produce glutatión y superóxido dismutasa, que son mucho más potentes que los antioxidantes de los suplementos. Cuando el hígado no puede producir sus propios antioxidantes, se vuelve más vulnerable a las toxinas y es más probable que se obstruya.[30]

Junto con las vitaminas y los minerales, la verdura proporciona fitonutrientes, que ayudan al hígado a funcionar mejor. Algunos fitonutrientes como el brócoli, los arándanos o el té verde están bien documentados en su acción benéfica para el hígado. La dieta reset del metabolismo disminuirá la carga química y le dará a tu hígado todos los nutrientes y fitoquímicos que necesita para devolverle su correcto metabolismo.

Un hígado obstruido

Ahora que sabes lo importante que es el hígado, puedes entender por qué un hígado obstruido puede causar tantos problemas al cuerpo. La sangre no puede pasar fácilmente, no se puede filtrar ni desintoxicar y le pasa la factura a las hormonas, los nutrientes y el sistema inmunológico. Junto con la enfermedad hepática, este proceso es la raíz de la mayoría de otras enfermedades crónicas.[31]

¿Cómo se siente alguien con el hígado obstruido? Algunos síntomas comunes incluyen:

◆ Sentirse tenso o estresado
◆ Acúfenos
◆ Mal humor
◆ Sabor amargo en la boca

30. Deleve, Laurie, and Neil Kaplowitz. «Importance and Regulation of Hepatic Glutathione». *Seminars in Liver Disease* 10, n.º 04 (1990), 251-66. doi:10.1055/s-2008-1040481.

31. Bertot, Luis Calzadilla, and Leon Adams. «The Natural Course of Non Alcoholic Fatty Liver Disease». *International Journal of Molecular Sciences* 17, n.º 5 (2016), 774. doi:10.3390/ijms17050774.

- ✦ Náuseas
- ✦ Insomnio
- ✦ Apetito errático
- ✦ Irritabilidad
- ✦ Gases e hinchazón
- ✦ Dolor de cabeza
- ✦ Estreñimiento y diarrea alternos

Estos síntomas pueden ser causados por otras afecciones, pero en ausencia de otras explicaciones, el hígado se suele pasar por alto cuando suele ser la causa.

Del hígado obstruido a la enfermedad hepática

Cuando tu hígado no funciona bien, también puede desarrollar enfermedades propias. Hay algunos factores de riesgo para desarrollar enfermedades hepáticas. Si te puedes aplicar varios de ellos, consulta tus inquietudes con tu médico.

Factores de riesgo - actuales o anteriores:

- ✦ Aumento de peso medio del cuerpo
- ✦ Presión arterial alta
- ✦ Tóxicos ambientales
- ✦ Apnea del sueño
- ✦ Hepatitis A
- ✦ Uso continuo de medicamentos prescritos
- ✦ Consumo diario de alcohol
- ✦ Enfermedad tiroidea
- ✦ Uso de grandes cantidades de suplementos
- ✦ Enfermedad de la vesícula biliar

Resultados de los análisis de sangre hechos en ayunas:

- ✦ Nivel GGT por encima de 90 30 U/L en ambos sexos
- ✦ Insulina matutina en ayunas, nivel superior a 10ml U/L

- Colesterol elevado
- Triglicéridos elevados
- Nivel de ALT en más de 18 U/L para mujeres, más de 30 U/L para hombres

Los síntomas:

- Retención de líquidos
- Arañas vasculares
- Distensión abdominal
- Picazón en la piel
- Moratones fáciles
- Ictericia
- Hemorragias nasales o sangrados prolongados
- Palmas rojas
- Apetito errático
- Acné en adultos
- Dolor o malestar en el abdomen superior derecho
- Manchas oscuras de la piel
- Sensibilidad a olores fuertes
- Dolor en el hombro derecho
- Propensión a dolores de cabeza o migrañas
- Nuevas alergias
- Intolerancias
- Ojos rojos o secos
- Ojeras oscuras
- Sensación de ardor en la boca
- Sensibilidad mamaria (hombres y mujeres)
- Sabor metálico en boca.
- Ginecomastia: (senos agrandados en hombres)

Enfermedad del hígado

Si un hígado obstruido se enferma lo suficientemente, pasa por cuatro etapas progresivas de enfermedad.

ETAPA 1: EHGNA

Una vez que el hígado se obstruye gravemente, ya no puede procesar el combustible de manera eficiente y los triglicéridos adicionales pueden representar entre el 5 y el 10 % del peso total del hígado. Esto se conoce como «esteatosis» e implica que ha comenzado la enfermedad del hígado graso no alcohólico (EHGNA). Cuando la esteatosis es grave, puede causar una mayor tasa de muerte de células hepáticas, la cual aparece en los análisis de sangre.

De los muchos marcadores sanguíneos de la función hepática, la ALT es la que más importa para la EHGNA. ALT significa «alanina transaminasa». Es una enzima hepática que convierte el aminoácido alanina en compuestos utilizados para la producción de energía. Normalmente, la ALT se mantiene dentro de las células hepáticas, pero cuando éstas mueren, la ALT se derrama al torrente sanguíneo. Alguna ALT en el torrente sanguíneo es un signo normal de que el hígado reemplaza las células viejas. Sin embargo, cuando la ALT es muy alta, significa que las células hepáticas están muriendo demasiado rápido.

Pero ¿cuánto es muy alta? Sorprendentemente, uno puede tener un nivel de ALT dentro del rango «normal» y aun así tener un problema. Los especialistas en el hígado están de acuerdo en que el rango normal es demasiado amplio. La mayoría de los laboratorios consideran que los niveles de ALT son normales hasta 43 UI/L o incluso 60 UI/L, sin embargo, para los adultos no deben ser superiores a 30 UI/L.[1] Otros factores como la hepatitis viral, las reacciones a los medicamentos o la hepatitis autoinmune pueden aumentar los niveles de ALT. Una vez que se descartan los otros factores, la EHGNA es la sospechosa más común. Los niveles de ALT a menudo muestran que la EHGNA está presente, pero no siempre demuestran lo mala que es.

¿Cuántas personas tienen EHGNA? No lo sabemos, porque la única forma de estar seguro es mediante una biopsia del hígado. Éstas no se realizan para detectar enfermedades, con una excepción: los donantes de hígado. Cuando las personas sanas ofrecen donar tejido hepático, una biopsia es la única forma de asegurarse de que sus hígados sean lo suficientemente buenos como para compartirlo.

En estas situaciones, el 40,2 % de los potenciales donantes de hígado, aparentemente sanos, se rechazan por tener EHGNA. Por esta razón, muchos piensan que más del 40 % de los adultos sanos, en los Estados Unidos, pueden sufrir EHGNA.[2]

---

1. Dyson, Jessica K., Quentin M. Anstee, and Stuart Mcpherson. «Non-alcoholic Fatty Liver Disease: A Practical Approach to Diagnosis and Staging». *Frontline Gastroenterology* 5, n.º 3 (2013), 211-18. doi:10.1136/flgastro-2013-100403.

2. Brunt, Elizabeth M., Vincent W.S. Wong, Valerio Nobili, Christopher P. Day, Silvia Sookoian, Jacquelyn J. Maher, Elisabetta Bugianesi, Claude B. Sirlin, Brent A. Neuschwander-Tetri, and Mary E. Rinella. «Nonalcoholic Fatty Liver Disease». *Nature News*, December 17, 2015. www.nature.com/articles/nrdp201580

ETAPA 2: NASH

Cuando las células hepáticas están demasiado llenas de grasa, pueden terminar eventualmente inflamadas ellas mismas.[3] Esta segunda etapa se llama esteatohepatitis no alcohólica (NASH, por sus siglas en inglés), lo cual significa que las células del hígado están inflamadas por el exceso de grasa. Alrededor del 10 al 40% de las personas con EHGNA eventualmente progresan a NASH.

ETAPA 3: FIBROSIS

Si la inflamación progresa lo suficiente, se forma tejido cicatricial y las células hepáticas sufren daños irreversibles. Este tercer estado se llama fibrosis hepática. Si más del 30% de las células del hígado están cicatrizadas, el daño suele ser visible mediante ultrasonidos o tomografías computarizadas.

ETAPA 4: CIRROSIS

A partir de aquí, la función hepática puede estar tan deteriorada que puede poner en peligro la vida. Con el tiempo, el 25% de las personas con NASH avanzará a la cuarta etapa, llamada cirrosis hepática. Se prevé que será una de las principales causas de muerte en las próximas décadas.

------

3. Caraceni, I. Grattagliano P., P. Portincasa, M. Domenicali, V.O. Palmieri, F. Trevisani, M. Bernardi, and Giuseppe Palasciano. «Adaptation of Subcellular Glutathione Detoxification System to Stress Conditions in Choline-Deficient Diet Induced Rat Fatty Liver». *Cell Biology and Toxicology* 19, n.º 6 (2003), 355-66. doi:10.1023/b:cbto.0000013341.73139.fc.

No te preocupes demasiado por el momento. Recuerda ¡tu hígado es uno de los órganos más resistentes del cuerpo! Cambiemos nuestra discusión científica por la capacidad del hígado para repararse a sí mismo.

El azúcar que tú fabricas

Debido a que el hígado administra el suministro de combustible del organismo, las últimas investigaciones han demostrado que desempeña un papel importante en la diabetes. Solíamos pensar que la diabetes tipo 2 era un error que hacía que las células del individuo ignorasen la insulina. Resulta que la diabetes es, principalmente, una enfermedad del hígado, igual que la adiposidad. De hecho, algunos científicos se refieren a la causa de la diabetes tipo 2 como «hígado con fugas».[32] Esto es lo que pasa:

------

32. Spero, D., BSN, RN. «Healing Leaky Livers». *Diabetes Self-Management*. www.diabetesselfmanagement.com/blog/healing-leaky-livers/

La insulina regula el azúcar en sangre de varias maneras, además de ayudarlo a ingresar a las células. Actúa como un freno para evitar que el hígado convierta el glucógeno en glucosa para la sangre. Tras una ingesta normal, los carbohidratos proporcionan una fuente de glucosa para la sangre. Los carbohidratos también estimulan la liberación de insulina para que las células puedan usar la glucosa. Este estallido de insulina debería impedir que el hígado produjese glucosa.

Pero un hígado obstruido está tan repleto de combustible extra que sigue produciendo glucosa porque no tiene espacio para almacenar el glucógeno. Además, no deja de producir glucosa en respuesta a la hormona insulina, como debe hacer un hígado que funciona normalmente.[33] De hecho, incluso si un diabético tipo 2 ingiere una comida rica en carbohidratos, la mayor parte del alto nivel de azúcar en su sangre proviene de su propio hígado y no de la ingesta.[34]

Caso de estudio: Karen

Karen vino a ver a mi equipo para obtener una segunda opinión sobre el cuidado de su tiroides. Como esperaba, mis médicos encontraron diversas formas de mejorar el tratamiento de la tiroides de Karen. También descubrieron que tenía síndrome de hígado graso y que estaba a punto de volverse diabética. Ambos problemas son extremadamente comunes. Desafortunadamente, también es común que puedan pasar desapercibidos o no mencionados por los médicos durante años.

El nuevo médico de Karen sugirió el reset metabólico como tratamiento principal para estos dos nuevos hallazgos. La función hepática de Karen y el azúcar en la sangre mejoraron dramáticamente. Sus enzimas hepáticas pasaron de estar por encima de lo normal a 88 U/l a alcanzar un rango óptimo de 13 U/l. Su nivel de azúcar en la sangre bajó de límite diabético del 6,3 % a un nivel normal de 5,6 %.

La historia de Karen fue especialmente memorable porque su médico anterior no se podía creer que las pruebas de laboratorio pudieran cambiar tan rápidamente y de manera drástica e insistió en que las repitiera. ¡Los laboratorios de repetición, un mes más tarde, mostraron un grado de mejora aún mayor!

33. Kersten, Sander. «Mechanisms of Nutritional and Hormonal Regulation of Lipogenesis». *EMBO reports* 2, n.º 4 (2001), 282-86. doi:10.1093/emboreports/kve071.

34. Henkel, Elena, Mario Menschikowski, Carsta Koehler, Wolfgang Leon-hardt, and Markolf Hanefeld. «Impact of Glucagon Response on Postprandial Hyperglycemia in Men With Impaired Glucose Tolerance and Type 2 Diabetes Mellitus». *Metabolism* 54, n.º 9 (2005), 1168-73. doi:10.1016/j.metabol.2005.03.024.

CAPÍTULO TRES

Cura tu hígado

Aprendiste en el último capítulo que tu hígado es una superestrella, que un hígado obstruido significa un metabolismo deficiente y que el hígado puede sanar si se dan las circunstancias adecuadas. En este capítulo, explicaré cuáles son dichas circunstancias y cómo funcionan juntas en un programa de cuatro semanas. Esta es la ciencia que hay detrás de un reset del metabolismo.

Hay dos pasos esenciales para abrir un hígado obstruido:

Paso 1: La dieta reparadora del hígado
- Alta conjugación
- Bajo combustible

Paso 2: Restablecer el cuerpo
- Pago de la deuda del sueño
- Microentrenamientos

Paso 1: la dieta de reparación del hígado

Alta conjugación

Una *conjugación* es más que una parte de la lección que aprendemos en clase de lengua. *Conjugación* significa «unirse» o «vincularse». El hígado necesita conjugarse con los nutrientes para deshacerse de la grasa y las toxinas.

El hígado se limpia a sí mismo en un proceso que consta de dos fases: activación y conjunción. Imagina una intervención minera. El objetivo es sacar el carbón de la tierra. Primero, tienes que romper el carbón de la pared y luego tienes que ponerlo en un carro para sacarlo.

En la fase de activación, los desechos se «activan», es decir, se alteran químicamente y quedan preparados para adherirse a algo. Esta fase es como si tu cuerpo estuviera arrancando el carbón de la pared de la mina. Durante la conjugación, esos desechos se empaquetan dentro de ciertos nutrientes para que puedan ser expulsados fuera del cuerpo sin causar problemas por el camino. Esto sería el proceso de meter el carbón dentro de los carros.[1] La fase de conjugación se realiza con aminoácidos, estimulados por fitonutrientes y ayudados por fibras dietéticas. Cuanto más se desintoxique el hígado, más rápido será el proceso.

El problema es que muchas cosas aceleran la activación más que la conjugación: cafeína, alcohol, productos químicos ambientales, lo que sea. A menudo, la activación va demasiado rápido para que la conjugación se mantenga.

Por eso el ayuno no siempre es eficaz para desintoxicar. El ayuno hace que los desechos acaben fuera de donde deben almacenarse, pero como el hígado no tiene suficiente material para la conjugación, las toxinas terminan abandonando los tejidos y regresando al torrente sanguíneo. A partir de ahí, vuelven a golpear el hígado y pueden incluso trasladarse al cerebro.[2]

---

1. Hansel, Steven B., y Marilyn E. Morris. «Hepatic Conjugation/Deconjugation Cycling Pathways. Computer Simulations Examining the Effect of Michaelis-Menten Parameters, Enzyme Distribution Patterns, and a Diffusional Barrier on Metabolite Disposition». *Journal of Pharmacokinetics and Bio-pharmaceutics* 24, n.º 2 (1996), 219-43. doi:10.1007/bf02353490.

2. de Vries, E. M., L. A. Lammers, R. Achterbergh, H-J Klümpen, R. A. A. Mathot, A. Boelen, y J. A. Romijn. «Fasting-Induced Changes in Hepatic P450 Mediated Drug

Las dietas ricas en fitonutrientes ayudan al hígado a eliminar las toxinas y procesar el combustible de manera más eficaz. La mejor manera de ayudar a una ruta hiperactiva, durante la fase de activación, parece ser la ingestión de una combinación de verduras crucíferas como el brócoli, la coliflor y el repollo, junto con verduras apiales como las zanahorias, el perejil y la chirivía. Los hígados de las mujeres responden a estos alimentos incluso mejor que los hígados de los hombres.[3]

También hay excelentes alimentos que aceleran la fase de conjugación para ayudarlo a mantenerse al día. Estos refuerzan algunas defensas internas del hígado como NrF2 y glutatión, que incluyen pescado, cúrcuma, tomates, papaya, ajo, cebollas, rábanos, uvas y productos de soja.[4,5,6,7]

Metabolism Are Largely Independent of the Constitutive Androstane Receptor CAR». *Plos One* 11, n.º 7 (2016), e0159552. doi:10.1371/journal.pone.0159552.

3. Hodges, Romilly E., y Deanna M. Minich. «Modulation of Metabolic Detoxification Pathways Using Foods and Food-Derived Components: A Scientific Review with Clinical Application». *Journal of Nutrition and Metabolism* 2015 (2015), 1-23. doi:10.1155/2015/760689.

4. Hodges, Romilly E., y Deanna M. Minich. «Modulation of Metabolic Detoxification Pathways Using Foods and Food-Derived Components: A Scientific Review with Clinical Application». *Journal of Nutrition and Metabolism* 2015 (2015), 1-23. doi:10.1155/2015/760689.

5. Navarro, S. L., J.-L. Chang, S. Peterson, C. Chen, I. B. King, Y. Schwarz, S. S. Li, L. Li, J. D. Potter, y J. W. Lampe. «Modulation of Human Serum Glutathione S-Transferase A½ Concentration by Cruciferous Vegetables in a Controlled Feeding Study Is Influenced by GSTM1 and GSTT1 Genotypes». *Cancer Epidemiology Biomarkers & Prevention* 18, n.º 11 (2009), 2974-78. doi:10.1158/1055-9965.epi-09-0701.

6. Lampe, Johanna W., Chu Chen, Sue Li, JoAnn Prunty, Margaret T. Grate, Diane E. Meehan, Karen V. Barale, Douglas A. Dightman, Ziding Feng, y John D. Potter. «Modulation of Human Glutathione S-Transferases by Botani-cally Defined Vegetable Diets». *Cancer Epidemiol Biomarkers* 9, n.º 8 (2000), 787-93. http://cebp.aacr-journals.org/content/9/8/787.article-info

7. USDA National Nutrient Database for Standard Reference. *Nutrient Data Laboratory. Release 27.* Washington, DC, Agriculture Research Service, 2011. http://ndb.nal.usda.gov/ndb/

¿Fibra sí o fibra no?

Pensamos en la fibra como si fuera una cosa cuando, en realidad, es una categoría de cosas diversas. La variación de fibras es importante, como en cualquier otro elemento de la dieta. Las bacterias intestinales se alimentan con diferentes tipos de fibras. La cantidad total de fibra ingerida es importante, pero los estudios más recientes sugieren que la diversidad de fibras es tan esencial como la cantidad que se ingiera.

La dieta reset del metabolismo proporciona gran variedad de fibras que se encuentran en todas las categorías de vegetales ricos en fibra: legumbres, cereales integrales, frutos secos, semillas, verdura y fruta.

Recuerda que la conjugación depende de los aminoácidos procedentes de las proteínas. Puedes obtener los aminoácidos que tu hígado no puede fabricar a partir de cualquier alimento rico en proteínas, así como de algunas de las superestrellas de la conjugación como el pollo, las pipas de calabaza, los moluscos, las lentejas, las judías mungo, las pipas de girasol y las judías blancas.[8]

El reset del metabolismo proporciona una gran cantidad de elementos de conjugación que derivan de los alimentos, ayudando al hígado a limpiar la suciedad que lo está obstruyendo.[9]

Falta de combustible

Debido a que todo el combustible tiene que ser procesado por el hígado, el reset usa una fórmula de bajo combustible para ayudarlo a crear espacio para los triglicéridos. Una vez que dejas espacio para ellos, puedes empezar a descomponer el tejido adiposo nuevamente.

Por combustible me refiero a cualquier combinación de carbohidratos, grasas o cetonas. En esta situación, prefiero el término «combustible» en lugar de «calorías». Y eso es porque no todas las calorías son iguales. Las de

---

8. Reinke, Hans, y Gad Asher. «Circadian Clock Control of Liver Metabolic Functions». *Gastroenterology* 150, n.º 3 (2016), 574-80. doi:10.1053/j.gastro.2015.11.043.

9. Yan, C. C., E. Bravo, y A. Cantafora. «Effect of Taurine Levels on Liver Lipid Metabolism: An In Vivo Study in the Rat». *Experimental Biology and Medicine* 202, n.º 1 (1993), 88-96. doi:10.3181/00379727-202-43516.

proteínas y almidón resistente se procesan de manera diferente que las de las grasas y carbohidratos. También entiendo que nos hemos estancado demasiado en la eterna batalla contra carbohidratos, grasas y cetonas. En lo que respecta a un hígado sobrecargado, todas las calorías son tratadas igual: como combustible.

¿Es combustible o son sólo calorías?

La caloría es, probablemente, la fuente de energía más divisoria que consumimos. La verdad es que cuando los sujetos de prueba se encuentran en entornos controlados, un exceso de calorías provoca el aumento de peso, mientras que un déficit de calorías provoca la pérdida de peso, independientemente de dónde provengan.

Las calorías son reales, pero el modelo de calorías por sí solo no predice perfectamente el peso de cada individuo. Puedes ganar grasa comiendo verduras frescas, salmón salvaje y arándanos orgánicos si comes demasiada cantidad. Los osos, por ejemplo, lo hacen cada invierno.

Para obtener más pruebas sobre el poder de las calorías, puedes bajar de peso, revertir la diabetes y disminuir la presión arterial con una dieta a base de Oreos, Doritos y Tigretones, siempre y cuando cuentes las calorías.[10] Pero piensa en lo que podría pasar si mantuvieras una dieta semejante durante mucho tiempo. La cantidad de productos químicos y porquerías artificiales que ingerirías acabaría creando más riesgos que los beneficios de perder peso.

Matizando el tema de las calorías

El modelo de calorías es difícil de aplicar universalmente debido a las variaciones en el metabolismo de un individuo determinado y los roles de las proteínas y el almidón resistente.

Las variaciones en el metabolismo tienen lugar de dos formas: desviaciones de la tasa metabólica esperada y rango de flexibilidad metabólica. La tasa metabólica basal (BMR, por sus siglas en inglés) es la cantidad de

---

10. Cameron, Meaghan. «Yes You Can... Lose Weight With Twinkies». *Reader's Digest*, 23 Mayo 2016. www.rd.com/health/diet-weight-loss/yes-you-can-lose-weight-with-twinkies/

calorías que quemamos cada día para mantener el cuerpo caliente y realizar el mantenimiento básico. Para cualquiera que haga ejercicio menos de ocho horas diarias, ésta es, con mucho, la mayor fuente de calorías quemadas. Se rige casi exclusivamente por la cantidad de masa corporal magra que tienes, además de por tu género y edad, en ese orden.

Puedes estimar tu BMR o medirla. He visto que las personas del mismo tamaño, sexo y edad pueden variar tres veces en su BMR si se mide con precisión. Los que tienen la BMR más baja son los que dicen que apenas comen y engordan, mientras que los que tienen la BMR más alta son los que comen lo que les da la gana y se mantienen delgados por arte de magia.

El metabolismo también puede variar en términos de flexibilidad metabólica. El organismo tiene la capacidad de mantener un peso constante y hacerlo funcionar, a pesar de los cambios en el consumo de calorías de los alimentos y del gasto de combustible generado por la actividad física, también conocido como calorías netas. Las calorías netas son las calorías que se han consumido tras restar las calorías adicionales quemadas durante el trabajo físico. Si consumes 1.800 calorías y quemas 200 calorías haciendo ejercicio, tus calorías netas al día serán 1.600 (1.800 – 200 = 1.600).

Todos nosotros tenemos un rango de calorías netas a partir del cual, si consumimos demasiado combustible, ganamos peso. Si quemamos demasiado combustible, perderemos peso y sentiremos la necesidad de descansar. Digamos que Cindy puede mantenerse en forma y sentirse bien siempre que coma entre 1.300 y 2.000 calorías netas al día. Se puede decir que tiene un metabolismo flexible. Sin embargo, resulta que Anna pierde peso sólo si se mantiene por debajo de una cantidad neta de 1.300 calorías; pero cuando se queda en 1.300, está amargada. No soporta el trato con la gente y tiene antojos de comida a todas horas. Pero si aumenta su comida hasta 1.500 calorías netas, empieza a engordar. Anna no tiene un metabolismo flexible.

Lo triste es que hay un montón de gente como Anna. Son personas que no pueden perder un kilo si no se mueren de hambre hasta el punto en que se sienten muy desgraciadas e infelices. Lo bueno es que al desintoxicar el hígado, se puede restablecer el metabolismo y experimentar la misma flexibilidad que Cindy.

La dieta de bajo consumo de combustible está estructurada para proporcionarte unas proteínas óptimas que te permitan conjugar bien, mantener la musculatura intacta y sentirte con energía todo el día. La proteína óptima es aquella que consigue eliminar el tejido adiposo para siempre sin caer en la trampa de las dietas yo-yo.[11] El número 3 es el número mágico en una dieta baja en combustible. Cada día tendrás 3 raciones de proteínas y 3 raciones de combustible en 2 batidos, 1 comida completa y picoteo vegetariano ilimitado. El combustible provendrá de buenos carbohidratos y grasas saludables.

Carbohidratos

Si tu meta es la flexibilidad metabólica, los carbohidratos son una herramienta de gran ayuda siempre y cuando se usen con cuidado. Una dieta muy baja en carbohidratos buenos impide que el hígado queme los triglicéridos. Los carbohidratos también ayudan al hígado a producir glutatión,[12] activan las hormonas tiroideas,[13] reducen el cortisol[14] y alimentan las buenas bacterias.[15] Esta combinación es mal asunto para aquellos

11. Campos-Nonato, Ismael, Lucia Hernandez, y Simon Barquera. «Effect of a High-Protein Diet versus Standard-Protein Diet on Weight Loss and Biomarkers of Metabolic Syndrome: A Randomized Clinical Trial». *Obesity Facts* 10, n.º 3 (2017), 238-51. doi:10.1159/000471485.

12. Du, Yonggang, Ningbo Zhang, Meng Cui, Zhiqiang Liu, y Shuying Liu. «Studies of Interaction Between Insulin and Glutathione Using Electrospray Ionization Mass Spectrometry». *Rapid Communications in Mass Spectrometry* 26, n.º 13 (2012), 1519-26. doi:10.1002/rcm.6248.

13. Iwen, K. Alexander, Erich Schröder, y Georg Brabant. «Thyroid Hormones and the Metabolic Syndrome». *European Thyroid Journal* 2, n.º 2 (2013), 83-92. doi:10.1159/000351249.

14. Fernandez-Real, Jose-Manuel, Wifredo Ricart, y Roser Casamitjana. «Lower Cortisol Levels After Oral Glucose in Subjects With Insulin Resistance and Abdominal Obesity». *Clinical Endocrinology* 47, n.º 5 (1997), 583-88. doi:10.1046/j.1365 -2265.1997.3351120.x.

15. Pokusaeva, Karina, Gerald F. Fitzgerald, y Douwe Van Sinderen. «Carbohydrate Metabolism in Bifidobacteria». *Genes & Nutrition* 6, n.º 3 (2011), 285-306. doi:10.1007/s12263-010-0206-6.

que intentan restablecer su metabolismo. En el otro extremo del espectro, una dieta alta en carbohidratos procesados puede ser más difícil para la regulación glucémica en aquellos que sufren diabetes. Por esa razón no es segura.

Hay un montón de beneficios en una ingesta moderada de carbohidratos, especialmente de fibras y almidón resistente, junto con la producción de glucógeno. Una mayor ingesta de fibras es buena para la conjugación porque evita que los desechos que hay en el colon vuelvan al hígado una y otra vez.[16] Los carbohidratos buenos también pueden ser fuentes de fitonutrientes que ayudan al hígado.

Estos son algunos de los mejores ejemplos:

◆ Alubias Adzuki
◆ Granada
◆ Remolachas
◆ Patatas moradas
◆ Judías pintas
◆ Quinoa
◆ Arándanos
◆ Calabacines
◆ Alforfón
◆ Boniatos
◆ Cerezas
◆ Nabos
◆ Lentejas
◆ Arroz salvaje

---

16. Abu-Elsaad, Nashwa M. y Wagdi Fawzi Elkashef. «Modified Citrus Pec-tin Stops Progression of Liver Fibrosis by Inhibiting Galectin-3 and Inducing Apoptosis Of Stellate Cells». *Canadian Journal of Physiology and Pharmacology* 94, n.º 5 (2016): 554-62. doi:10.1139/cjpp-2015-0284.

Almidón resistente

El almidón resistente (AR) presenta una serie de beneficios tales como:

* Mejora de la función hepática
* Reducción de la grasa visceral
* Mejor regulación de azúcar en la sangre
* Adiposidad reducida
* Mejora de la masa muscular
* Reparación del síndrome metabólico
* Flora intestinal más sana[17,18]

¿Dónde podemos encontrar almidón resistente en nuestras dietas? La categoría de alimentos con la mayor cantidad de ellos, con diferencia, son las legumbres. Las legumbres son una categoría amplia de alimentos que incluye judías, garbanzos, algarrobas, lentejas y guisantes.

En un estudio que realizó un seguimiento de más de 10.000 participantes durante nueve años, la ingesta de 28 g de leguminosas con AR cada día redujo la mortalidad más que cualquier otro grupo de alimentos. Y 28 g de judías redujo el riesgo de muerte más que 20 g de verdura.[19]

Otro estudio evaluó si las leguminosas podrían ayudar a las mujeres menopáusicas a reducir sus cinturas y mejorar su función hepática. Estu-

17. Shen, Deqiang, Hao Bai, Zhaoping Li, Yue Yu, Huanhuan Zhang, y Liyong Chen. «Positive Effects of Resistant Starch Supplementation on Bowel Function in Healthy Adults: A Systematic Review and Meta-Analysis of Randomized Controlled Trials». *International Journal of Food Sciences and Nutrition* 68, n.º 2 (2016), 149-57. doi:10.1080/09637486.2016.1226275.

18. Kieffer, D. A., B. D. Piccolo, M. L. Marco, E. B. Kim, M. L. Goodson, J. Keenan, T. N. Dunn, K. E. B. Knudsen, R. J. Martin, y S. H. Adams. «Mice Fed a High-Fat Diet Supplemented with Resistant Starch Display Marked Shifts in the Liver Metabolome Concurrent with Altered Gut Bacteria». *Journal of Nutrition* 146, no. 12 (2016): 2476-90. doi:10.3945/ jn.116.238931.

19. Nöthlings, Ute, Matthias B. Schulze, Cornelia Weikert, Heiner Boeing, Yvonne T. Van Der Schouw, Christina Bamia, et Al. «Intake of Vegetables, Legumes, and Fruit, and Risk for All-Cause, Cardiovascular, and Cancer Mortality in a European Diabetic Population». *Journal of Nutrition*, n.º 138 (2008), 775-81. http://jn.nutrition.org/content/138/4/775.full.pdf.

diaron dos grupos de mujeres con la misma dieta y con la misma cantidad de calorías. Pero la dieta de un grupo incluía legumbres ocultas. Ninguna sabía qué dieta tenía. En unas pocas semanas, se hizo evidente que quienes ingerían las leguminosas ocultas se quedaban más delgadas y tenían hígados más sanos. También tuvieron una mejoría duradera del colesterol y la presión arterial.[20]

Las personas a menudo no comen suficientes legumbres por miedo a fitonutrientes como las lectinas y los fitatos. Sin embargo, la evidencia es clara: los que comen legumbres tienen mejor salud que los que no lo hacen.

Dado que el AR es un tipo de carbohidrato, también se encuentra en algunos otros alimentos. Además de las leguminosas, otros ejemplos de almidones resistentes incluyen:

◆ Bananas/plátanos
◆ Patatas
◆ Judías
◆ Fuentes suplementarias
◆ Cereales

Grasas

En el programa de cuatro semanas, se incluyen grasas saludables para proporcionar los ácidos grasos esenciales y nutrientes accesorios. El tipo de grasas que elegimos también puede reducir la inflamación y la sensibilidad a la insulina. Al igual que los carbohidratos, las grasas pueden proporcionar nutrientes útiles o pueden provocar una sobrecarga de combustible.

Primero, definamos qué es un «ácido graso esencial». Hay sólo dos: el ácido linoleico, también llamado omega-6, y el ácido linolénico, también llamado omega-3. Éstos también son ácidos grasos *polinsaturados*, que provienen de pescados de agua fría, frutos secos y cereales. Las grasas *mo-*

---

20. Alizadeh, Mohammad, Rassol Gharaaghaji, y Bahram Pourghassem Gargari. «The Effects of Legumes on Metabolic Features, Insulin Resistance and Hepatic Function Tests in Women with Central Obesity: A Randomized Controlled Trial». *International Journal of Preventive Medicine* 5, n.º 6 (2014), 710-20. www.ncbi.nlm.nih.gov/pubmed/25013690

noinsaturadas son las que se encuentran en los alimentos típicos mediterráneos, como el aceite de oliva, las almendras y los aguacates. Estas grasas no son esenciales, pero son una buena fuente neutral de combustible.

Por último, hay *grasas saturadas*. No son esenciales y pueden ser completamente inofensivas en cantidades bajas: aproximadamente del 7 al 10 % de sus calorías totales. Durante años, pensamos erróneamente que incluso pequeñas cantidades de ellas, como del 3 al 5 %, podrían causar enfermedades cardíacas. Pero cuando la ciencia demostró que no era el caso, muchas personas fueron demasiado lejos y comenzaron a tratar las grasas saturadas como si fueran superalimentos. No son los malos de la película, pero tampoco son superalimentos.

Cuando nuestra ingesta de grasa saturada supera el 15 o el 20 %, nuestras membranas celulares se vuelven menos fluidas y grumosas. Imagina mantequilla o manteca de cerdo derramadas en la mesa junto al aceite de oliva también derramado. Las grasas saturadas fluyen con menos facilidad, y lo mismo pasa dentro de las células. La elevada ingesta de grasas saturadas se relaciona con la diabetes,[21] el cáncer de mama[22] y el envejecimiento prematuro del cerebro.[23]

También existen los *ácidos grasos trans*, que son absolutamente dañinos, y sin beneficio alguno. Incluso están prohibidos en muchos países. El ácido graso trans se forma calentando los ácidos grasos polinsaturados o ácidos grasos monoinsaturados a altas temperaturas. También ocurre naturalmente en la grasa de los productos lácteos y la carne de res, por lo que

---

21. Tay, Jeannie, Natalie D. Luscombe-Marsh, Campbell H. Thompson, Manny Noakes, Jon D. Buckley, Gary A. Wittert, William S. Yancy, y Grant D. Brinkworth. «A Very Low-Carbohydrate, Low–Saturated Fat Diet for Type 2 Diabetes Management: A Randomized Trial». *Diabetes Care* 37, n.º 11 (2014), 2909-18. doi:10.2337/dc14-0845.

22. «High Saturated Fat Diet in Teenage Years Raises Breast Cancer Risk Later». *Nursing Standard* 30, n.º 41 (2016), 14. doi:10.7748/ns.30.41.14.s15.

23. Dumas, Julie A., Janice Y. Bunn, Joshua Nickerson, Karen I. Crain, David B. Ebenstein, Emily K. Tarleton, Jenna Makarewicz, Matthew E. Poynter, y Craig Lawrence Kien. «Dietary saturated fat and monounsaturated fat have reversible effects on brain function and the secretion of pro-inflammatory cytokines in young women». *Metabolism* 65, n.º 10 (2016), 1582-88. doi:10.1016/j.metabol.2016.08.003.

la dieta reset del metabolismo se basa en pescado, frutos secos, cereales y verduras para obtener sus grasas.

Proteína

Cuando se trata de curar el metabolismo, las proteínas son completamente diferentes de las grasas y los carbohidratos. Puede que te salgan las cosas bien por un tiempo si ingieres menos combustible de grasas y carbohidratos, pero tu cuerpo todavía necesita la misma cantidad de proteínas siempre.

La proteína es la única fuente de aminoácidos esenciales que el hígado necesita para conjugar los desechos y los triglicéridos. Las dietas sin abundantes aminoácidos esenciales, provenientes de alimentos proteicos, no permiten una conjugación hepática óptima.[24]

Al igual que las grasas y los carbohidratos, las proteínas han sido tema de mucha desinformación. A menudo veo o escucho afirmaciones como: «No necesitamos muchas proteínas» o «No puedes tener deficiencia de proteínas aunque lo intentes» o «La gente se muere por comer demasiadas proteínas». Es cierto que las necesidades de proteínas mínimas necesarias son fáciles de conseguir. También es cierto que los alimentos de origen animal altamente procesados, como las salchichas y el embutido, crean riesgos sustanciales para quienes los consumen en exceso.

Distingamos entre las necesidades mínimas de proteínas y las necesidades óptimas de proteínas en una dieta baja en combustible. La ingesta diaria recomendada de proteínas es bastante baja. Una mujer de 60 kg puede necesitar tan sólo 50 g (aproximadamente 2 raciones) al día y prevenir una hipotética deficiencia en su organismo.[25] Sin embargo, cuando disminuimos la ingesta de alimentos por cualquier motivo, las proteínas disminuyen drásticamente. El cuerpo, entonces, compensa la diferencia descomponiendo los músculos como fuente alternativa de proteínas.

---

24. Hodges, Romilly E., y Deanna M. Minich. «Modulation of Metabolic Detoxification Pathways Using Foods and Food-Derived Components: A Scientific Review with Clinical Application». *Journal of Nutrition and Metabolism* n.º 2015 (2015), 1-23. doi:10.1155/2015/760689.

25. «Recommended Dietary Allowances». 1989. doi:10.17226/1349. www.nap.edu/catalog/1349/recommended-dietary-allowances-10th-edition

Por ejemplo, una mujer de 60 kg tiene su mejor oportunidad de reducir el tejido adiposo y curar su metabolismo al incluir al menos 90 g de proteína en su dieta.[26] Esto equivale aproximadamente a tres raciones generosas de proteínas al día.

El programa de cuatro semanas proporciona esta cantidad en dos batidos y una comida.

¿Cuál es la cantidad correcta de proteína? Como en toda dieta saludable, el equilibrio es lo mejor. Los estudios han demostrado que es seguro consumir más de tres veces la cantidad de proteína recomendada por la dieta reset del metabolismo.[27] Los principales ejemplos de proteínas de alta calidad incluyen:

- Pescado
- Aves
- Carne magra alimentada con pasto
- Mariscos
- Moluscos
- Tempeh
- Polvo de proteína de guisante

La proteína del guisante tiene varias propiedades distintas que la hace especialmente adecuada para el reset del metabolismo. Como proteína vegetal, es alcalinizante, lo cual significa que no crea la carga ácida propia de una proteína animal. Esta característica es especialmente relevante en una dieta baja en combustible. A diferencia de otras proteínas vegetales, la del guisante es capaz de formar un gel molecular cuando se mezcla con agua,

26. Piatti, P.M., L.D. Monti, Fulvio Magni, Isabella Fermo, L. Baruffaldi, Nasser, G. Santambrogio, M.C. Librenti, M. Galli-Kienle, A.E. Pontiroli, y G. Pozza. «Hypocaloric High-Protein Diet Improves Glucose Oxidation and Spares Lean Body Mass: Comparison to Hypocaloric High-Carbohydrate Diet». *Metabolism* 43, n.º 12 (1994), 1481-87. doi:10.1016/0026-0495(94)90005-1.

27. Antonio, Jose, Corey A. Peacock, Anya Ellerbroek, Brandon Fromhoff, y Tobin Silver. «The Effects of Consuming a High Protein Diet (4.4 G/ Kg/D) on Body Composition In Resistance-Trained Individuals». *Journal of the International Society of Sports Nutrition* 11, n.º 1 (2014), 19. doi:10.1186/1550-2783-11-19.

que puede mejorar la absorción.[28] Varios estudios científicos han demostrado que la proteína del guisante es mejor que la de otros alimentos para reducir el apetito y regular el azúcar en la sangre.[29]

La proteína del guisante también es más eficaz que la proteína de los lácteos para limitar la cantidad de colesterol que forma triglicéridos y de grasa saturada absorbida desde el tracto intestinal hacia el hígado.[30] Finalmente, la proteína del guisante es mejor opción que las proteínas lácteas como el suero y la caseína, porque ésta última puede aumentar las hormonas de crecimiento, lo cual evita la descomposición de la grasa almacenada en las células del hígado.[31]

Alimentos ilimitados

¿Qué son los alimentos ilimitados? Sí, es tan maravilloso como suena. Puedes comer la cantidad de estos alimentos que quieras, cuando te dé la gana. Son ilimitados porque proporcionan una gran cantidad de fitonutrientes valiosos y una cantidad significativa de combustible.

28. Raikos, Vassilios, Madalina Neacsu, Wendy Russell, y Garry Duthie. «Comparative Study of the Functional Properties of Lupin, Green Pea, Fava Bean, Hemp, and Buckwheat Flours as Affected by pH». *Food Science & Nutri-tion* 2, n.º 6 (2014), 802-10. doi:10.1002/fsn3.143.

29. Mollard, Rebecca C., Bohdan L. Luhovyy, Christopher Smith, y G. Harvey Anderson. «Acute Effects of Pea Protein and Hull Fibre Alone and Combined on Blood Glucose, Appetite, and Food Intake in Healthy Young Men – A Randomized Crossover Trial». *Applied Physiology, Nutrition, and Metabolism* 39, n.º 12 (2014), 1360-65. doi:10.1139/apnm-2014-0170.

30. Sirtori, Cesare R., Michela Triolo, Raffaella Bosisio, Alighiero Bondioli, Laura Calabresi, Viviana De Vergori, Monica Gomaraschi, Giuliana Mombelli, Franco Pazzucconi, Christian Zacherl, y Anna Arnoldi. «Hypocholesterolaemic Effects of Lupin Protein and Pea Protein/Fibre Combinations in Moderately Hypercholesterolaemic Individuals». *British Journal of Nutrition* 107, n.º 08 (2011), 1176-183. doi:10.1017/s0007114511004120.

31. Beasley, Jeannette M., Marc J. Gunter, Andrea Z. Lacroix, Ross L. Prentice, Marian L. Neuhouser, Lesley F. Tinker, Mara Z. Vitolins, y Howard D. Strickler. «Associations of Serum Insulin-Like Growth Factor-I and Insulin-Like Growth Factor-Binding Protein 3 Levels With Biomarker-Calibrated Protein, Dairy Product and Milk Intake in the Womens Health Initiative». *British Journal of Nutrition* 111, n.º 05 (2013), 847-53. doi:10.1017/s000711451300319x.

Incluso si no dejas de picotear con ellos, es conveniente ingerirlos al menos en tres raciones por día entre los batidos y la comida. Adelante, sigue leyendo:

Aquí hay algunos ejemplos de excelentes opciones ilimitadas de comida:

- Zanahorias
- Verduras verdes, de todo tipo
- Pimientos
- Tomates
- Brócoli
- Calabacín
- Apio

Calorías de proteínas y almidón resistente

Las calorías de las proteínas aceleran el metabolismo directamente, estimulan el crecimiento muscular (que también aceleran el metabolismo) y son más abundantes que las calorías propias de carbohidratos, grasas o cetonas. Otro elemento clave de la proteína es la saciedad. Las dietas con proteínas óptimas, tanto de las derivadas de animales como de vegetales, son muy eficaces para disminuir el apetito en las dietas para perder peso.[32]

A pesar de que el cuerpo muestra cambios en la leptina y la grelina, que normalmente aumentan el apetito, las proteínas pueden mantener a raya el hambre siempre y cuando estés obteniendo cantidades óptimas. Esto significa que puedes salirte con la tuya porque comerás menos y te sentirás mucho más lleno sin ningún inconveniente negativo real.[33] De hecho, cuando se trata de la tasa metabólica basal, la proteína aumenta el metabo-

---

32. Neacsu, M., C. Fyfe, G. Horgan, y A. M. Johnstone. «Appetite control and biomarkers of satiety with vegetarian (soy) and meat-based high-protein diets for weight loss in obese men: a randomized crossover trial». *American Journal of Clinical Nutrition* 100, n.º 2 (2014), 548-58. doi:10.3945/ajcn.113.077503.

33. Weigle, David S., Patricia A. Breen, Colleen C. Matthys, Holly S. Callahan, Kaatje E. Meeuws, Verna R. Burden, y Jonathan Q Purnell. «A high-protein diet induces sustained reductions in appetite, ad libitum caloric intake, and body weight despite compensatory changes in diurnal plasma leptin and ghrelin concentrations». *American Journal of Clinical Nutrition* 82, n.º 1 (Julio 2005) 41-48. Publicado el 16 Diciembre 2017. http://ajcn.nutrition.org/content/82/¼1.full.

lismo más que cualquier otro tipo de alimento. También conocida como los «efectos térmicos de los alimentos», una dieta con proteínas óptimas puede aumentar el metabolismo en un 15 %.[34] Esta elevación continúa mientras se consume más proteína; el cuerpo no se adapta a un estado metabólico más bajo siempre que comas suficientes proteínas.

Al principio, las dietas bajas en carbohidratos parecían funcionar mejor para lograr una pérdida de tejido adiposo y reducir el apetito. Sin embargo, los investigadores han señalado que la mayoría de las dietas bajas en carbohidratos también deben ser dietas altas en proteínas. Se han realizado estudios más recientes para averiguar si era la dieta baja en carbohidratos la que ayudaba a perder peso o si era el alto contenido de proteínas. Cuando se controlan los niveles de proteínas, la cantidad de carbohidratos o grasas ya no parece importar: las dietas bajas en grasas y altas en proteínas funcionan tan bien como las dietas bajas en carbohidratos y altas en proteínas.[35] Otro caso en el que las calorías no se aplican por igual es el del almidón resistente. El almidón es un tipo de carbohidrato formado por grandes grupos de moléculas de carbohidratos más pequeñas.

El almidón resistente produce sólo la mitad de las calorías esperadas porque resiste la digestión. Y sus beneficios se extienden mucho más allá de las calorías extra. También estabiliza el azúcar en la sangre, y las calorías que no se utilizan son el combustible más poderoso conocido para alimentar a nuestras bacterias buenas.

Debido a los efectos del azúcar en la sangre, el AR ayuda a quemar la adiposidad, reduce el riesgo de diabetes y ayuda a estabilizar los niveles de energía. Gracias a sus efectos sobre las bacterias buenas, mejora la inmunidad, reduce los riesgos de cáncer y mejora la salud digestiva.

34. Sutton, Elizabeth F., George A. Bray, Jeffrey H. Burton, Steven R. Smith, y Leanne M. Redman. «No evidence for metabolic adaptation in thermic effect of food by dietary protein». *Obesity* 24, n.º 8 (2016), 1639-642. doi:10.1002/oby.21541.

35. Johnston, Carol S., Carol S. Day, y Pamela D. Swan. «Postprandial Thermogenesis Is Increased 100 % on a High-Protein, Low-Fat Diet versus a High-Carbohydrate, Low-Fat Diet in Healthy, Young Women». *Journal of the American College of Nutrition* 21, n.º 1 (2002), 55-61. doi:10.1080/073157242002.10719194.

Micronutrientes

Sin embargo, las dietas bajas en combustible pueden provocar una deficiencia de micronutrientes. ¿Cuál es la solución a este problema? El reset del metabolismo garantiza niveles adecuados de micronutrientes al centrarse en comer alimentos no procesados de tantas categorías como sea posible, evitando los alimentos altamente procesados y utilizando de manera juiciosa los suplementos de micronutrientes. Éstos son esenciales para que el hígado pueda procesar el combustible y las toxinas atrapados. La dieta moderna es a menudo demasiado alta en combustible y demasiado baja en micronutrientes necesarios para ejecutar todos los procesos de desintoxicación.

¿Cuánto tiempo debe durar el reajuste de bajo combustible?

Recuerda, esto es un reset. Tras cuatro semanas de reset del metabolismo, deberás seguir vigilando tu consumo total de combustible y concentrarte en los alimentos no procesados, pero podrás mantener tu salud y tu peso sin necesidad de ser tan restrictivo. Si completas las cuatro semanas y deseas perder más peso o lograr cambios adicionales, puedes repetir el reset hasta una vez cada tres meses o cuatro veces al año sin disminuir tu metabolismo.

Batidos, cremas y sustitutos de ingestas

La dieta reset de cuatro semanas fomenta la sincronización regular de los alimentos porque el hígado funciona mejor cuando los ritmos diarios del cuerpo son predecibles. Si alguna vez has cuidado a un bebé, es posible que hayas aprendido que las cosas van bien hasta el momento en que se rompe la rutina. Piensa en tu hígado como un bebé. Al programar tus batidos y comidas a intervalos regulares cada día, tus niveles de energía, apetito y estado de ánimo serán más manejables, aunque tu consumo de combustible sea menor.[36]

---

36. König, Daniel, Denise Zdzieblik, Peter Deibert, Aloys Berg, Albert Gollhofer y Martin Büchert. «Internal Fat and Cardiometabolic Risk Factors Following a Meal-Replacement Regimen vs. Comprehensive Lifestyle Changes in Obese Subjects». *Nutrients* 7, n.º 12 (2015), 9825-33. doi:10.3390/nu7125500.

Entre comidas, puedes picar según sea necesario, y tendrás muchas opciones en la lista de alimentos ilimitados. Tras los primeros días, la mayoría de las personas descubren que tienen menos hambre y están más contentos con los batidos y las comidas.

Batidos, cremas y reemplazos de comidas

La dieta reset del metabolismo organiza el día alrededor de dos batidos, una comida y refrigerios ilimitados. Numerosos estudios han demostrado que la sustitución de comidas es más eficaz que la restricción de alimentos.[37] Se ha demostrado que proporciona muchos beneficios, entre ellos:

- ◆ Pérdida de peso inicial más rápida
- ◆ Cintura reducida
- ◆ Reducción de la circunferencia del tórax
- ◆ Mantenimiento a largo plazo del peso perdido
- ◆ Grasa corporal reducida
- ◆ Mayores tasas de conformidad con la dieta
- ◆ Reducción de la grasa hepática
- ◆ Reducción de la inflamación del hígado[38,39,40]

37. Davis, Lisa M., Christopher Coleman, Jessica Kiel, Joni Rampolla, Tammy Hutchisen, Laura Ford, Wayne S. Andersen, y Andrea Hanlon-Mitola. «Efficacy of a Meal Replacement Diet Plan Compared to a Food-Based Diet Plan After a Period of Weight Loss and Weight Maintenance: A Randomized Controlled Trial». *Nutrition Journal* 9, n.º 1 (2010). 11. doi:10.1186/1475-2891-9-11.

38. Gulati, Seema, Anoop Misra, Rajneesh Tiwari, Meenu Sharma, Ravindra M. Pandey, y Chander Prakash Yadav. «Effect of High-Protein Meal Replacement on Weight and Cardiometabolic Profile in Overweight/Obese Asian Indians in North India». *British Journal of Nutrition* 117, n.º 11 (2017), 1531-40. doi:10.1017/s0007114517001295.

39. *Ibid.*

40. Leader, Natasha J., Lynne Ryan, Lynda Molyneaux y Dennis K. Yue. «How Best to Use Partial Meal Replacement in Managing Overweight or Obese Patients With Poorly Controlled Type 2 Diabetes». *Obesity* 21, n.º 2 (2013), 251-53. doi:10.1002/oby.20057.

Un estudio realizado en 2013 comparó la eficacia del reemplazo de ingestas por uno o dos batidos al día, utilizando un grupo de 36 pacientes con sobrepeso y diabetes mal controlada. Los que recibieron dos batidos al día perdieron ocho veces más peso que los que tomaron un único batido diario. Los participantes también opinaron que el programa de dos batidos es tan fácil de seguir como el programa de batidos individuales.

Las de dos batidos únicamente también ganaron a las dietas de tres batidos diarios. Cuando se comparó con un programa más restrictivo, que permitía tres batidos y ningún alimento sólido, el grupo que ingería dos batidos diarios obtuvo los mismos beneficios pero una mayor facilidad para cumplir con el programa.[41]

¿Por qué el reemplazo de comidas parece ayudar? Por un lado, hay menos decisiones que tomar. Existe un concepto llamado *fatiga por decisión*. Significa que mientras más cosas tengas que pensar, más difícil te será tomar decisiones. Con el reset metabólico, puedes hacer dos comidas a la vez en cuestión de minutos. Reduces las posibilidades de estresarte y frustrarte teniendo que escoger alimentos y simplifica el proceso para que sea más fácil de seguir.

Además, es la forma más fácil de obtener proteínas y combustible bajos. La proteína se encuentra en muchos alimentos, de animales y de plantas. Sin embargo, reducir los carbohidratos y las grasas puede ser difícil cuando la mayoría de las fuentes naturales de proteínas tienen una buena cantidad de combustible de ambos tipos. Los batidos se pueden hacer con proteína en polvo que no tenga combustible o que tenga muy poco. De esta manera, obtienes la cantidad correcta de proteínas sin ingerir demasiados carbohidratos o grasas.

Por ejemplo, los alimentos que tienen proteína + grasa incluyen:

- Frutos secos
- Carne
- Cereales

41. Halton, Thomas L., y Frank B. Hu. «The Effects of High Protein Diets on Thermogenesis, Satiety and Weight Loss: A Critical Review». *Journal of the American College of Nutrition* 23, n.º 5 (2004), 373-85. doi:10.1080/07315724.2004.10719381.

- ◆ Aves de carne roja
- ◆ Queso
- ◆ Alimentos de soja

Los alimentos que tienen carbohidratos + proteína incluyen:

- ◆ Legumbres
- ◆ Cereales de alto valor proteico (quinoa, trigo de invierno, amaranto)

El caso de los batidos

Las evidencias sobre los batidos de proteínas son francamente asombrosas. En un estudio controlado de 100 adultos obesos, el reemplazo de comidas con mayor contenido de proteínas condujo a una mayor pérdida de grasa y menor pérdida de masa muscular que los reemplazos de comidas estándar, incluso con la misma ingesta de calorías.[42]

La pérdida muscular es especialmente peligrosa en los adultos mayores que están perdiendo peso de manera intencionada. En un doble estudio ciego con 80 adultos mayores y una dieta baja en calorías, los suplementos de proteínas mostraron un aumento de aproximadamente ½ kg de masa muscular, mientras que el grupo alimentado únicamente con proteínas salidas de la comida mostró una pérdida de hasta 2 kg de masa muscular.[43] Esta diferencia es crítica en una población que envejece y que realmente no puede permitirse perder tejido muscular.

También se han realizado estudios que comparan batidos con alimentos sólidos. Durante 40 semanas, se escogieron al azar 90 adultos obesos para que tomaran sólo comidas sólidas o dos batidos y una comida. El

42. Verreijen, A. M., J. De Wilde, M. F. Engberink, S. Swinkels, S. Verlaan, y P. J. Weijs. «A High Whey Protein, Leucine Enriched Supplement Preserves Muscle Mass During Intentional Weight Loss in Obese Older Adults: A Double Blind Randomized Controlled Trial». *Clinical Nutrition* n.º 32 (2013), S3 doi:10.1016/s0261-5614(13)60009-6.

43. «Sleep Loss Limits Fat Loss, Study Finds». *UChicago News*, 17 de mayo de 2016. https://news.uchicago.edu/article/2010/10/03/sleep-loss-limits-fat-loss-study-finds

grupo de los batidos perdió más peso (12,3 % de peso corporal frente al 6,9 %). Además, el grupo de alimentos sólidos no sintió saciedad, mientras que el grupo de los batidos percibió una reducción significativa en la inflamación y el estrés oxidativo. La mejor parte de este estudio fue que las tasas de cumplimiento también fueron más altas en el grupo de batidos que en los programas de pérdida de peso basados en comidas sólidas. La cuestión es que la gente no se aburrió con el plan de batidos, incluso cuando estaban usando sólo dos sabores. La gente prefería usar reemplazos de comidas, incluso cuando lo hacían durante dieciséis semanas seguidas.

La revolución en los reemplazos de comidas sólidas por batidos ha demostrado que una dieta baja en combustible funciona, ayudando a liberar el hígado de manera significativa.

PASO 2: RESET DEL CUERPO

Para que el reset del metabolismo sea lo más eficaz posible, tienes que hacer dos cambios importantes en tu estilo de vida: saldar tu deuda de sueño y hacer ejercicio a base de «microentrenamientos».

Pagar la deuda del sueño

Sí, el sueño es importante para el metabolismo, pero es tu deuda total de sueño lo que cuenta, no sólo la cantidad de sueño que te permites cada noche. La deuda de sueño se define como la cantidad total de sueño que has perdido con el tiempo.

El sueño es importante porque la melatonina –la hormona del sueño– también ayuda al hígado a reconstruir sus suministros de glucógeno. Más glucógeno equivale a un mejor metabolismo. Resulta que el cuerpo reconstruye el glucógeno y quema la grasa almacenada durante el sueño profundo prolongado.[44] También se ha demostrado que la melatonina revierte el daño genético que conduce a la espiral de acumula-

44. Kim, Seung-Jae, Hye Suk Kang, Jae-Ho Lee, Jae-Hyung Park, Chang Hwa Jung, Jae-Hoon Bae, Byung-Chul Oh, Dae-Kyu Song, Won-Ki Baek, y Seung-Soon Im. «Melatonin Ameliorates ER Stress-Mediated Hepatic Steatosis Through Mir-23a in the Liver». *Biochemical and Biophysical Research Commu-nications* 458, n.º 3 (2015), 462-69. doi:10.1016/j.bbrc.2015.01.117.

ción de grasa.[45]

El sueño de alta calidad también es esencial porque evita que el cuerpo libere altas cantidades de cortisol, que bloquea la pérdida de grasa conduciendo a:

- Estados de ánimo bajo
- Metabolismo más lento
- Abrumadores antojos de comida

El sueño incluso puede ayudar a que tus genes trabajen contigo en lugar de contra ti. ¿Alguna vez has pensado que tus genes estaban saboteando tus vaqueros? Incluso si tienes genes que te hacen propenso a subir de peso y eres incapaz de perderlo, cuanto más duermas, menos importan estos genes.[46]

Cuando estás bien descansado, también tomas mejores decisiones sobre los alimentos. El córtex insular de tu cerebro es la parte que regula el comportamiento de búsqueda de placer. Todos experimentamos señales provenientes de nuestro cerebro, alentándonos a buscar experiencias placenteras, como el picoteo con alto contenido de combustible. ¿Pero tienes que comer obligatoriamente patatas chips? ¿Funcionaría una siesta también? Cuanta menos deuda de sueño tengas, mejor elegirás cómo actuar frente a estas señales.

45. Hellmich, Nanci. «Sleep Lessens Effect of Genes on Weight». *USA Today*, 30 Abril 2012. https://usatoday30.usatoday.com/LIFE/usaedition/2012-05-01-Sleep-and-Kids-_ST_U.htm

46. Heilbronn, Leonie K., Lilian De Jonge, Madlyn I. Frisard, James P. DeLany, D. Enette Larson Meyer, Jennifer Rood, Tuong Nguyen, et Al. «Effect of 6 Month Calorie Restriction on Biomarkers of Longevity, Metabolic Adaptation, and Oxidative Stress in Overweight Individuals: A Randomized Controlled Trial-Correction». *Jama* 295, n.º 21 (2006), 2482. doi:10.1001/jama.295.21.2482.

¿A cuánto asciende tu deuda de sueño?

Este es un cuestionario rápido para que puedas saber si tu deuda de sueño no es un gran problema o si te está llevando hacia una ejecución hipotecaria inminente. Anota un punto por cada casilla que marques.

❑ ¿Tienes antojos de comida por la tarde?

❑ ¿Necesitas poner la alarma para despertarte?

❑ ¿Necesitas cafeína para ponerte en marcha por la mañana?

❑ ¿Sueles quedarte dormido después del almuerzo?

❑ ¿Te quedas dormido cuando lees?

❑ ¿Te irritas al interactuar con tu pareja o familia?

❑ ¿Te resulta difícil concentrarte?

❑ ¿Duermes los fines de semana?

❑ ¿Te duermes en momentos aleatorios?

Averigua tu puntuación:

0 =   Lo más probable es que no tengas déficit de sueño.

1 a 3 =   Tienes un leve déficit de sueño. Considera tratar de dormir 8,5 horas durante la dieta reset.

4 o Más =   Tienes un gran déficit de sueño y debes contemplar la idea de hacer unas «vacaciones para dormir» durante el inicio de la dieta reset.

¿Qué tipo de objetivos de sueño deberías alcanzar durante el proceso de reset? 7,5 horas es el mínimo absoluto para la mayoría de las personas. Algunos descubren, con este simple cambio, que tienen menos hambre y mejores niveles de energía cuando duermen más, de 8,5 a 9 horas de sueño.

Las vacaciones perfectas de sueño

A veces necesitamos alejarnos y descansar un poco. Si estás lidiando con un importante déficit de sueño, o incluso con uno leve, deberías considerar unas minivacaciones de sueño para ayudarte a pagar la deuda. ¿Cuándo lo puedes hacer? Si tienes un déficit importante, cualquier momento será bueno para empezar a pagar, particularmente en los primeros días de reset.

Reserva una habitación de hotel un fin de semana, por ejemplo. No pidas televisor, o simplemente esconde el mando a distancia. Además, solicita que no haya nada para picar en la habitación. Coloca el cartelito de «No molestar» y pon tu teléfono en modo avión. Llévate suministros para hacer batidos a base de proteína en polvo y un reemplazo de comida:

- Multivitaminas
- Bayas
- Verduras verdes
- Cereales
- Stevia

Además, asegúrate de tener mucha agua. La hidratación siempre es importante, especialmente cuando estás de vacaciones para dormir. Programa previamente las comidas aprobadas que hay en el servicio de habitaciones. Considera las opciones del menú del servicio de habitaciones cuando elijas un hotel. Deberían tener pescado, pollo, verdura al vapor, arroz integral, patatas al horno o judías pintas.

Si la idea de salirte de tu cotidianidad te asusta, designa un «guardián del sueño». Es algo así como un sistema de amigos en el que alguien puede controlar tus llamadas telefónicas o tu cuenta de correo electrónico. Dale a la persona una forma de contactarte sólo en el caso de que sea absolutamente esencial.

Las vacaciones para dormir podrían ser tu billete de oro para sentirte mejor y restablecer el ritmo de modo que tu hígado pueda hacer un mejor trabajo.

Microentrenamientos

El aspecto final del reset metabólico es la parte de ejercicio físico denominada microentrenamientos. ¿Por qué hay muchas personas no consiguen perder peso aun haciendo ejercicio? El ejercicio es eficaz cuando tienes un buen metabolismo. Pero si no lo tienes, la actividad física acaba siendo un gran estrés para el cuerpo. Los estudios han demostrado que, en ocasiones, la razón por la que muchas personas no pueden perder peso es porque hacen demasiado ejercicio.[47] El hígado tiene que procesar todo el combustible que quema cuando hace mucho ejercicio. Si ya está teniendo dificultades para proporcionar energía en su estado actual de sobrecarga, la carga adicional solo empeorará las cosas.

Un poco de ejercicio es esencial para la producción de glucógeno y para la salud muscular. Eso te permite desatascar el hígado creando glucógeno, el cual hará que las cosas funcionen. Los microentrenamientos son buenos en este sentido porque:

- Ayudan a mantener los músculos
- No requieren que el hígado procese más combustible
- Hacen las mitocondrias más fuertes

Mientras estás haciendo una dieta baja en combustible, los entrenamientos rápidos pueden funcionar mejor para el metabolismo que los entrenamientos largos. Si se hace bien, los entrenamientos tampoco aumentan el hambre.[48] Los microentrenamientos son parte del reset que curará tu metabolismo para que puedas disfrutar de más comida y de los beneficios de la actividad física.

EL RESET METABÓLICO

El reset metabólico es un proceso breve, sólo se necesitan cuatro semanas. Cura el metabolismo para que dejes de sentir molestias y el estrés de la dieta. Ayuda a cuidar tu hígado, que es la clave para la flexibilidad metabó-

47. Heilbronn, Leonie K., Lilian De Jonge, Madlyn I. Frisard, James P. DeLany, D. Enette Larson Meyer, Jennifer Rood, Tuong Nguyen, et Al. «Effect of 6-mo. Calorie Restriction on Biomarkers of Longevity, Metabolic Adaptationand Oxidative Stress in Overweight Subjects». *JAMA*: 295, no. 13 (2006), 1539-48. www.ncbi.nlm.nih.gov/pmc/articles/PMC2692623/pdf/nihms105166.pdf

48. Ashwell, M., P. Gunn, y S. Gibson. «Waist-to-Height Ratio Is a Better Screening Tool Than Waist Circumference and BMI for Adult Cardiometabolic Risk Factors: Systematic Review and Meta-Analysis». *Obesity Reviews* 13, n.º 3 (2011), 275-86. doi:10.1111/j.1467-789x.2011.00952.x.

lica, al crear más espacio para el glucógeno y ayudar a desintoxicar una de las partes más importantes del cuerpo.

¿Y qué hay de la comida en esta dieta? Mantienes un bajo nivel de combustible pero sigues ingiriendo suficientes proteínas para mantenerte fuerte. Al mismo tiempo, tienes la oportunidad de restablecer tu ciclo circadiano pagando tu deuda de sueño. El sueño restablece la expresión de los genes, por lo que los genes implicados en el aumento de peso no podrán detenerte. Los microentrenamientos son lo suficientemente correctos para dar energía a los músculos y mantener el metabolismo preparado sin estresar al sistema.

Ahora que has comprendido la ciencia del reset metabólico, pasemos a la siguiente sección y aprendamos cómo prepararnos para el programa.

CAPÍTULO CUATRO

Prepárate para un nuevo metabolismo

Imagina que en un mes a partir de hoy, te sentirás más ligero, con más energía y podrás dejar de hacer dieta. Estos cambios le han sucedido a miles de personas antes que a ti y, con un poco de planificación, tú también tendrás un reset eficaz.

ESTABLECER EXPECTATIVAS

El objetivo es un hígado y un metabolismo saludables, pero muchos también notan el beneficio secundario de perder kilos y centímetros. Por supuesto, los resultados pueden variar, pero nuestro ensayo clínico demostró que por reset las mujeres ven un promedio de pérdida de cintura de 5 cm o 4,5 kg de pérdida de grasa.

Cuanto más tejido adiposo tengas que perder, más espectacular puede ser el reset. Algunos han perdido más de 12 cm en las cuatro semanas. La idea tradicional suele ser cierta: aquellos que están más cerca de su nivel de grasa óptimo ven menos centímetros totales perdidos. Pero no olvidemos que hay una diferencia de género importante: las mujeres pierden más centímetros, mientras que los hombres pierden más kilos.

Los dos o tres primeros días son un período de ajuste. Cuanto más obstruido esté tu hígado, más dramático puede ser este ajuste. La mayoría de gente lo vive como unos días de hambre adicional y nada más, pero otros notan cansancio, ansiedad por la comida, dolor de cabeza, irritabilidad, sensación de hinchazón e incluso erupciones en la piel. Para el tercer día estos síntomas deben empezar a disminuir. El sexto día tendrás menos hambre, más energía y más claridad mental que al empezar.

Cuando llegues a la segunda semana, habrás conseguido un buen ritmo con el programa. Incluso puedes notar que tiene más tiempo libre de lo habitual, ya que tus comidas no requieren mucha atención ni preparación y los entrenamientos son muy cortos. El tiempo restante de la dieta pasa volando. Incluso puedes tener la tentación de continuar cundo se haya acabado el programa de cuatro semanas. Visita el capítulo 10 («Preguntas frecuentes») para obtener ideas si te encuentras en esta situación.

Ahora que sabes qué esperar, aquí están los pasos para prepararte.

Paso 1: DETERMINA POR QUÉ ESTÁS HACIENDO ESTO

¿Por qué quieres mejorar tu salud? En otras palabras, ¿por qué escogiste este libro y no una novela? Puede parecer que las respuestas son evidentes. ¿Acaso no todos queremos ser delgados y sanos? No obstante, debes saber que cuanto mejor respondas a esta pregunta, mejor irá tu reset. Puede parecer que tus motivaciones están claras, hasta que les pones palabras. Verbalizar tus objetivos puede determinar lo bien que funcione el programa para ti; aquí hay algunas sugerencias para ayudarte a responder esta pregunta.

Diario del reset

Si ya escribes un diario personal, úsalo ahora más que nunca. Si no, coge una libreta bonita y un boli. Con ellos, haz un seguimiento de tus progresos, pero primero tómate unos diez minutos para describir tus motivaciones antes de comenzar con el programa. Aquí hay algunas ideas para activar tu creatividad:

Entrada # 1: razones personales

A menudo, éstas parecen ser las primeras razones que vienen a la mente, y son perfectamente válidas. ¿Quieres lucir mejor en la playa? ¿Delgado sentirás más confianza en situaciones sociales? ¿Quieres tener una piel más sana? ¿Sentirte más ligero y ágil? ¿Alguna vez has tenido fantasías sobre cómo sería la vida si fueras más delgado? Éste no es el momento de juzgarte; en su lugar, usa tus razones para darte impulso. Siéntete libre de disfrutar de tu fantasía y déjala volar en el diario.

Entrada # 2: beneficios para la salud

Tal vez te gustaría tener niveles más bajos de colesterol o dormir mejor. Quizás estés harto de tomar medicamentos. A lo mejor estás viendo cómo la diabetes va minando la vida de un familiar y no quieres acabar igual. ¿Qué podría significar para tu salud un reset eficaz del metabolismo?

Entrada # 3: por terceras personas

Ahora que estás sumergido en el proceso creativo, puedes abordar la motivación más poderosa de todas. Tu salud no sólo te sirve a ti, sino que también beneficia a tus seres queridos. Puedes conectar mejor con tu pareja o que te resulte más fácil encontrar una. ¿Cuánto vale eso para ti? ¿Qué pasaría si pudieras jugar al pilla-pilla con tus hijos o nietos? Si te sobrara mucha energía, ¿cuánta ayuda podrías prestar a las causas sociales que te interesan?

A lo largo del reset y después del mismo, intenta adquirir el hábito de revisar estas razones para mantenerte conectado con lo que realmente te importa.

Paso 2: bajar la carga química

Cuanto mejor pueda funcionar tu hígado, mejor funcionará tu metabolismo. Una de las razones por la que muchas personas han perdido su flexibilidad metabólica tiene que ver con los productos químicos que sus hígados tienen que procesar cada día. Aquí te presentamos algunos pasos para darle al hígado menos toxinas que eliminar.

Imagina la carga química como un sumidero que se atasca y empieza a acumular agua hasta que se desborda y llega al suelo. Para evitar que esto suceda, asegúrate de que el desagüe esté abierto y que el grifo esté cerrado. En esta analogía, el drenaje representa la capacidad del cuerpo para eliminar las toxinas, y el grifo sería la cantidad de químicos que entran. Desafortunadamente, es imposible reducir la exposición química diaria a cero. No puedes cerrar el grifo completamente, pero puedes tomar algunas medidas simples para reducir el caudal a un pequeño goteo.

Empecemos por el aire. Aunque sea importantísimo asegurarse de que los alimentos que vamos a ingerir estén limpios, la gente se sorprende al saber que nuestra mayor fuente de exposición química no es la comida sino el aire que respiramos en nuestras casas. Los capítulos sobre alimentos te orientarán sobre la forma de reducir la ingesta de productos químicos de la dieta. Pero ahora vamos a mostrar algunos pasos sencillos que puedes dar para reducir la carga química diaria en un 90 % o más.

A partir de aquí, da una primera pasada y haz una limpieza rápida, después ya harás la limpieza profunda. Establece cambios que te resulten fáciles y haz una lista como recordatorio para revisar una vez al mes hasta que hayas completado todos los pasos. Es decir, no te sientas abrumado y te quedes de brazos cruzados frente a lo que te parece una montaña de cosas: ¡tu metabolismo es demasiado importante para eso! Comienza con la primera pasada.

Primera pasada

- Declara tu hogar como una zona libre de zapatos. Coloca un estante o un mueble zapatero en el recibidor con zapatillas de diferentes tamaños y un letrero que pida a los invitados que se quiten los zapatos antes de entrar.
- No permitas que nadie fume dentro o cerca de tu casa.
- Reemplaza cualquier ambientador de interior por un difusor de aceites esenciales. Usa mezclas de aceites esenciales puros de forma individual, como el aceite de canela, naranja silvestre, clavo de olor o sándalo.
- Compra detergentes y suavizantes sin perfume.
- Si el clima y las circunstancias lo permiten, mantén las ventanas abiertas al aire exterior a ratos, tanto como sea posible, para que la casa esté bien ventilada. Incluso las áreas con contaminación ambiental tienen el aire más limpio fuera que dentro de las casas.

- Para beber, usa sólo agua purificada. Las unidades de ósmosis inversa son las más prácticas para uso doméstico.

Limpieza rápida

- Reemplaza los filtros de aire por filtros plisados. Busca los que tengan una eficiencia mínima (MERV) de al menos 7. Anota en el calendario la fecha adecuada para reemplazar los filtros de aire, cada ocho semanas.
- Elige un espacio al aire libre para ventilar la ropa que viene de la tintorería. Asegúrate de ventilarla fuera de casa durante al menos tres días antes de guardarla en el armario.
- Usa un filtro de aire HEPA en el dormitorio. Ten en cuenta la cantidad de metros cúbicos que tratará la unidad en comparación con el tamaño del dormitorio. A veces se necesitan varias unidades para tratar dormitorios grandes. Para averiguar los metros cúbicos del dormitorio, multiplica su longitud por su ancho y por su altura. Planea reemplazar los filtros según las indicaciones del fabricante. Los filtros HEPA también proporcionan ruido blanco que puede mejorar el sueño.
- En la cocina, cambia los recipientes de plástico para alimentos por otros de vidrio, acero o silicona. Usa papel de aluminio en lugar de film de plástico. Reemplaza los utensilios de cocina antiadherentes o de aluminio por otros de hierro fundido, acero inoxidable o titanio cerámico. En lo que a mí respecta, nada supera al hierro fundido para cocinar. Dura para siempre, aguanta bien el calor, lo distribuye uniformemente y encima es barato.

Limpieza profunda

- Reemplaza todos los productos químicos de limpieza para la cocina y para el hogar con versiones sin perfume.
- Instala un filtro de agua en la ducha para eliminar el cloro.
- Para purificar el agua del baño y deshacerte del cloro, coloca una jarra de 1 cuarto de litro que contenga 3 tazas de arcilla bentonita y ½ taza de vitamina C en polvo junto a la bañera. Agita bien. Añade 2 cucharadas de la mezcla con la cuchara medidora al agua del baño y deja reposar 10 minutos antes de bañarte.

- Lee las etiquetas de todos tus cosméticos, artículos para el cuidado de la piel y productos para el cuidado del cabello. Toma nota de aquellos que contienen parabenos, PEG y triclosán, y cambia a una marca más segura.
- Inspecciona el baño y la cocina en busca de signos de daños por agua. Si ves alguno, solicita a un ingeniero ambiental que evalúe tu casa en busca de moho.
- Programa la limpieza de los conductos de aire al menos una vez al año y la limpieza de las alfombras al menos dos veces al año.

Caso de estudio: Brad

Brad era un hombre de treinta y siete años que vino a verme para examinarse en busca de toxicidad por mercurio. Brad había visto una historia, en las noticias, sobre una celebridad cuya carrera estuvo a punto de acabarse tras una sobredosis de mercurio. Aparentemente, la celebridad iba a comer atún a un restaurante de sushi varias veces por semana durante años, y la acumulación de mercurio provocó síntomas extraños como tics y temblores que no podía controlar.

Brad oyó la historia y se asustó porque tenía síntomas similares y había comido atún casi todos los días durante más de una década. Si la celebridad tenía un problema, Brad pensó que lo suyo debía ser aún peor. El médico de la familia de Brad ya le había hecho pruebas de mercurio, pero le dijo que estaba bien. Brad estaba tan seguro de tener una intoxicación por el mercurio, que me buscó mí para que le diera una segunda opinión.

Le expliqué a Brad que las pruebas del otro médico fueron buenas para detectar el mercurio en los últimos días, pero podrían pasar por alto una acumulación prolongada durante años. Hicimos más pruebas de sensibilidad y descubrimos que tenía niveles de mercurio peligrosamente altos. En el transcurso de los siguientes meses, pude devolver el mercurio de Brad a niveles seguros. En una de sus visitas de seguimiento, me preguntó si el mercurio podría haberlo engordado.

Preguntó porque en las últimas semanas había bajado más de 6 kg sin cambios en la dieta y sin hacer ejercicio. Le expliqué que cualquier cosa que estresara su hígado podía ralentizar su metabolismo y que la desintoxicación podría haberle ayudado a deshacerse de algo más que del mercurio.

PASO 3: PREPARA TU COCINA

Si lo quieres fácil, lo tienes. El programa de reset puede ser tan simple como mezclar un batido hecho con anterioridad en una coctelera, picotear zanahorias y calentar algunas cosas del supermercado para las comidas sólidas. En el capítulo 5 sobre alimentos, aprenderás cómo puedes dedicar tan sólo 15 minutos al día para todo el proceso de alimentación sin ningún equipo nuevo.

Asimila con anticipación que vas a tener hambre los primeros días, pero recuerda que podrás picar ilimitadamente los alimentos permitidos para este fin. Las batallas con el hambre se ganan mediante la planificación, no con fuerza de voluntad ni sufrimiento. Fíjate en los alimentos previstos para picar y elige los que prefieras para tenerlos a la espera. Además, asegúrate de quitar de tu vista cualquier cosa que no debas comer durante el reset. Es amenazador pensar que no vas a poder tocarlos. Puede que incluso sientas que vas a privar a tu familia de esas cosas ricas tan poco saludables. Pero debes olvidarte de ellos, sobre todo durante el reset. Deshazte de esos picoteos o se los pones a tu pareja e hijos para que se los lleven al trabajo o a la escuela.

Ésta es una lista de algunas cosas que debes eliminar de tu cocina, prioritariamente:

- Carbohidratos secos, como galletas, patatas chips, snacks y palomitas, pan…
- Dulces
- Caramelos
- Pasteles
- Cereales azucarados
- Zumos y refrescos
- Frutos secos salados

Reúne tus herramientas

Si te gusta jugar y experimentar en la cocina, aquí tienes algunos de mis cacharros favoritos de cocina para ayudar a tu chef interno.

Batidora de alta potencia

Con una buena batidora tendrás la opción de añadir verdura verde, semillas y otros alimentos a tus batidos. Casi cualquier batidora puede sirve para esto, pero cuanto más potente sea, más suave será el resultado. Las batidoras de alta potencia tienen características propias como ciclos preprogramados dependiendo de los ingredientes, y tienen tapas especiales para amortiguar el ruido. Muchas de las batidoras pequeñitas de la generación actual, como la NutriBullet, incluso tienen potencia suficiente para hacer un trabajo estupendo con la verdura.

Nota: En casa tuvimos una Vitamix de confianza durante más de veinte años. Yo no tenía ganas de gastarme varios cientos de dólares en una batidora en ese momento, pero la amortizamos en poco tiempo. Recientemente parecía haber perdido fuerza después de tantos años, y la reemplazamos por una Blendtec nueva. Nos sorprendió agradablemente la diferencia de ruido. Pocos días después de que llegara la nueva Blendtec, quise hacerle algunos retoques a la vieja Vitamix y la puse en funcionamiento; está como nueva. Lo importante es esto: no tengas miedo de invertir en una buena batidora, porque hará batidos y cremas mucho mejores y te durará para siempre.

Hervidor de arroz

El arroz integral intacto es una excelente fuente de AR, fibra, carbohidratos de calidad, vitamina B y minerales. Puedes cocinarlo al vapor en una olla, pero las arroceras hacen que este trabajo sea fácil e infalible. Únicamente tienes que poner una parte de arroz por dos partes de agua, cerrar el hervidor y presionar «cocinar». Puedes irte a tus cosas mientras que el arroz se cuece exactamente el tiempo que le corresponde, manteniéndose caliente hasta que lo pongas en la mesa. ¿Cómo lo hacen? Magia élfica.

Nota: busca un hervidor de arroz que tenga el recipiente de acero, no de aluminio ni antiadherente. También sirven para la avena; sólo tendrás que asegurarte de dejar la tapa entreabierta para que no se derrame cuando hierva.

Olla a presión

Si quieres guisar rápidamente manteniendo el mejor sabor y la mejor nutrición posibles, las ollas a presión son el camino que se debe seguir. Destacan en el ámbito de las legumbres y verduras duras como alcachofas, remolachas y patatas. ¿Te horroriza recordar las viejas ollas a presión que sonaban como si estuvieran a punto de explotar? Ahora hay ollas a presión automáticas, como Instant Pot, que administran el tiempo y la presión automáticamente.

Nota: Hace poco vi que faltaba menos de media hora para la cena y no teníamos nada guisado ni descongelado. Puse un poco de pollo congelado, verduras congeladas, alubias secas y cubitos de caldo natural en la olla a presión. Tuvimos una cena puntual de deliciosa sopa de pollo con judías totalmente natural.

Rallador

Nuestras recetas dependen en gran medida de especias y hierbas aromáticas. Está documentado que mejoran la función hepática gracias a sus componentes y a sus interacciones con las papilas gustativas. El problema es que es mejor usarlos frescos, pero su vida útil es corta y se nos pudren solos en la nevera o se secan. Lo mejor es hacerse con un rallador pequeño y almacenar las especias frescas en el congelador. Cuando necesites un poco de jengibre fresco, por ejemplo, o cúrcuma, sacas la versión congelada, rallas lo que necesites y metes el resto en el congelador.

¡Vamos a comprar!

El secreto para lidiar con tu reset está en la planificación. Afortunadamente, las compras ya te las damos planeadas. Si planificas tus menús semanales, tendrás que hacer una lista de la compra de antemano. Esto implica un viaje por semana, ya que los productos no durarán mucho más. Lee el capítulo 5 para ver las posibles listas de la compra para cada semana.

Lo ideal es comprar proteína en polvo y el almidón resistente antes de empezar el programa. Como no se estropean y son esenciales para la dieta reset, puedes comprarte un suministro de 56 raciones para ti, o de 112 raciones si vas a hacer la dieta en pareja. Esto es lo que tienes que buscar.

Ingredientes para los batidos

El programa Reset proporciona proteínas óptimas en una dieta baja en combustible. El polvo de proteína vegetal derivado de guisante es la mejor manera de obtener proteínas óptimas. Las mejores versiones están muy ricas. La proteína del guisante permite evitar los alimentos reactivos más comunes y mantiene el cuerpo en un estado alcalino.

Evita las proteínas en polvo con azúcar refinada añadido, con alérgenos o con sabores sintéticos. Para aquellos que no son intolerantes a los productos lácteos, hay otras opciones, incluido el yogur griego sin azúcar. El inconveniente de la proteína de suero de leche, soja o huevo es que son anabolizantes, lo que significa que pueden hacerte aumentar tu volumen y no adelgazar.

El segundo ingrediente del batido más importante es el almidón resistente. Es útil porque ayuda al hígado a descomponer los triglicéridos y acelera la velocidad de conversión del tejido adiposo en energía. Cada batido debe contener al menos 10 g de AR por porción. La mejor manera de obtener AR es usar una proteína en polvo que lo incluya, como el Batido Reset Original (*véase* la página 149). Las siguientes mejores opciones son los suplementos de AR mezclados, sin azúcar añadido, o hacer una mezcla en casa con almidón AR2, harina de plátano verde y almidón de patata no modificado.

PASO 4: SEGUIR SU PROGRESO

¿Hiciste la prueba de metabolismo en la página 23? Si no, por favor, vuelve atrás y hazla ahora. Toma nota de tu puntuación, ya que la volverás a verificar a medida que avances con el reset. Puede que te sorprenda lo rápido que mejoras.

Destierra la báscula

¿Vale la pena pesarse? Durante años, muchos de nosotros, incluido yo mismo, hemos utilizado el número que marca la báscula como barómetro de nuestro valor y autoestima. Hacer estas cosas no sólo es contraproducente para la salud mental, sino que es inútil porque resulta que el peso no es la mejor manera de controlar la salud de una persona.

¿Pérdida de peso o pérdida de cintura?

Así que cambia tu báscula por una cinta métrica. Es hora de olvidarse del peso. El peso no tiene en cuenta la composición corporal (grasa). El peso y los marcadores basados en el peso como el IMC ya no se consideran válidos para determinar el tamaño que debería tenerse. De hecho, un gran estudio reciente examinó todas las investigaciones publicadas sobre diversas mediciones, incluido el IMC, y descubrió que la relación altura-cintura

(ICA) es el indicador más preciso de riesgo de enfermedades y de la longevidad.[1] Además es mucho más simple medirse y hacer un seguimiento.

El ICA ideal está entre 0,4 y 0,5, esto es, la circunferencia de la cintura dividida por la altura. En pocas palabras, la medida de tu cintura debe ser, al menos, la mitad de tu altura. Las diferencias de género son mínimas. Las lecturas por encima de 0,5 se relacionan con mayores tasas de enfermedad crónica y muerte prematura.

¿Cuál debería ser la circunferencia de tu cintura? Si conoces tu altura, echa un vistazo a la gráfica que sigue. Muestra el límite superior, el límite inferior y la mediana de las puntuaciones de ICA saludables. Los riesgos son más altos cuando estás por encima del límite superior y son más bajos en la mediana. Si estás por encima del límite superior, utilízalo como primer objetivo. Si estás ligeramente por debajo del límite superior, trabaja para avanzar hacia la puntuación media.

Si eres esclavo de la báscula, aquí hay algunos números que te ayudarán a ubicarte. Para la mayoría de los adultos, 3 cm de más alrededor de la cintura equivale a entre 1,5 o 2 kg de peso. No es raro ver una notable pérdida de cintura de varios centímetros durante las cuatro semanas de reset. Esto es único porque las dietas típicas provocan una pérdida de peso dramática en la primera semana, pero tienen poco o ningún efecto en el tamaño de la cintura. Ahora sabemos que esa «dramática pérdida de peso» inicial es sólo la pérdida de líquidos y regresa de inmediato. El reset de cuatro semanas provoca una pérdida de cintura pronunciada. Incluso si tienes de 7 a 10 cm que perder, los pierdes al final de las cuatro semanas.

Cómo medir la cintura

Aquí hay algunos consejos para ayudarte a obtener una medición precisa de la cintura. Primero, consigue una cinta métrica de plástico o tela. Mídete diariamente a primera hora de la mañana, después de usar el baño y antes de comer o beber lo que sea, es decir, en ayunas. Existen fluctuaciones normales

1. Ashwell, M., P. Gunn, y S. Gibson. «Waist-to-Height Ratio Is a Better Screening Tool Than Waist Circumference and BMI for Adult Cardiometabolic Risk Factors: Systematic Review and Meta-Analysis». *Obesity Reviews* 13, n.º 3 (2011), 275-86. doi: 10.1111/j.1467-789x.2011.00952.x.

en la medición, pero la verificación diaria te ayuda a comprobar la tendencia. No te alarmes si ves que un día mides más o menos que el anterior.

ALTURA	LÍMITE SALUDABLE PARA LA CIRCUNFERENCIA DE LA CINTURA		
	BAJO	MEDIANO	ALTO
147	29,21	66,54	73,66
150	58,94	67,31	74,93
152	60,96	68,58	76,20
155	61,97	68,70	77,47
157	62,99	70,86	78,74
160	64,00	71,12	80,01
163	65,02	73,73	81,28
165	66,04	73,83	82,55
168	67,05	75,43	83,82
170	68,07	76,70	86,36
173	69,08	77,72	87,63
175	70,35	78,99	88,90
178	71,12	80,01	90,17
180	72,13	81,28	91,44
183	73,15	82,29	92,71
185	74,16	83,56	93,98
188	75,18	84,58	95,25
191	76,20	85,85	96,52
193	77,21	86,86	97,79
196	78,23	88,13	99,06
198	79,24	89,15	100,33

Para tomar tus medidas, respira hondo y relaja los músculos abdominales por completo. Puede que te asuste dejar toda la tripa suelta, pero recuerda que queremos observar el progreso; cuanto menos te gusten tus medidas del «antes», más fácil te será mejorar las medidas del «después», ¿vale? Ahora, mide alrededor de tu cintura a la altura de tu ombligo con la cinta métrica paralela al suelo. Apunta la medida en tu diario de reset.

Métricas opcionales

La puntuación del cuestionario de metabolismo y la circunferencia de tu cintura son las medidas más críticas a las que debes prestar atención y puedes hacerlo correctamente revisándolas con regularidad. Pero aquí hay algunos marcadores opcionales más que puedes tener en cuenta.

Porcentaje de grasa corporal

La forma más precisa de saber cuánto tejido adiposo tiene es medirlo. Las mediciones de grasa corporal predicen con precisión la acumulación de grasa hepática, el riesgo de enfermedad cardíaca y la rigidez arterial.[2]

Hay algunas formas de calcular la grasa corporal, cada una con sus ventajas y desventajas. De todos los métodos disponibles, el que más recomiendo a los lectores es el de tener un dispositivo de impedancia bioeléctrica para el hogar y realizar un seguimiento semanal. Se pueden encontrar buenas unidades por 25 o 50 € y son fáciles de usar. Estiman la grasa corporal mediante una corriente eléctrica inofensiva. La mayoría de los dispositivos son portátiles y miden la corriente que pasa de una mano a otra. Los siguientes dispositivos más comunes se integran en una escala y miden la corriente de un pie a otro. La idea básica es que la grasa bloquea la corriente más que el tejido magro. Los medidores mejores para uso casero tienen una precisión del 3 al 5 % cuando se usan según las indicaciones. Este nivel de precisión es más que suficiente para que sea útil y son precisos para hacer un seguimiento de tus cambios progresivos. También puedes encon-

---

2. Zeng, Qiang, Sheng-Yong Dong, Xiao-Nan Sun, Jing Xie, y Yi Cui. «Percent Body Fat Is a Better Predictor of Cardiovascular Risk Factors Than Body Mass Index». *Brazilian Journal of Medical and Biological Research* 45, n.º 7 (2012), 591-600. doi:10.1590/s0100-879x2012007500059.

trar básculas con medidores de grasa corporal incorporados por el mismo precio aproximadamente de una báscula normal. Cualquier unidad de un fabricante importante como Omron, Tanita o Nokia será eficaz.

Otros dispositivos de medición de la grasa corporal incluyen calibradores, cápsulas de inmersión y máquinas de rayos X. Si trabajas regularmente con un entrenador experto en el uso de calibradores, pueden ser una opción razonable. Otros dispositivos pueden ser útiles, pero son menos rentables para una simple medición semanal de control. Si bien cualquiera de los métodos descritos proporcionará lecturas coherentes, debes seguir un solo método porque no verás las mismas lecturas de un dispositivo a otro.

En cuanto a las mediciones en sí mismas, cualquier mujer con más del 30 % de grasa corporal, o un hombre con más del 25 % de grasa, está en riesgo de sufrir complicaciones. Parece que algunas personas son más sensibles a la grasa que otras.

Si estás ligeramente por debajo de estos objetivos, pero tienes niveles anormales de colesterol, azúcar en sangre o presión arterial alta, tu cuerpo puede ser menos tolerante a la grasa. Las poblaciones con las tasas más bajas de enfermedad tienden a ser bastante magras, con mujeres que tienen entre el 20 y el 25 % de grasa corporal y hombres entre el 13 y el 20 %.

Glucosa de la mañana

Una de las partes más importantes de una analítica de sangre anual puede medirse fácilmente en casa por menos de 1€ por lectura. La mayoría de las farmacias tienen medidores de glucosa en sangre que oscilan entre los 10 y los 20€ y las tiras cuestan menos de 1€ cada una.

Cuando el hígado se vuelve menos capaz de manejar el combustible, éste suele permanecer en el torrente sanguíneo. Dicho combustible adicional se puede medir controlando cuánta glucosa está en circulación en ayunas. Cuando duermes por la noche, no estás comiendo y el hígado está trabajando casi exclusivamente para mantener suficiente glucosa en el torrente sanguíneo. Sin embargo, cuando el hígado se obstruye, produce demasiada glucosa en un intento por deshacerse del combustible adicional.

Si tu hígado está sano, el nivel de azúcar en la sangre, en ayunas, debería estar entre 70 y 85. Si tiene más de 99, se considera un riesgo de diabetes. Quizás te interese ver lo mucho que puede cambiar este número durante el reset de cuatro semanas. En nuestra clínica, hemos visto a muchas personas pasar de lecturas de más de 200, en el rango de diabéticos, a lecturas por debajo de 90.

Frecuencia cardíaca en reposo

Tu frecuencia cardíaca en reposo es la frecuencia con la que el corazón late cada minuto. Es un buen indicador de la eficiencia del sistema cardiovascular. El hígado filtra todo el suministro de sangre cada segundo del día. Cuanto más obstruido esté, más difícil le será al corazón y a los vasos sanguíneos trabajar. Ésta es una de las razones por las que el hígado graso causa mayores riesgos de presión arterial alta y de enfermedades cardíacas.

Un estudio de 2013 demostró que la mejor frecuencia cardíaca en reposo era de 50 latidos por minuto o menos. Por cada 10 pulsaciones más de 50, por minuto, hay un aumento anual del 16 % en el riesgo de muerte. Una frecuencia cardíaca en reposo de más de 90 duplica el riesgo de muerte.[3]

Para medir el ritmo cardíaco en reposo, debe hacerse a primera hora de la mañana, en ayunas y sin nada de cafeína. Usa el dedo índice y corazón para percibir el ritmo del corazón en el cuello o en la muñeca opuesta, contando durante un minuto completo. Muchos ven que su frecuencia cardíaca disminuye de 8 a 14 latidos menos por minuto durante el reset.

Cetonas urinarias

La prueba de cetonas no es necesaria, pero puede ser útil si experimentas un hambre insoportable o te entran antojos insistentes. El objetivo del reset no es provocar la cetosis, pero si reduces el combustible bastante, es probable que sufras una leve elevación de las cetonas, que a menudo suprimen el hambre pero dan náuseas. Las tiras reactivas de cetona en la orina no emplean unidades concretas, pero revelan si se está en cetosis leve o moderada. Si ves que tienes sólo una cetosis leve, verifica tu consumo de combustible, ya que puedes estar tomando más de lo que te conviene. La mayoría de la

---

3. Saxena, Arpit, Dawn Minton, Duck-Chul Lee, Xuemei Sui, Raja Fayad, Carl J. Lavie, y Steven N. Blair. «Protective Role of Resting Heart Rate on All-Cause and Cardiovascular Disease Mortality». *Mayo Clinic Proceedings* 88, n.º 12 (2013), 1420x826. doi:10.1016/j.mayocp.2013.09.011.

gente siente que tras los primeros días, el hambre y los antojos disminuyen hasta desaparecer. También notan una mayor claridad mental y mucho más bienestar general. La energía física puede ser menor, ciertamente, por lo que es esencial reducir el ejercicio a los microentrenamientos recomendados.

Paso 5 - consigue un equipo de apoyo

Habla con tus amigos y familiares sobre el programa que vas a seguir. Comparte con ellos algunas de las experiencias que descubriste en tu día a día con el programa.

Familia, pareja, socio, hijos, compañeros

Habla con todas las personas que comparten tus comidas antes de empezar. Hazlo en grupo o individualmente. Hazles saber que te gustaría su ayuda para elegir recetas que no se limiten al tamaño de las raciones. A su vez, haz suavemente las siguientes peticiones para las próximas cuatro semanas:

- Mantén los picoteos no planificados y la comida basura lejos de tu vista. Cualquier restaurante que escojas debe tener opciones ligeras y saludables.
- Tendrás que irte a dormir cada día a la misma hora para asegurarte ocho horas de sueño antes de empezar la nueva jornada por la mañana. Los demás pueden quedarse despiertos hasta tan tarde como quieran, pero tienen que dejarte seguir tu rutina y no molestarte cuando te vayas a la cama.

Los compañeros de trabajo

Invita a otros a participar y elige una fecha por adelantado. Intenta algo como: «Voy a hacer una dieta reset a partir del día 1 del próximo mes. ¿A quién le gustaría hacerla conmigo?» A la mayoría de las empresas les gusta la idea de un esfuerzo o reto colectivo. Incluso puedes convertirlo en una competencia entre equipos: con el objetivo basado en la perseverancia y no en el resultado. Debido a las diferencias genéticas, de género y de edad, unos perderán más que otros y mucho más rápido.

Si tus compañeros de trabajo traen cosas para picar o comparten su comida, hazles saber que durante cuatro semanas, a partir de tal fecha, traerás tus propios batidos en lugar del almuerzo habitual y evitarás picotear cosas poco saludables. Ellos pueden hacer lo que quieran, pero avisa con anticipación de que tú tienes un plan distinto. Es posible que sigan ofreciéndote picoteos, pero si se lo dices con anticipación, te costará menos esfuerzo rechazar sus ofrecimientos

Socio para rendir cuentas

Encuentra a un amigo que quiera hacer un reset del metabolismo. Reúnete con él para hacer caminatas diarias (cortas) y comparte notas sobre tu experiencia y progreso. Habla sobre los obstáculos que te surjan y comparte soluciones que funcionan. Si no te viene nadie a la mente, considera comentarlo en las redes sociales.

Hay toda una comunidad lista para conectarse contigo y apoyarte en metabolismresetdietbook.com Publica una pregunta, encuentra una nueva receta y lee algunas historias inspiradoras para seguir avanzando. De hecho, puedes buscarme y decirme «hola». ¡Me conecto a menudo!

LISTA DE COMPROBACIÓN Y PREPARACIÓN

- ❏ Fecha de inicio seleccionada para el reset.
- ❏ Creación de un diario de Reset.
- ❏ Entradas de diario sobre las razones para el reset.
- ❏ Medida inicial de cintura.
- ❏ Frecuencia cardíaca medida por las mañana y registro de la primera medición de frecuencia cardíaca.
- ❏ Busca un socio a quien le puedas rendir cuentas.
- ❏ Notifica a tu pareja e hijos las pautas de tu reset.
- ❏ Compra y ordena lo necesario para el programa.
- ❏ Compra los productos perecederos de la primera semana.

Parece que ya estás listo para una nueva etapa en tu vida. En el siguiente capítulo de este libro, conocerás los alimentos y las cantidades exactas que te llevarán a la meta. ¡A por todas!

CAPÍTULO CINCO

Alimentos para resetear el metabolismo

Recuerda, la comida es el medicamento que curará tu hígado para que puedas resetear tu metabolismo. Aquí encontrarás las prescripciones exactas.

Dado que los humanos somos omnívoros, tu cuerpo puede prosperar con una amplia variedad de alimentos. No es necesario ser paleo ni vegano para tener un hígado sano, pero si lo eres también puedes hacer la dieta reset. No tienes que salir de tu zona de confort y encontrar ingredientes exóticos o invertir un dineral en comida. Todas las recetas se pueden hacer con ingredientes normales que puedes encontrar en cualquier súper.

El reset del metabolismo está configurado para mantener la simplicidad en las comidas. Los estudios han demostrado que las personas tienen más éxito al hacer cambios sencillos en sus vidas con grandes resultados, en lugar de cambios complicados con resultados diminutos. Los participantes exitosos generalmente miran este capítulo y el capítulo 7, con las recetas, antes de empezar el programa. Por lo tanto, antes de sumergirte, comprende bien cómo funciona el reset y planifica una fecha de inicio.

El menú diario tiene tres elementos:

- Dos batidos: uno para el desayuno y otro para el almuerzo
- Una comida para la cena
- Picoteos ilimitados siempre que los necesites

El cambio más significativo que la gente suele notar es tomar un batido en el almuerzo. Mucha gente ya desayuna un batido o algo muy ligero, y la cena suele ser también algo muy ligero. Sin embargo, uno se acostumbra a esta nueva rutina en la primera semana. Tómate los primeros días como un adaptación y no te preocupes si te sientes extraño al principio. Pronto te sentirás mucho más ligero y con mayor claridad mental que antes. El otro beneficio que todo el mundo alaba al principio es que no se necesita dedicar tanto tiempo a la preparación de alimentos como de costumbre.

¡Empecemos por aprender a hacer los batidos!

Batido del desayuno

Mezcla y bébete el primer batido recién levantado. Una vez hecho el batido, el sabor y la textura se mantienen intactos varias horas, así que puedes tomarlo un poco más tarde.

Si tienes poco tiempo, puedes hacer un solo batido el doble de grande por la mañana, así ya tendrás el almuerzo preparado. Si ves que en el batido del almuerzo hecho con anticipación los ingredientes quedan separados con el paso de las horas, bastará con agitarlo bien antes de ingerirlo. Sin embargo, no conviene hacer el desayuno la noche anterior, ya que son demasiadas horas de diferencia y algunos nutrientes se degradan.

Si sueles tener hambre con facilidad, bébete el batido lo más lentamente que puedas. Por ejemplo, conviene tomárselo con una pajita para que los sorbos sean más pequeños y tu cuerpo tenga más posibilidades de olvidarse de cualquier sensación de hambre. Busca pajitas hechas de vidrio o de acero inoxidable, y que sean un poco más anchas que las normales, porque la consistencia de los batidos es más densa que la de una bebida normal.

Cómo hacer un batido reset

Haz que el sabor sea tu máxima prioridad. La comodidad también es importante, pero todos los ingredientes tienen una vida útil prolongada y no requieren una preparación elaborada. No puedo dejar de enfatizar este punto: te tiene que gustar el sabor y la textura del batido, así que vale la pena tomarse el tiempo necesario para hacerlo bien y a tu gusto.

Primero, examina las recetas del capítulo 7 y escoge cinco que te llamen la atención. Tal vez empieces con algo como el Cacao Frozen Hot (página 153), el Clásico batido verde (página 154) o el Batido de bizcocho de zanahoria (página 157). Dado que se utiliza una pequeña cantidad de ingredientes en numerosas recetas de batidos, puedes comprar todos los productos y tener siempre a mano lo que necesitas para hacerlos. Una vez tengas las primeras recetas que te gusten particularmente, mezcla y combina ingredientes usando la Guía para hacer batidos que presentamos a continuación.

Batidora

Necesitarás una batidora para hacer batidos. Cualquier tipo puede funcionar bien para todas estas recetas. Algunos ingredientes tendrán mejor textura si se usa un dispositivo de alta potencia, por ejemplo, Blendtec, Vitamix, NutriBullet y Ninja Blender.

Guía para hacer batidos

Hay algunos ingredientes para los batidos que vale la pena comprar con un poco de detalle antes de ponerse con el programa, incluyendo las proteínas, almidón resistente, semillas y saborizantes naturales, además de algunos superalimentos opcionales.

Proteínas

Para obtener los mejores resultados en tu reset, elige una fuente de proteínas que no contenga ingredientes artificiales, ni alérgenos comunes, ni azúcar refinada, y utiliza siempre al menos 20 g de proteína por batido. Las mejores opciones también son las de pH neutro.

En los ensayos clínicos de la dieta reset del metabolismo, utilizamos un reemplazo de comida personalizado que emplea proteína aislada de guisante de alto grado.

Las proteínas basadas en lácteos, como el suero de leche o la caseína, es mejor evitarlas, ya que pueden retardar la función tiroidea debido a su contenido en yodo. Las fuentes de proteínas basadas en la carne de res pueden ser buenas para el uso diario, pero es mejor evitarlas durante el reset porque pueden contribuir a la carga de ácido en los riñones y a la desintoxicación desigual. La proteína a base de arroz también es mejor evitarla dado que carece de muchos aminoácidos esenciales necesarios para una función hepática óptima.

Si eliges hacer tu propio batido, la primera opción de proteína es:

- Proteína de guisante en polvo (1 porción)

La segunda opción de proteína es:

- Proteína vegetal mezclada en polvo (1 porción)

Otras opciones de proteínas:

- Proteína hidrolizada de carne de vacuno (1 dosis)
- Claras de huevo líquidas (1 taza); no uses claras de huevo crudas porque no están pasteurizadas, conllevan el riesgo de salmonela y pueden disminuir la biotina
- Proteína de soja en polvo (1 porción)

Almidón resistente (AR)

Numerosos estudios demuestran que los beneficios a corto plazo del almidón resistente requieren dosis de 15.000 a 25.000 mg diarios. En los ensayos clínicos de la dieta reset del metabolismo, usamos Batido Original Reset, que incluye 12.000 mg de AR por porción en un total de dos raciones diarias (un total de 24.000 mg diarios).

Si quieres hacerte tus propios batidos, también puedes utilizar una mezcla de almidón resistente comercial como *RS Complete*. Las mezclas comerciales de almidón resistente no tienen sabor a nada y pueden ayudar a suministrar la cantidad total de almidón necesaria para el reset del metabolismo. Fíjate en sus ingredientes, ya que algunas personas evitan ciertas fuentes de alimentos que se utilizan en su fabricación.

También hay muchos alimentos ricos en AR. Para uso a largo plazo, todos los alimentos ricos en almidón son buenos y deben incluirse en la dieta. En la dieta reset del metabolismo, los almidones naturales pueden usarse para los batidos, pero en ese caso no es fácil alcanzar los 15.000-20.000 mg recomendados por la mayoría de los ensayos clínicos sin exceder el contenido de combustible que debe tener el batido. Ten en cuenta también el efecto que pueden tener las fuentes alimenticias de almidón resistente en el sabor y la textura del batido.

Fuentes naturales de almidón resistente:

- Harina de plátano verde (¼ de taza). Cantidad de AR por porción: de 3.000 a 6.000 mg
- Plátano maduro orgánico congelado con la piel (½). Cantidad de AR por porción: de 2.000 a 4.000 mg
- Alubias blancas (¼ de taza), o pintas. Cantidad de AR por porción: de 1.500 a 2.000 mg
- Aquafaba (½ taza). Cantidad de AR por porción: de 1.200 a 1.800 mg

Plátanos congelados

Varias recetas requieren plátanos congelados porque aportan un sabor muy rico y pueden proporcionar algo de AR. ¡También puedes usar la piel de los plátanos! Contienen más almidón resistente, potasio, magnesio y más vitamina B6 que la fruta en sí.

Si planeas usar las pieles, es obligatorio que los plátanos sean de cultivo ecológico y además deberán estar maduros. Si no las vas a usar, puedes utilizar plátanos verdes: los verdes tendrán un almidón más resistente y se digerirán más lentamente.

Corta los plátanos pelados, a trozos, y congélalos en un recipiente de vidrio. Si usas plátanos con piel, retira la punta y el culito, luego córtalos a trozos y congélalos en un recipiente de vidrio. Nota: la piel de los plátanos requiere de una batidora de alta potencia. Vale la pena probar un batido o dos con piel, si no lo has hecho. No hay un impacto significativo en el sabor, pero proporciona una textura más rica.

Consejos AR

Los alimentos y semillas con almidones resistentes son fáciles de integrar porque no tienen mucho sabor en sí mismos. Si tu dieta ha sido baja en fibra durante bastante tiempo, como una dieta paleo, es posible que quieras comenzar con un cuarto o la mitad de la cantidad especificada de AR. Eso ayudará a tu maltrecha flora intestinal. Una vez que hayas ingerido aunque sea pequeñas cantidades de alimentos AR durante unas pocas semanas, podrás empezar a consumirlo en cantidades normales.

Semillas

Usa de ½ a 1 cucharada de cualquiera de las siguientes semillas:

- Pipas de girasol
- Semillas de cáñamo
- Semillas de lino
- Semillas de sésamo
- Semillas de chía

Sabores naturales

Utiliza cantidades ilimitadas de cualquiera de los siguientes sabores:

- Stevia
- Extracto de fruta de Lo Han
- Xilitol
- Canela
- Jengibre
- Extractos naturales (vainilla, almendra, etc.)
- Aceites esenciales (limón, naranja silvestre, menta)

Edulcorantes

La mayoría de las recetas están más ricas con un edulcorante. Recomiendo la Stevia, el Lo Han, o xilitol. Son seguros y no tienen un efecto significativo sobre los antojos ni sobre los niveles de azúcar en sangre. Ten en cuenta que el xilitol puede actuar como laxante cuando se usa en dosis altas, así que ojo. Algunas personas pueden notar este desagradable efecto a dosis más bajas que otras, pero a la mayoría de la gente le pasa con unas cuantas cucharaditas a la vez.

Las diferencias entre Stevia y el Lo Han dependen de las preferencias personales de cada cual. Si aún no los has probado, intenta con ambos para ver cuál prefieres. Los edulcorantes también pueden variar significativamente de una marca a otra.

Si no te gusta la primera marca, prueba otras y recuerda la que te va mejor.

Debido a estas variaciones y a las preferencias personales, las recetas no especifican cantidades de edulcorante. Las cantidades típicas de Stevia que la gente prefiere pueden variar mucho. A algunos les gustan unas gotas, otros usan un chorrito. Con el Lo Han pasa lo mismo. En cualquier caso, es mejor empezar con unas pocas gotas y aumentar gradualmente la proporción. La concentración de dulzor en el xilitol es cercana a la del azúcar de mesa. La mayoría de la gente echa unas cucharaditas en cada batido.

Hay muchos otros edulcorantes naturales que tienen una carga sustancial de combustible y es mejor evitarlos en los batidos reset. Estos incluyen azúcar de coco, azúcar de caña integral, azúcar turbinado, sirope de agave, miel, melaza, azúcar de dátiles y sirope de arroz integral.

Aquafaba

Una gran parte del disfrute de los batidos tiene que ver tanto con la textura como con el sabor. Ésta es la razón por la que la mayoría de las recetas de batidos usan leche o algún tipo de sustituto de la leche. El inconveniente de la leche y los sustitutos de la leche es que son altos en combustible y bajos en proteínas. Por eso, uso aquafaba como espesante y fuente adicional de AR en las recetas.

El nombre aquafaba significa «agua de alubias» y eso es exactamente. No tiene sabor propio, pero tiene una textura maravillosa para los batidos. No soy el primero en cantar sus alabanzas, es un excelente ingrediente para muchas recetas. Si no quieres utilizarla, los batidos estarán bien tal cual, pero asegúrate de proporcionar suficiente AR de otra fuente.

Hay dos formas principales de obtener aquafaba y consisten en guardar el líquido de las alubias enlatadas o hacer tu propia aquafaba. Asegúrate de que las latas no contengan BPA, ni conservantes, sólo las alubias y el agua. Si las alubias están saladas o van en salmuera no pasa nada, pero sin sal estarían mejor. Escurre el líquido de una lata o tarro de garbanzos o alubias blancas, guarda el líquido y échalo en un batido; guarda las alubias en la nevera para usarlas en las próximas 48 horas.

Si vas a hacer tu propia aquafaba, mete ½ kilo de garbanzos secos o alubias (aproximadamente 2 tazas) en un colador grande de malla fina. Enjuágalos bien durante 2 minutos, luego sumérgelos en un bol grande cubiertos de agua. Deja reposar durante 12 horas o mejor toda la noche. Luego mete los garbanzos o alubias con el agua en una olla, añade más agua si fuera necesario para que los garbanzos queden cubiertos por al menos 3 cm de agua, y deja que arranquen a hervir. Luego baja el fuego y cuece a fuego lento hasta que los garbanzos estén tiernos, entre 40 minutos y 1 hora. Si el nivel del agua desciende por debajo de la superficie de las alubias o garbanzos, añade más agua. Escurre la legumbre. El líquido resultante debe tener aproximadamente el mismo espesor que la aquafaba de tarro de garbanzos o alubias. Si te parece poco espeso, cuécelo a fuego lento un poco más hasta que alcance la consistencia deseada. El líquido de aquafaba se puede guardar en la nevera hasta 5 días.

Si la aquafaba no es una opción y quieres un espesante, los plátanos congelados cumplen la misma función. Otra opción es la leche de lino sin azúcar. Éste es el único sustituto de la leche que contiene grasas esenciales y que es bajo en combustible. Sin embargo, no la uses junto con la aquafaba. Y nunca uses leche de vaca, leche de almendras, leche de coco, leche de arroz u otros sustitutos de la leche.

Superalimentos opcionales

- Verdura verde (1 taza), como espinacas, col rizada, acelgas
- Cardo mariano (1 cucharada)
- Spirulina (1 cucharadita)
- MCT (1 cucharadita)
- Maca (1 cucharadita)
- Algarroba asada en polvo (1 cucharadita)
- Mezquite en polvo (1 cucharadita)
- Cordyceps en polvo (1 cucharadita)

Batido opcional de fruta

Usa la fruta sólo para batidos, y nunca más de ½ fruta o menos por desayuno o almuerzo.

- Cerezas picotas
- Fresas
- Naranjas
- Bananas
- Melocotones
- Ciruelas
- Frambuesas

- Arándanos
- Kiwi
- Papaya
- Granadas
- Pasas (orgánicas)
- Manzanas
- Moras

Igual eres todo un chef que puede crear una obra maestra con todos estos ingredientes. Si no es así, empieza con algunas de las recetas que aparecen en el capítulo 7. Luego, cuando te hayas acostumbrado a hacer batidos, puedes crear uno propio eligiendo los que lleven proteínas, almidón resistente y semillas de la lista, y añadiendo después cualquiera de los sabores y superalimentos opcionales.

Independientemente de cómo lo hagas, es posible que te sorprendas gratamente al descubrir que te van gustando cada vez más a medida que avanzas. Cuanto más tiempo evites los alimentos procesados con sabores exagerados, más cambiarán tus papilas gustativas. Llegarás a disfrutar de los ricos y complejos sabores de los alimentos naturales como nunca lo has hecho. Cuando comes menos, tu apetito mejora, y cuanto más a menudo pruebes teniendo hambre un sabor, más te gustará.

PICA-PICA DE MEDIA MAÑANA

Los picoteos están ahí si los necesitas, pero no son obligatorios. Es posible que los primeros días te parezcan indispensables, pero acabarás siendo indiferente a ellos.

Si tienes hambre, recuerda que «alimentos ilimitados» significa mucho más que palitos de apio. Tienes montones de excelentes opciones, como las Chips de zanahoria (página 242), el Gazpacho fresco de primavera (página 248) o las Ruedas sabrosas de berenjena (página 251). Puedes encontrar éstas y muchas más en la sección «Recetas ilimitadas» del capítulo 8.

Junto con estas recetas, puedes hacer tus propios pica-picas con cualquier combinación de los siguientes alimentos, crudos o cocidos, y con cualquiera de los condimentos ilimitados.

Las verduras ilimitadas son:

- Acelga suiza
- Achicoria roja
- Achicoria verde
- Ajo
- Alcachofas
- Apio
- Berenjena
- Berros
- Bok choy y baby bok choy
- Brócoli
- Brotes de alfalfa
- Brotes de bambú
- Brotes de judías
- Calabacín
- Calabaza
- Castañas
- Cebollas
- Cebolletas tiernas
- Champiñones
- Col rizada
- Col verde
- Coles de Bruselas
- Coliflor
- Corazones de alcachofa
- Daikon
- Endibia
- Escarola
- Espárragos
- Espinacas
- Guisantes
- Hinojo
- Jícama
- Judías verdes
- Lechuga verde
- Lechuga roja
- Lechuga romana
- Nabicol
- Nabo
- Ocra
- Pepinos
- Pimientos rojos
- Pimientos verdes
- Puerros
- Rábanos
- Repollo
- Rúcula
- Rutabaga
- Tomates
- Tomatitos cherry
- Zanahorias
- Zumo de lima
- Zumo de limón

Algunos de estos son alimentos fáciles de llevar encima, como las zanahorias pequeñas, pero con un poco de planificación y preparación, una merienda puede ser tan abundante y elaborada como una salsa de tomate hecha en casa con champiñones servidos sobre espaguetis de calabacín.

ALMUERZO

El almuerzo es superfácil porque ya lo has probado por la mañana. Por supuesto, puedes hacerte un batido nuevo, pero lo más útil es hacerte uno doble por la mañana.

Planifica almuerzo para tomártelo de cuatro a seis horas después de haberlo hecho, sólo tendrás que agitarlo. Dado que se trata de un batido y se puede preparar previamente, no hay razón para estresarse con el almuerzo. El objetivo es tener una dosis de proteínas tres veces al día para suministrar al hígado los aminoácidos necesarios para la desintoxicación y evitar que el cuerpo eche mano de los músculos.

Una vez que hayas resuelto el desayuno, el almuerzo es muy sencillo porque se aplican las mismas recomendaciones. Por la mañana, mete tu almuerzo en una botella no plástica y te lo llevas contigo, pero si comes en casa te puedes inventar un batido nuevo.

Aunque sepas que vas a tomar un batido para almorzar, observa cómo te sientes cuando te vas a disponer a comer. Concéntrate en tu batido. En lugar de tragártelo mientras trabajas o haciendo cosas, disponte sólo a comer y vive el momento con calma. Puedes salir del trabajo e irte a comer a otro sitio, idealmente al aire libre. Silencia el móvil y concéntrate en la comida, dejando que transcurran por lo menos de 15 a 20 minutos. Gran parte del hambre es psicológica y no real. Cuando dejes de convertir la comida en tu principal enfoque mental, no la necesitarás tanto. Se requiere algo de tiempo y centrarse bien para que el cerebro registre el hecho de que acabas de comer.

Si ocasionalmente tienes una reunión de negocios o social a la hora de comer, cambia el almuerzo por la cena y tómate el batido por la noche. Hasta dos veces por semana puedes hacer esta variación inofensiva.

SNACKS DE MEDIA TARDE

Al igual que el pica-pica a media mañana, éstos son opcionales y pueden volverse menos importantes para ti después de los primeros días de reset. Como es posible que estés en movimiento a esas horas, planifica el día anterior lo que llevarás encima para picar.

CENA

No sólo debes cenar, sino que debes cenar bien. A mí me hace feliz saber que cuando hago mi reset puedo hacer una comida sólida y normal todos los días. Esta ingesta hace que las personas se sientan más llenas y duerman mejor. También hace que sea más fácil seguir con el programa y obtener beneficios totales.

Como el resto de comidas, la cena puede ser muy elaborada y sibarita o ser una cosa rápida mezclando ingredientes crudos o raciones guisadas de antemano.

Tu calendario te guiará con el ritmo de las compras y la preparación, de modo que las cenas sean un broche de oro para tu día.

Visita el capítulo 8 para conseguir montones de excelentes recetas, como el Pastel Shepherd (página 203), el Risotto vegano de calabaza (página 207), el Asado de carne con verduras otoñales (página 209) y muchos más. Cuando aprendas las recetas básicas, podrás hacer tus propias elaboraciones gracias a la Guía para preparar cenas.

Guía para preparar cenas

Proteínas

Tienes muchas opciones, ya sea con una dieta normal, vegana, vegetariana o paleo. En la medida de lo posible, trata de usar una buena variedad de alimentos con proteínas. Las opciones de proteínas son una porción de 100 a 150 g de cualquiera de los siguientes alimentos:

- Gambas
- Mejillones y ostras
- Pavo
- Pescado blanco
- Pollo
- Requesón (½ taza)
- Salmón
- Sardinas
- Solomillo de cerdo
- Tempeh
- Ternera magra alimentada con pasto
- Tofu

También puedes utilizar las siguientes fuentes de proteínas para variar. Pero ten en cuenta que no es práctico ingerir más de 30 g en cada ingesta.

Éstas son opciones que se deberán utilizar junto con otros alimentos de la lista principal:

- Edamame
- Levadura nutricional (sin ácido fólico)
- Spirulina
- Yogur (¾ de taza sin grasa y alto en proteínas)

Almidón resistente

En cada cena debes incluir un alimento con almidón resistente para alcanzar la ingesta objetivo del día. Gracias el AR tu cena te proporcionará un espectro completo de fibras para que mantengas una flora diversa y saludable. Las fuentes de AR para la cena incluyen arroz, tapioca, quinoa y pasta sin gluten, junto con:

Verduras de alto contenido de almidón (1 taza)
- Patatas cocidas
- Boniato
- Plátano
- Guisantes

Legumbres cocidas (¾ de taza)
- Garbanzos
- Habas
- Guisantes partidos
- Judías blancas
- Judías pintas
- Lentejas
- Semillas de loto

Cereales integrales cocidos (¾ de taza)
- Alforfón
- Avena
- Cebada perlada

Vegetales ricos en nutrientes

Las verduras ricas en nutrientes y bajas en combustible constituirán la mayor parte del volumen de tu cena. Todas las verduras enumeradas aquí son buenas, pero además incluyen algunos de los auxilios hepáticos mejor documentados, como el brócoli, la coliflor, el repollo, las zanahorias, el ajo, las chirivías y el perejil.

- Acelga suiza
- Achicoria
- Alcachofas
- Alubias
- Apio
- Berenjena
- Berros
- Bok choy
- Broccolini
- Brócoli
- Brotes (todas las variedades)
- Calabaza
- Cebollas
- Cebolletas tiernas
- Chalotas
- Champiñones
- Col
- Col rizada
- Col verde
- Coles de Bruselas
- Coliflor
- Endibia
- Ensaladas mixtas

- Escarola
- Espárragos
- Espinacas
- Guisantes
- Hinojo
- Hojas de diente de león
- Hojas de mostaza
- Hojas de nabo
- Jícama
- Judías verdes
- Lechuga romana
- Ocra
- Pepinos
- Pimientos (rojos, verdes, amarillos)
- Puerros
- Rábanos
- Remolacha y hojas de remolacha
- Rúcula
- Tomates (sin BPA)
- Zanahorias

Grasas buenas

Para las grasas, usa de 1 a 2 cucharaditas de aceite de oliva o de 1 a 2 cucharadas de frutos secos. Dado que los aceites más saludables no siempre son los más estables al calor, sigue las pautas de cocción del capítulo 8 y añade aceites en las etapas finales de la cocción.

Mejores aceites:

- Aceite de oliva virgen extra (EVOO)[1,2]
- Aceite de sésamo[3] (o aceite de sésamo tostado)
- Aceite de nuez[4]
- Aceite de aguacate

Los mejores frutos secos:

- Almendras
- Nueces de Macadamia
- Nueces pecanas
- Pipas de girasol
- Pistachos
- Semillas de lino

1. Assy, Nimmer, Faris Nassar, y Maria Grosovski. «Monounsaturated Fat Enriched with Olive Oil in Non-alcoholic Fatty Liver Disease». *Olives and Olive Oil in Health and Disease Prevention*, n.º 1 (2010), 1151-56. doi:10.1016/ b978-0-12-374420-3.00126-1.

2. Ferramosca, Alessandra. «Modulation of Hepatic Steatosis by Dietary Fatty Acids». *World Journal of Gastroenterology* 20, n.º 7 (2014), 1746. doi:10.3748/wjg.v20.i7. 1746.

3. Barrera, Francisco. «Dietary Changes in Patients With Non-Alcoholic Fatty Liver Disease Are Independently Associated With Improvement in Liver Function Tests». AASLD LiverLearning, (2012). https://liverlearning.aasld.org/aasld/2012/theliver-meeting/24022/francisco.barrera.dietary.changes.in.patients.with.non-alcoholic. fatty.liver.html

4. «Sleep, Exercise and Fitness: Is It Better to Sleep In Or Work Out?» *Time* 10/06/2015. http://time.com/3914773/exercise-sleep-fitness/?xid=time_socialflow_twitter

Aliños y aderezos

La combinación correcta de hierbas y condimentos hará que tus comidas estén deliciosas, pero también tienen un papel importante por su interés nutricional. La lista que aquí se enumera contribuirá al éxito de tu reset, pero no es una lista exhaustiva. Si sigues las recetas del libro, tendrás una buena variedad y podrás aprender algunos trucos. Si usas la Guía para preparar cenas para hacer tus propias comidas, recuerda incluir sus ingredientes en tu compra. Cuando los compres, hazlo en pequeñas cantidades y guárdalos en el congelador. Una vez que los abres, los sabores tienden a oxidarse y degradarse a temperatura ambiente, incluso después de unas pocos días o semanas.

La lista de la compra semanal incluirá hierbas aromáticas y condimentos necesarios para las comidas de esa semana. No sientas la necesidad de comprarlos todos de golpe.

Hierbas aromáticas y especias:

- Ajo
- Albahaca
- Asafétida
- Cardamomo
- Cebollino
- Cilantro
- Citronela
- Comino
- Cúrcuma
- Estragón

- Hinojo
- Jengibre
- Menta
- Nuez moscada
- Orégano
- Pimentón
- Pimienta negra
- Romero
- Tomillo

Condimentos opcionales:

- Coco amino
- Levadura nutricional
- Miso
- Mostaza (orgánica)
- Pollo y caldo de verduras
- Sal sin yodo (½ cucharadita al día)

- Salsa de pescado tailandesa
- Salsa picante (sin azúcar)
- Tamari no-OGM (orgánico)
- Vinagres

Ahora que conoces los componentes básicos de los batidos y comidas sólidas, puedes hacerlos según lo que más te guste y lo que tengas a mano. Para facilitarlo, he incluido sugerencias de comidas y batidos para cada día del programa entero al final de este capítulo. Si necesitas más ayuda, puedes conseguir listas de la compra, vídeos de recetas y consejos en la web metabolismresetdietbook.com

BEBIDAS

¿Qué debes beber durante el reset? Agua pura. Lo creas o no, cuando bebas tus ocho vasos de agua diarios, es probable que empieces a tener más sed. Pero si estás un poco por debajo de tus necesidades de líquido, no notarás sed.

El agua mineral también es una opción si quieres variar de agua. Las aguas minerales naturalmente carbonatadas como Perrier, San Pellegrino, o Vichy Catalán son deliciosas fuentes de magnesio y calcio. Es una forma inofensiva de darle un toque diferente a las comidas. Prueba a añadir un poco de limón y una gota de aceite esencial de naranja a una botella grande.

Además del agua, existen estas opciones:

Infusiones herbales naturales y libres de cafeína

Muchos disfrutan con una bebida caliente por la mañana o mientras están trabajando. Si te gusta un sabor rico y tostado, prueba el rooibos. Es una planta naturalmente libre de cafeína, rica en sabor y polifenoles que benefician la salud. Otras opciones similares incluyen bebidas a base de achicoria tostada, raíz de diente de león tostada y nogal. Si puedes no olvidarte del café, prueba productos como la Raja's Cup o la línea Teeccino.

Todas las infusiones de hierbas también se pueden utilizar libremente. El bálsamo de limón es ideal para el estado de alerta mental, la menta puede aliviar el hinchazón o los calambres, la manzanilla es agradable para relajarse por las noches.

Alcohol

Evita todas las fuentes de alcohol durante el reset. El objetivo de la dieta es curar el hígado y hacer que pueda volver a extraer combustible de las células grasas. El alcohol exige una gran demanda de glucógeno del hígado, que ya está agotado en las personas que tienen sobrepeso. También forma un subproducto cancerígeno llamado acetaldehído, que impone grandes demandas al hígado.

Cafeína

Evita todas las fuentes de cafeína durante el reset. Esto incluye café, el té negro y el té verde. El té orgánico descafeinado y el café orgánico se pueden usar siempre que estén descafeinados por el proceso de CO_2 para el té o por el proceso suizo de agua para el café. Otros procesos de descafeinado son menos eficaces y dejan hasta 30 mg de cafeína por ración con residuos en el producto terminado.

La cafeína obliga al hígado a vaciar sus reservas de glucógeno, lo cual es un problema serio durante el reset. Muchas personas que evitan el azúcar en su dieta consumen cafeína sin pensar que ésta provoca un aumento temporal del azúcar en sangre, con todas las consecuencias negativas que eso conlleva. El otro problema de la cafeína es que es uno de los mayores activadores de las vías hepáticas de fase 1. La mayoría de gente con problemas de grasa necesita más actividad de la fase 2 en relación con su fase 1 (*véase* el capítulo 3).

Una vez finalizado el reset, tomar un poco de café o de té orgánicos, siempre sin leche ni azúcar, son inofensivos para la mayoría de las personas e incluso pueden tener beneficios para la salud.

Zumos

Durante el reset, te invitamos a hacer batidos y zumos con los alimentos ilimitados. Aparte de eso, evita todos los zumos, batidos y cremas que no formen parte del programa. Incluso los alimentos saludables hacen que el hígado trabaje más de la cuenta. El objetivo del reset consiste en darle suficiente tiempo de inactividad para descansar y repararse.

Bebidas carbonatadas

Evita todos los refrescos durante el reset, incluso los refrescos light. Las sodas son el peor alimento en términos de calorías vacías, pues no llenan ni sirven para nada. Numerosos estudios han demostrado que la soda no tiene impacto en el hambre. Por ejemplo, si alguien ingiere 200 calorías de un refresco por la mañana, el individuo comerá la misma cantidad de alimentos durante el resto del día como lo hubiera hecho sin refresco. Las sodas light, incluso las naturales, pueden aumentar el apetito. Las sodas light típicas también contienen muchos ingredientes sintéticos y aditivos poco saludables.

Cuanto más importante sea para ti recuperar el pleno rendimiento de tu hígado, más valdrá la pena atenerse a las pautas exactas que te indicamos. Para preguntas sobre momentos especiales como salidas a comer o viajes, *véase* el capítulo 10.

Tan importante como la comida, es tu estilo de vida, que puede hacer o deshacer todos tus esfuerzos de reset. En el siguiente capítulo, presentamos un plan detallado de ejercicio, sueño y tranquilidad. Éstos son todos los pasos esenciales que debes seguir para que tus resultados sean duraderos.

Un plan de comida para el reset

Aquí sugerimos un menú completo para el reset de cuatro semanas. Si eliges seguirlo, tendrás una cena distinta cada noche, un nuevo batido cada día, listas de la compra para cada semana y diariamente, ideas específicas para los alimentos sin límite. También tienes la opción de utilizar la Guía para preparar cenas y la Guía para hacer batidos (páginas 100 y 91) para completar algunos días, así como la opción de seguir las sugerencias para los viajes en el capítulo 10.

Con estas recetas y menús, la recomendación es preparar los batidos cada mañana. Si tu batidora es grande, dobla la receta y hazla toda al mismo tiempo. Si no, divide los ingredientes antes y haz un segundo batido. Mete en la nevera el batido del almuerzo, en un recipiente de vidrio o acero, o llévatelo en una neverita si vas a almorzar fuera de casa. Estas sugerencias son solamente eso: sugerencias. No tienes necesidad de seguirlas, eres libre de organizarte como quieras. La mayoría de la gente tiene menos hambre tras los primeros días del reset, por eso, cuando hagas la compra, verifica lo que te queda en casa de las semanas anteriores.

Además, ten en cuenta que algunas listas no se refieren a recetas del libro, sino que son sugerencias para ciertos alimentos que se prestan para un pica-pica práctico. Las listas de la compra también se pueden descargar fácilmente de la web e imprimirlas: metabolismresetdietbook.com

Semana 1 - lista de la compra

FRUTA Y VERDURA

- ½ kg de fresas (orgánicas)
- 1 calabacín mediano
- 1 red de naranjas (orgánicas)
- 1 coliflor
- 4 cebollas amarillas medianas
- 2 bolsas de espinacas frescas
- 1 cebolla dulce grande
- 6 plátanos medianos
- 4 o 5 patatas rojas medianas
- 1 papaya mediana
- 1 nabo amarillo mediano
- 3 jengibres frescos, o 1 mediano
- 5 limones
- 1 kg de tomates cherry
- 200 g zanahorias
- 3 patatas amarillas medianas
- 1 lechuga
- 2 cabezas de ajos
- 1 lima
- 1 chalota mediana
- 2 tallos de citronela
- 1 cebolla blanca grande
- 1 chile tailandés
- 7 ramas de apio
- 2 ramitos de cilantro fresco
- 1 manojo de cebolletas tiernas
- 4 o 5 pimientos para asar
- 5 pimientos rojos, amarillos o verdes
- 8 tomates frescos medianos
- 2 ramitos de perejil fresco
- 1 manojo de albahaca fresca
- 2 berenjenas medianas
- 1 paquete de champiñones shiitake
- 4 pepinos grandes
- 1 manojo de estragón fresco
- 1 manojo de tomillo fresco
- 1 aguacate mediano
- 1,5 kg de gambas
- 450 g de pechuga de pollo (orgánica)
- 1 lata de tomate triturado

CARNES Y PESCADOS

- 500 g de filete de salmón
- 600 g de carne picada de pavo
- 1,5 kg de carne pasa asar, sin hueso

BEBIDAS

- 1 botella de cóctel de zumo de verduras o zumo de tomate (orgánico)

CONGELADOS
Ninguno

PAN
Ninguno

LÁCTEOS
Ninguno

ENVASADOS

- ❏ 1 lata de mostaza de Dijon integral
- ❏ 1 lata de leche de coco, light
- ❏ 1 lata de salsa de tomate
- ❏ 1 tarro de alcaparras
- ❏ 1 brick de caldo de carne
- ❏ 1 tarro de salsa de pescado, tailandesa o vietnamita
- ❏ 1 brick de caldo de verduras
- ❏ 1 brick de caldo de pollo
- ❏ 1 botella de vinagre de sidra de manzana
- ❏ 1 botella de vinagre de vino tinto
- ❏ 2 tarros de alubias blancas
- ❏ 2 tarros de garbanzos
- ❏ 1 botella de vinagre balsámico

ARTÍCULOS SECOS Y ESPECIAS

- ❏ 1 paquete de edulcorante (Stevia, Lo Han, polvo de xilitol, etc)
- ❏ 14 raciones de proteína de guisante en polvo (u otra base de proteína)
- ❏ 1 botellita de extracto de vainilla
- ❏ 1 paquete de avena (sin gluten)
- ❏ 200 g de algarroba tostada en polvo
- ❏ 100 g de semillas de chía
- ❏ 1 tarro de cúrcuma seca
- ❏ 1 tarro de canela de Ceilán
- ❏ 1 tarro de clavos en grano
- ❏ 1 paquete de almendras
- ❏ 1 bote de harina de plátano verde
- ❏ 1 tarro de nuez moscada molida
- ❏ 1 paquete de arroz integral
- ❏ sal
- ❏ 1 tarro de pimienta negra
- ❏ 1 botella de aceite de aguacate
- ❏ 1 botella de aceite de oliva virgen extra
- ❏ 1 tarro de tomillo seco
- ❏ 1 tarro de pimienta roja
- ❏ 1 tarro de perejil seco
- ❏ 1 tarro de paprika
- ❏ 1 tarro de pimienta de cayena

		MENÚS SEMANA 1	PÁG.
DÍA 1	BATIDO Amanecer de fresa y naranja		151
	CENA Bol de salmón a la parrilla en 10 minutos		185
	SUGERENCIA DE ALIMENTOS ILIMITADOS Chips de zanahoria		242
DÍA 2	BATIDO Batido de fresas tostadas		152
	CENA Pastel Shepherd		203
	SUGERENCIA DE ALIMENTOS ILIMITADOS Sopa de naranja asada picante		247
DÍA 3	BATIDO Cacao Frozen Hot		153
	CENA Asado de carne con verduras otoñales		209
	SUGERENCIA DE ALIMENTOS ILIMITADOS Ruedas sabrosas de berenjena		251
DÍA 4	BATIDO Clásico batido verde		154
	CENA Gambas picantes con judías		221
	SUGERENCIA DE ALIMENTOS ILIMITADOS Caldo asiático		253

	MENÚS SEMANA 1	PÁG.
DÍA 5	BATIDO Crujiente de almendra con avena	155
	CENA Ensalada Niçoise sin huevo	237
	SUGERENCIA DE ALIMENTOS ILIMITADOS Zanahorias baby	
DÍA 6	BATIDO Papaya Ginger Mint	156
	CENA La mejor sopa tailandesa de pollo con coco	223
	SUGERENCIA DE ALIMENTOS ILIMITADOS Gazpacho fresco de primavera	248
DÍA 7	BATIDO Batido de bizcocho de zanahoria	157
	CENA Gambas al horno con limón y cebollino	228
	SUGERENCIA DE ALIMENTOS ILIMITADOS Ensalada arcoíris de pepino y pimienta	246

SEMANA 2 - LISTA DE LA COMPRA

FRUTA Y VERDURA

- ❑ 1 granada
- ❑ 2 bolsas de espinacas frescas
- ❑ 1 ramita de romero fresco
- ❑ 1 manzana Granny Smith mediana
- ❑ 1 manojo de remolacha
- ❑ 1 piña
- ❑ 1 coco
- ❑ 1 manojo de menta fresca
- ❑ 1 repollo verde mediano
- ❑ 4 cebollas dulces o amarillas medianas
- ❑ 6 cabezas de ajo medianas
- ❑ 3 ramitas de albahaca fresca
- ❑ 7 zanahorias grandes
- ❑ 3 coles rizadas
- ❑ 1 jengibre fresco
- ❑ 1 brócoli
- ❑ 1 pimiento rojo
- ❑ 5 cebolletas tiernas
- ❑ 1 paquete de cacahuetes pelados
- ❑ 1 manojo de perejil fresco
- ❑ 400 g de patatas baby
- ❑ 400 g de judías verdes
- ❑ 3 cebollas rojas medianas
- ❑ 400 g de patatas rojas pequeñas
- ❑ 2 lechugas
- ❑ 1 manojo de cilantro fresco
- ❑ 1 limón
- ❑ 6 u 8 calabacines medianos
- ❑ 4 tomates medianos
- ❑ 6 ramas de apio
- ❑ 2 paquetes de champiñones shiitake
- ❑ 1 manojo de limoncillo
- ❑ 1 paquete de guisantes de nieve
- ❑ 1 paquete de flores de coliflor
- ❑ 1 hinojo
- ❑ 400 g de judías verdes
- ❑ 400 g de tomates cherry

CARNE Y PESCADO

- ❑ 400 g de carne picada
- ❑ 400 g de filetes de salmón salvaje
- ❑ 2 pechugas de pollo (orgánicas)
- ❑ 1 lata de salmón salvaje
- ❑ 400 g de pollo (orgánico)
- ❑ 400 g de filetes de bacalao salvaje

BEBIDAS

Ninguna

CONGELADOS

- ❑ 1 paquete de cerezas congeladas

PAN
Ninguno

LÁCTEOS
Ninguno

ENVASADOS

- [ ] 1 lata de puré de calabaza
- [ ] 1 botella de aceite de sésamo picante
- [ ] 1 bolsa de pasas (orgánicas)
- [ ] 1 botella de vinagre de arroz integral
- [ ] 1 lata de salsa de tomate
- [ ] 1 botella de vinagre de vino
- [ ] 1 tarro de manteca de cacao (orgánica)
- [ ] 1 tarro de mostaza de Dijon
- [ ] 1 botella de aceite de sésamo tostado
- [ ] 1 botella de aceite de oliva (orgánico)
- [ ] 1 botella de Tamari
- [ ] 1 botella de aceite de aguacate
- [ ] 1 tarro de alubias pintas
- [ ] 1 lata de maíz (orgánico)
- [ ] 1 botella de vinagre balsámico
- [ ] 1 brick de caldo de pollo (orgánico)

ARTÍCULOS SECOS Y ESPECIAS

- [ ] 1 tarro grande de edulcorante, como Stevia, Lo Han, polvo de xilitol
- [ ] 14 raciones de proteína de guisante en polvo u otra base proteica
- [ ] 1 paquete de semillas de chía
- [ ] 1 paquete de avena (sin gluten)
- [ ] 1 paquete de almendras
- [ ] 1 tarro de canela de Ceilán
- [ ] 1 paquete de algarrobas tostadas en polvo
- [ ] 1 paquete de nueces pacanas
- [ ] 1 paquete de nueces
- [ ] 1 paquete de semillas de cáñamo
- [ ] 1 tarro de cúrcuma fresca o seca
- [ ] 1 tarro de extracto de vainilla natural
- [ ] 1 tarro de miel (orgánica)
- [ ] 1 botella de vinagre de arroz japonés (sin condimentar)
- [ ] 1 tarro de pasta de miso blanca (fermentada al natural)
- [ ] 1 tarro de pimentón
- [ ] 1 tarro de pimienta negra
- [ ] 1 paquete de quinoa
- [ ] 1 tarro de comino
- [ ] 1 paquete de condimento para tacos
- [ ] 1 tarro de pimienta roja

- ❏ 1 paquete de sal marina
- ❏ 1 tarro de canela molida
- ❏ 1 tarro de polvo de chile
- ❏ 1 tarro de pimienta blanca
- ❏ 1 paquete de semillas de sésamo blanco

		MENÚS SEMANA 2	PÁG.
DÍA 1		BATIDO Batido de romero y granada	158
		CENA Col rellena dulce y sabrosa	205
		SUGERENCIA DE ALIMENTOS ILIMITADOS Caldo asiático	253
DÍA 2		BATIDO Manzana con avena a la canela	159
		CENA Salmón salvaje en adobo de jengibre y lima	233
		SUGERENCIAS DE ALIMENTOS ILIMITADOS Guisantes de nieve con coliflor	
DÍA 3		BATIDO Batido de algarrobas, nueces y plátano	160
		CENA Ensalada china de pollo de quinoa	240
		SUGERENCIA DE ALIMENTOS ILIMITADOS Crema de remolacha e hinojo	249
DÍA 4		BATIDO Mezcla superroja	161
		CENA Bacalao salteado con patatas	234
		SUGERENCIA DE ALIMENTOS ILIMITADOS Tallos de apio	

	MENÚS SEMANA 2	PÁG.
DÍA 5	BATIDO Pastel de calabaza y plátano	162
	CENA Ensalada de patata y salmón	238
	SUGERENCIA DE ALIMENTOS ILIMITADOS Judías verdes con salsa miso y sésamo	255
DÍA 6	BATIDO Piña colada verde	163
	CENA Saquitos de lechuga con quinoa	193
	SUGERENCIAS DE ALIMENTOS ILIMITADOS Tomates cherry con cebollas verdes y sal marina	
DÍA 7	BATIDO Algarroba a la menta	164
	CENA Fideos de calabacín con gambas y tomates al horno	229
	SUGERENCIA DE ALIMENTOS ILIMITADOS Fideos de calabacín con albahaca	254

Semana 3 - lista de la compra

FRUTA Y VERDURA

- 1 plátano mediano
- 3 limones
- 3 coles rizadas
- 3 ciruelas medianas
- 1 manojo de perejil fresco
- 3 naranjas
- 1 kiwi
- 2 manojos de cilantro fresco
- 1 Jengibre fresco
- 1 melocotón mediano
- 400 g de moras
- 1 cabeza de ajos
- 1,5 kg de judías verdes (orgánicas)
- 1 kg de tomates de pera (orgánico)
- 2 cebollas rojas medianas
- 1 pepino mediano
- 1 manojo de eneldo fresco
- 1 manojo de menta fresca
- 1 cebolla amarilla grande
- 1 bolsa de rúcula
- 400 g de arándanos o frambuesas
- 8 remolachas medianas
- 3 patatas medianas
- 5 zanahorias grandes y 2 medianas
- 2 brócolis
- 1 bolsa de champiñones shiitake
- 1 jalapeño
- 1 aguacate
- 2 manojos de broccolini
- 1 kg de zanahorias baby
- 2 paquetes de flores de brócoli
- 1 manojo de mostaza verde
- 4 o 6 ramitas de romero

CARNE Y PESCADO

- 1 Pollo entero
- 4 Pechugas de pollo
- 1,5 kg de filetes de ternera (culata)
- 250 g de salchichas de pollo (orgánicas)

BEBIDAS

Ninguna

CONGELADOS

- 1 paquete de guisantes verdes

LÁCTEOS

Ninguno

PAN

Ninguno

ENVASADOS

- ❑ 1 botella de agua de rosas
- ❑ 1 tarro de alubias
- ❑ 1 botella de aceite de nuez de Macadamia
- ❑ 1 botella de vinagre de manzana
- ❑ 1 tarro de salsa de pescado tailandesa o vietnamita
- ❑ 2 bricks de puré de calabaza
- ❑ 1 tarro de pepinillos
- ❑ 1 botella de vinagre de vino tinto
- ❑ 1 tarro de mostaza a la antigua
- ❑ 1 lata de sardinas
- ❑ 1 paquete de arándanos
- ❑ 1 botella de tamari (sin trigo)
- ❑ 1 botella de aceite de sésamo tostado
- ❑ 1 botella de aceite de oliva virgen extra
- ❑ 1 lata de maíz
- ❑ 1 brick de caldo de pollo
- ❑ 1 botella de aceite de aguacate
- ❑ 1 botella de vinagre de arroz japonés no sazonado
- ❑ 1 tarro de pasta miso blanca (fermentada al natural)

ARTÍCULOS SECOS Y ESPECIAS

- ❑ 1 tarro de edulcorante, como Stevia, Lo Han o xilitol en polvo
- ❑ 14 raciones de proteína de guisante en polvo u otra base proteica
- ❑ 1 paquete de nueces de Macadamia
- ❑ 1 paquete de té verde (sin teína)
- ❑ 1 paquete de semillas de chía
- ❑ 1 paquete de pipas de girasol
- ❑ 1 paquete de semillas de sésamo
- ❑ 1 botella de extracto de almendra
- ❑ 1 bolsa de nueces peladas
- ❑ 1 paquete de sal marina gruesa (sin yodo)
- ❑ 1 tarro de pimienta
- ❑ 1 paquete de harina de tapioca
- ❑ 1 tarro de comino molido
- ❑ 1 paquete de arroz negro
- ❑ 1 tarro de pimienta de cayena
- ❑ 1 paquete de semillas de sésamo blanco
- ❑ 1 paquete de harina de plátano verde

	MENÚS SEMANA 3	PÁG.
DÍA 1	BATIDO Té verde de Macadamia	165
	CENA Ensalada de tomate, pepino y judías verdes con aderezo de nueces	235
	SUGERENCIA DE ALIMENTOS ILIMITADOS Chips de zanahoria	242
DÍA 2	BATIDO Tarta de queso con arándanos	166
	CENA Pollo fácil de cocción lenta	227
	SUGERENCIAS DE ALIMENTOS ILIMITADOS Zanahorias baby y flores de brócoli	
DÍA 3	BATIDO Refresco de ciruelas verdes	167
	CENA Ensalada de calabaza	197
	SUGERENCIA DE ALIMENTOS ILIMITADOS Verduras salteadas con limón	256
DÍA 4	BATIDO Kiwi y naranja con cilantro	168
	CENA Ensalada de guisantes con eneldo, patatas, remolacha y zanahoria	199
	SUGERENCIA DE ALIMENTOS ILIMITADOS Chips de remolacha	244

MENÚS SEMANA 3	PÁG.
DÍA 5 BATIDO Melocotón con agua de rosas	169
CENA Carne con sésamo y brócoli	225
SUGERENCIA DE ALIMENTOS ILIMITADOS Flores de brócoli	
DÍA 6 BATIDO Refresco de lima y ciruela	170
CENA Pollo asado con salsa de moras	219
SUGERENCIA DE ALIMENTOS ILIMITADOS Judías verdes con salsa miso y sésamo	255
DÍA 7 BATIDO Moras y almendras con chía	171
CENA Broccolini con pollo y arroz	213
SUGERENCIA DE ALIMENTOS ILIMITADOS Chips de remolacha	244

SEMANA 4 - LISTA DE LA COMPRA

FRUTA Y VERDURA

- ❏ 4 coles rizadas
- ❏ 1 naranja sanguina
- ❏ 1 jengibre fresco
- ❏ 3 plátanos medianos
- ❏ 1 paquete de cerezas picotas
- ❏ 2 bolsas de espinacas frescas
- ❏ 1 manojo de acelgas
- ❏ 1 aguacate
- ❏ 2 ramitas de cilantro fresco
- ❏ 2 manojos de perejil fresco
- ❏ 200 g de frambuesas
- ❏ 1 melocotón mediano
- ❏ 4 cabezas de ajos
- ❏ 200 g de judías verdes (orgánicas)
- ❏ 200 g de tomates de pera (orgánico)
- ❏ 1 cebolla roja mediana
- ❏ 3 pepinos grandes
- ❏ 1 manojo de eneldo fresco
- ❏ 1 manojo de menta fresca
- ❏ 2 ramitas de tomillo fresco
- ❏ 200 g de tomates cherry
- ❏ 6 zanahorias grandes
- ❏ 1 manojo de apio
- ❏ 4 cebollas amarillas grandes
- ❏ 2 calabacines medianos
- ❏ 1 manojo de albahaca fresca
- ❏ 2 lechugas (iceberg)
- ❏ 4 tomates medianos
- ❏ 1 manojo de Bok choy
- ❏ 2 paquetes de champiñones
- ❏ 1 manojo de cebolletas tiernas
- ❏ 1 paquete de guisantes de nieve
- ❏ 1 paquete de zanahorias baby
- ❏ 1 pimiento rojo
- ❏ 2 cebollas medianas
- ❏ 1 manojo de estragón fresco
- ❏ 2 limones
- ❏ 2 paquetes de champiñones shiitake
- ❏ 1 ramito de limoncillo
- ❏ 4 remolachas medianas
- ❏ 1 hinojo
- ❏ 1 paquete de flores de coliflor

CARNE Y PESCADO

- ❏ 1,5 kg pechugas de pollo deshuesadas y sin piel
- ❏ Filetes de pescado blanco al gusto
- ❏ 1 kg de carne picada de pavo(orgánico)

BEBIDAS

- ❏ 1 botella de vino de guisar
- ❏ 2 latas de salsa de tomate natural

LÁCTEOS

Ninguno

CONGELADOS

❑ 1 paquete de arándanos

PAN

❑ 1 paquete de tortitas de arroz

ENVASADOS

❑ 1 botella de aceite de Macadamia

❑ 1 tarro de alubias blancas

❑ 1 botella de vinagre de manzana

❑ 1 tarro de garbanzos cocidos

❑ 1 botella de salsa de pescado tailandesa o vietnamita

❑ 1 lata de tomates troceados

❑ 1 botella de aceite de oliva

❑ 1 brick de caldo de pollo (orgánico)

❑ 1 tarro de judías pintas

❑ 1 lata de leche de coco

❑ 1 botella de aceite de aguacate

❑ 1 botella de salsa de soja

❑ 1 botella de teriyaki (sin gluten)

❑ 1 botella de salsa de chile dulce

ARTÍCULOS SECOS Y ESPECIAS

❑ 1 tarro de edulcorante, como Stevia, Lo Han o polvo de xilitol

❑ 14 raciones de proteína de guisante en polvo u otra base proteica

❑ 1 paquete de semillas de chía

❑ 1 paquete de sal marina gorda

❑ 1 tarro de pimienta negra

❑ 1 paquete de pipas de girasol

❑ 1 paquete de harina de algarroba

❑ 1 paquete de chufas

❑ 1 paquete de harina de plátano verde

❑ 1 paquete de nueces de Brasil

❑ 1 tarrito de aceite esencial de menta (grado alimenticio)

❑ 1 brick de caldo de verduras

❑ 1 botella de vinagre de vino tinto

❑ 1 lata de salsa de tomate

❑ 1 tarro de miel (orgánica)

❑ 1 tarro de cardamomo en vaina

❑ 1 tarro de extracto de vainilla

❑ 1 bolsa de nueces peladas

❑ 1 paquete de pasta (sin gluten)

❑ 1 paquete de pipas de girasol

❑ 1 paquete de levadura nutricional (sin ácido fólico)

❑ 1 paquete de harina de tapioca

- ❏ 1 paquete de almendras
- ❏ 1 tarro de cebolla en polvo
- ❏ 1 paquete de arroz integral
- ❏ 1 paquete de anacardos
- ❏ 1 tarro de mostaza seca
- ❏ 1 tarro de ajo en polvo
- ❏ 1 tarro de canela molida
- ❏ 1 tarro de jengibre molido

- ❏ 1 tarro de polvo de chile
- ❏ 1 paquete de arroz arborio
- ❏ 1 tarro de pimienta blanca
- ❏ 1 tarro de nuez moscada molida
- ❏ 1 tarro de comino molido
- ❏ 1 tarro de pimienta de cayena
- ❏ 1 tarro de pimienta roja

	MENÚS SEMANA 4	PÁG.
DÍA 1	BATIDO Batido de lima y arándanos	173
	CENA Ensalada de tomate, pepino y judías verdes con aderezo de nueces	235
	SUGERENCIA DE ALIMENTOS ILIMITADOS Guisantes de nieve	
DÍA 2	BATIDO Batido de pipas de girasol con sanguina	174
	CENA Minestrone inmejorable	217
	SUGERENCIA DE ALIMENTOS ILIMITADOS Zanahorias baby	
DÍA 3	BATIDO Batido de cerezas Black Forest	175
	CENA Pollo cremoso con albahaca	215
	SUGERENCIA DE ALIMENTOS ILIMITADOS Gazpacho fresco de primavera	248

	MENÚS SEMANA 4	PÁG.
DÍA 4	BATIDO Batido de energía verde	176
	CENA Bol de «Taco» de pescado con almendras	189
	SUGERENCIA DE ALIMENTOS ILIMITADOS Caldo asiático	253
DÍA 5	BATIDO Bomba de frambuesas con chufa	177
	CENA Bol de pollo a la asiática	187
	SUGERENCIA DE ALIMENTOS ILIMITADOS Crema de remolacha e hinojo	249
DÍA 6	BATIDO Batido de nueces de Brasil con menta	178
	CENA Saquitos de lechuga con pavo saludable	195
	SUGERENCIAS DE ALIMENTOS ILIMITADOS Rodajas de pepino y flores de coliflor	
DÍA 7	BATIDO Melocotón con cardamomo	181
	CENA Risotto vegano de calabaza	207
	SUGERENCIA DE ALIMENTOS ILIMITADOS Zanahorias asadas con chile	245

¡Ahora ya sabes exactamente qué vas a comer en tu reset! Pero no olvides que estas recetas y pautas son sólo una parte del reset. La dieta funciona mejor cuando se combina con un estilo de vida saludable. Por favor, únete a mí en el próximo capítulo y aprenderás cómo dormir y cómo relajarte en tu camino hacia la reparación del metabolismo.

CAPÍTULO SEIS

Resetear el estilo de vida

La dieta es la base del reset y con unos simples consejos puedes amplificar los resultados y asegurarte de que tu nuevo metabolismo sano sea duradero. Eso significa que perderás más centímetros, tendrás menos antojos y bajarás de la montaña rusa de las dietas para siempre.

De los consejos sobre el estilo de vida, los más importantes pueden ser tan simples como dormir bien por la noche.

DORMIR

En la medicina tradicional china, la falta de sueño es considerada una de las principales causas de enfermedad hepática. Hoy sabemos que esta idea tiene mucho mérito. Durante el día, el hígado trabaja arduamente para administrar los alimentos que consumes y convertirlos en energía para poder impulsar las actividades físicas y mentales. Únicamente durante el sueño profundo, el hígado obtiene el descanso que necesita para recargar sus suministros de glucógeno. Cuando no puede recargar glucógeno, pierde su flexibilidad metabólica porque ya no puede quemar tantos triglicéridos almacenados.

Los problemas de sueño se presentan de tres maneras principalmente: (1) La gente no considera el sueño como una prioridad. (2) No pueden conciliar el sueño. (3) No pueden permanecer dormidas. Para que el sueño sea una prioridad, hay que comprender que los expertos piensan que el sueño afecta a la figura más que el ejercicio o la dieta.[1] Desde la década de 1980, hemos experimentado una epidemia de sueño inadecuado. Más gente que nunca trabaja por turnos en diferentes zonas horarias o responden correos electrónicos fuera de su horario laboral. El sueño reparador es un paso esencial hacia un reset exitoso del hígado y hacia una silueta naturalmente delgada.

Perder el sueño de una sola noche puede hacer que una persona normal ansíe más comida, prefiera alimentos de peor calidad y deteste la idea de hacer ejercicio. También podemos encontrar razones que apelan a nuestra vanidad: la ciencia ha demostrado que el sueño puede contribuir a la síntesis de colágeno más que las cremas, lociones o pociones. ¡El sueño de belleza es algo real![2]

Si tienes dificultades para quedarte dormido, es probable que duermas mejor durante el programa de reset, por muchas razones. La combinación de los AR y las proteínas evita que el azúcar en sangre disminuya durante la noche, y abandonar la cafeína y el alcohol marcarán una gran diferencia. Escribir en un diario también ayuda a dormir. Los rituales de sueño que algunos siguen pueden ayudarte aún más si tu sueño continúa siendo un problema.

Cuando la gente se queda inicialmente dormida sin problemas, pero se despierta a media noche, la culpable suele ser una gota de azúcar de más en la sangre. El cuerpo usa cortisol para elevar el azúcar en la sangre cuando ésta cae por la noche. Normalmente, el cortisol suele ser bajo mientras se duerme, y segregamos un montón para despertarnos por la mañana. Cuando segregas demasiado cortisol antes del momento de despertarte, te encontrarás súbitamente despierto con la mente acelerada y pensando en alguna posible calamidad. En ese momento, te parecerá que esa idea desa-

---

1. Kahan, V., M. l. Andersen, J. Tomimori, y S. Tufik. «Can Poor Sleep Affect Skin Integrity?» *Medical Hypotheses* 75, n.º 6 (2010), 535-37. doi:10.1016/j.mehy.2010.07.018.

2. «Radiometry and Photometry in Astronomy». Paul Schlyter 05/03/2017. http://stjarnhimlen.se/comp/radfaq.html#10

gradable ha sido la que te ha despertado y te ha puesto de los nervios. Siempre hay algo por lo que comerse el coco: podríamos haber dicho eso de otra manera, o no deberíamos haber perdido la oportunidad para tal o cual cosa. Pero realmente ha sido el exceso de azúcar en la sangre y el cortisol generado lo que te ha despertado.

Los alimentos del reset son ricos en AR, lo que evita que el azúcar en sangre tenga subidas y bajadas repentinas. Si aún así te despiertas por la noche o con bastante frecuencia, un truco fácil es ingerir la mitad de una comida con AR justo a la hora de acostarte. Prueba a comerte media patata hervida o la mitad de una cena reset normal (una cucharada en lugar de dos; *véase* la página 149). El AR no es un sedante, pero evita que el azúcar en sangre baje de siete a nueve horas y eso permite dormir profundamente toda la noche.

Rituales del sueño

Todos los padres que han tenido hijos pequeños saben que si la rutina nocturna del niño se interrumpe, nadie en la casa pegará ojo. Como adultos, a menudo no nos damos cuenta de que somos tan dependientes como los bebés de los rituales para conseguir un sueño profundo y reparador.

Al despertar

Tu manera de dormir se ve afectada en gran medida por la forma en que te despiertas. Lo que hagas en la primera hora de la mañana puede hacer o deshacer la calidad de tu sueño la noche siguiente. El paso más importante de todos es éste: asegúrate de despertarte a la misma hora todos los días.

Esto es lo que suele salir mal: tienes que levantarte para ir al trabajo, a la escuela de tus hijos o adonde sea antes de lo que te gustaría, muy temprano, pero el fin de semana aprovechas y duermes. Lo malo es que el cuerpo piensa que debe despertarse a la misma hora en que lo hizo el día anterior, por eso los lunes son terroríficos a la hora de levantarse.

Como ejemplo, pongamos que el sábado y el domingo te despiertas a las 9 de la mañana. El lunes, martes y miércoles, como te despiertas a las 6, es exactamente como si tuvieras jet lag. De hecho, la afección se denomina «desfase horario social». Aquellos que la padecen, generalmente empiezan la semana sintiéndose inactivos, parcialmente cansados y contando las horas hasta el fin de semana siguiente. Jueves o viernes ya se sienten mejor, pero llega el fin de semana y aprovechan para dormir más: el ciclo comienza de nuevo.

La solución puede no ser fácil, pero te prometo que el sueño vale la pena. Averigua hasta qué hora puedes dormir durante la semana y sigue haciendo todas tus rutinas matutinas, las que sean, como ejercicio, desayuno, aseo y transporte diario. Intenta encontrar algunas cosas que puedas hacer en otro momento, como dejar el desayuno medio apuntalado o preparar la ropa que llevarás al día siguiente, para que tus mañanas sean más eficaces y menos estresantes. Una vez que sepas hasta cuándo puedes dormir, haz que sea ésa tu hora de despertarte durante toda la semana. Durante el reset, tus mañanas serán especialmente suaves porque la preparación de las primeras dos ingestas es increíblemente sencilla y el ejercicio dura sólo unos minutos.

Seguirá siendo tentador dormir más los primeros fines de semana: *¡No lo hagas!* Si te sientes cansado durante el día, échate una siesta, pero sigue levantándote por las mañanas a la hora establecida. A veces, tendrás que acostarte más temprano por la noche. También te sentirás más descansado y descubrirás que estás perdiendo peso y sintiéndote más enérgico.

Junto con el hecho de despertarse siempre a la misma hora, los otros dos rituales de la mañana que te ayudarán son tomar el desayuno temprano y tomar algo de luz solar a primera hora de la mañana.

Desayunar temprano

Asegúrate de tomarte el desayuno en la primera hora después de despertarte. Si tienes la costumbre de pasar del desayuno o de desayunar más tarde en algún momento de la mañana, es posible que te sorprenda de lo mucho que este pequeño cambio puede mejorar tu día y darte niveles de energía más constantes y tener menos antojos.

Luz solar

¿Alguna vez has notado que cuando estás de acampada te despiertas con la salida del sol de manera natural? Hay un evento hormonal llamado respuesta del despertar de cortisol que se desencadena cuando la luz solar te despierta por la mañana. A pesar de que tenemos muchas luces dentro de las casas, las luces artificiales, e incluso las habitaciones soleadas, carecen de la intensidad y las longitudes de onda de la luz solar directa.

La intensidad de la luz se mide en unidades llamadas lux. Un lux es la intensidad de la luz de una bombilla típica en 1 metro dentro de una habitación oscura.[3] La mayoría de los hogares y edificios de oficinas tienen entre 50 y 80 lux de intensidad de luz, mientras que en un día nublado en el exterior puede haber más de 1.000 lux. La intensidad de la luz en el exterior, a la sombra, puede ser de 25.000 lux y el sol directo puede llegar a 130.000. Parece que nuestros cerebros requieren aproximadamente de 10.000 lux para registrar que es hora de activar la respuesta de despertar del cortisol y comenzar el día.

¿Cómo puedes conseguir 10.000 lux? Simplemente pasando 30 minutos al aire libre, poco después de despertarte. Para ser precisos, no necesitas estar expuesto a la luz solar directa, no se trata de ponerte moreno. Broncearse no es obligatorio ni saludable. Tus ojos sólo necesitan la luz para poder enviar una señal a la glándula pineal, que se conecta a tus glándulas suprarrenales. Las suprarrenales responden a esta luz y producen un saludable estallido de cortisol para que te sientas despierto.

Puedes estar en una zona con sombra, pero obtendrás los mejores efectos si no llevas gafas de sol. Cuando el clima lo permita, haz todo lo que puedas para que estar al aire libre forme parte de tu ritual matutino: sal a caminar o simplemente lee o escucha música en el jardín, terraza o balcón de tu casa.

Según su latitud y la época del año, puede que sea de noche cuando te levantas. Si te ves en esta circunstancia, procura desayunar con luz de fototerapia. Busca lámparas que emitan 10.000 lux y no emitan luz UV.

Las fototerapias son más eficaces cuando la fuente de luz está más alta que los ojos. Te puedes sentar en una butaca al lado de una lámpara de pie o trabajar en una mesa con una lámpara de mesa que se encuentre a varios centímetros por encima de la superficie de la mesa. Ten en cuenta que hay

3. Qin, Tingting, Mulong Du, Haina Du, Yongqian Shu, Meilin Wang, y Lingjun Zhu. «Folic Acid Supplements and Colorectal Cancer Risk: Meta-Analysis of Randomized Controlled Trials». *Scientific Reports* 5, n.º 1 (2015). 12044. doi:10.1038/srep12044.

algunas afecciones médicas, como el trastorno bipolar o la retinopatía diabética, para las que la fototerapia puede ser contraproducente. Consulta con el médico para asegurarte de que la fototerapia será segura para ti.

Rituales nocturnos

Aquí hay algunos pasos que debes seguir por la noche para dormir mejor:

90 minutos antes de acostarte

- Baja la temperatura en la casa por lo menos 3 °C.
- Tómate una taza caliente de manzanilla u otra infusión relajante.

60 minutos antes de acostarte

- Apaga los ordenadores, los televisores y las pantallas LED.
- Apaga todas las luces, todas.
- Toma una ducha rápida con agua tibia, pero no caliente.
- Enciende una fuente de ruido blanco, como un generador de ruido blanco, una aplicación, un ventilador o un filtro de aire HEPA.

10 minutos antes de acostarte

- Escribe en tu diario.

Cómo escribir el diario

El registro en el diario ayuda porque el cerebro almacena traumas, acciones inacabadas y recuerdos poderosos en áreas que pueden desencadenar emociones fuertes y respuestas de estrés subconscientes. A menudo, estos eventos no resueltos pueden provocar ansiedad sin ninguna razón aparente. Cuando conviertes tus sentimientos en palabras, provocas un cambio neurológico. Las imágenes por resonancia magnética han demostrado que el hecho de hablar o escribir sobre los sentimientos puede alejar las experiencias almacenadas de las partes emocionales del cerebro reptil, donde circulan continuamente, hasta llegar a las partes racionales del cerebro, donde comienzan a disiparse. Este efecto se puede invocar en cualquier momento convirtiendo las ideas en palabras, independientemente de si lo haces hablando o escribiendo y sin importar los comentarios que hagan los demás.

¿Cómo empezar un diario? Primero coge una libreta para usarla como diario o utiliza una aplicación de PC. Hay muchas aplicaciones disponibles, incluso para móvil, aunque a la mayoría le resulta más fácil escribir con un teclado. Mi aplicación personal de diario favorita se llama Día Uno. Independientemente del método que utilices, asegúrate de que sea privado. Aunque no tengas secretos oscuros, escribirás con mayor libertad si no tienes que preocuparte por que nadie vaya a leer tus comentarios.

Puedes ponerte un temporizador durante 5 minutos y escribir lo que se te ocurra. No te preocupes por la gramática, la sintaxis, la ortografía o el estilo. Eres libre de saltar de un pensamiento a otro. El mero hecho de escribir es cualitativamente más catártico que simplemente dejarlos pudrirse en tu mente.

A veces puedes escribir sobre trivialidades recientes que te vengan a la memoria. Otras veces puedes incluir recuerdos traumáticos. Puedes escribir sobre tus aspiraciones. No juzgues el contenido de tus textos, sólo escribe. Si quieres terminar un pensamiento y seguir escribiendo después de que se haya apagado el temporizador, hazlo.

¡Dulces sueños!

EJERCICIO FÍSICO

De los que intentaron hacer un reset pero no obtuvieron todos los beneficios la primera vez, casi todos entrenaron en exceso. Sé que a todos nos han hecho creer que necesitamos entrenar duro para perder tejido adiposo, pero lo cierto es que esta promesa no se cumple ni para mí ni para muchos otros, así que vamos a olvidarla.

Por favor, fíjate en el mensaje completo: el ejercicio es bueno. De hecho, no tiene parangón en cuanto a sus beneficios para el desempeño cerebral, la prevención de enfermedades y un estado de ánimo saludable. Es una de mis actividades favoritas en la vida y la evidencia que respalda sus beneficios es monumental.

Harás ejercicio durante el reset, pero ten en cuenta que el programa no funcionará tan bien si haces más de lo recomendado. El reset del metabolismo activa tu tejido muscular para que pueda trabajar con el hígado y convertirse en un lugar de almacenamiento extra para el combustible adicional. Si hicieras ejercicio intenso durante el reset, tu hígado tendría que administrar tanto combustible que no tendría la oportunidad de repararse. Si no hicieras nada de ejercicio, tus músculos se volverían inactivos y terminarían usándose como fuente de proteínas.

Antes de empezar un entrenamiento durante el programa, consulta a tu médico para asegurarte de que estas actividades serán adecuadas para ti.

Movimientos suaves

Cada día, la mayor parte del tiempo dedicado al ejercicio consistirá en caminar. Utiliza un podómetro, una app del móvil o un reloj inteligente para contar tus pasos. Lo creas o no, el objetivo durante el reset será no dar demasiados pasos. El límite inferior es de 5.000 pasos y el límite superior es de 10.000. Es posible que hayas leído recomendaciones para hacer más de 10.000 pasos diarios. Puede ser bueno en la vida cotidiana, pero es demasiado para nuestros propósitos en este momento. Nuestro objetivo será mantener la sangre en movimiento, pero no quemar mucho combustible extra.

Empieza cada día con una breve caminata por la mañana de 1.000 a 3.000 pasos. Según tu ritmo y la longitud de tu zancada, es probable que tardes de 10 a 20 minutos. Usa el podómetro el resto del día porque tus actividades de rutina pueden llegar a los 2.000 o 7.000 pasos adicionales.

Microentrenamientos

Hay dos microentrenamientos en el programa de reset: uno es de intervalos, el otro es una secuencia de ejercicios para el peso corporal. Haz una rutina de ejercicios cada día: intervalos en días impares, y ejercicios de peso corporal en días pares, por ejemplo. Éstos se consideran microentrenamientos porque puedes completarlos en menos de 5 minutos.

Los intervalos

Puedes hacer intervalos haciendo footing o andando en bicicleta al aire libre, o bien andando en una cinta o en bici estática, y también puedes usar una elíptica. Tras haber calentado, entrena 20 segundos a máxima intensidad, seguidos de 40 segundos a un ritmo fácil. La intensidad se aumenta al ir más rápido, ir cuesta arriba o añadir resistencia a la máquina (si estás en el interior). Completa tres ciclos de entrenamiento rápido de 20 segundos y tres ciclos de lento de 40 segundos.

Si quieres hacer el entrenamiento de intervalos en una bici o una elíptica, no hará falta la caminata pero, por el contrario, deberás hacer de 10 a 20 minutos de calentamiento.

Ejemplo de caminata
1. Da un paseo diario de 10 a 20 minutos, tranquilamente, para calentar.
2. Corre durante 20 segundos sin llegar a sentirte incómodo.
3. Vuelve a andar con tranquilidad 40 segundos.
4. Repite los pasos 2 y 3, tres veces en total, terminando siempre con el paso 3.
5. ¡Y ya está!

Ejemplo de bici estática
1. Pedalea de 10 a 20 minutos con poca o ninguna resistencia.
2. Aumenta la resistencia y pedalea a ritmo intenso durante 20 segundos.
3. Vuelve a ir despacio, sin resistencia, 40 segundos más.
4. Repite los pasos 2 y 3, tres veces en total, terminando con el paso 3.
5. ¡Y se acabó!

Rutina de peso corporal

El equipo necesario no es mucho en absoluto. Puedes llevar cualquier ropa cómoda y suelta. También lo puedes hacer con o sin zapatos, porque aquí no hay saltos ni impactos. Sólo asegúrate de tener una alfombra suave o una estera de yoga para hacer los ejercicios. Necesitarás suficiente espacio para recostarte y estirarte. Ayuda bastante tener un reloj visible con segundero a mano.

Harás un total de cinco ejercicios. Cada uno de ellos durará 30 segundos y luego descansarás 30 segundos más antes de pasar a la actividad siguiente. Los ejercicios están programados en una secuencia intencionada, hazlos en orden, siempre comenzando con el n.º 1 y terminando con el n.º 5.

Ya que estás cronometrando cada paso, la rutina tardará exactamente 5 minutos en completarse. Si estás intentando recuperar la buena forma, hay variaciones después de la descripción de cada ejercicio para que puedas hacerlo más suave o más intensamente, según lo que quieras conseguir.

Si estás en una forma fantástica, serás libre de hacer todas las variaciones difíciles, con la condición de sumar un total de 5 minutos y nada más.

Ejercicios

1. Sentadillas

POSICIÓN INICIAL De pie, con los pies separados según el ancho de los hombros, extiende los brazos frente a ti y baja el trasero hasta que los muslos estén paralelos al suelo: posición completada. Vuelve a la posición inicial y repite tantas sentadillas como puedas durante 30 segundos.

Si te resulta demasiado difícil al principio:
- ◆ Apóyate en una pared para mantener el equilibrio.
- ◆ No bajes el trasero demasiado.
- ◆ Haz el ejercicio apoyado en una silla para no bajar demasiado.
- ◆ Para antes de los 30 segundos previstos y haz menos.

Si es demasiado fácil:
- ◆ Ve más rápido.
- ◆ Ponte en cuclillas más profundamente y trata de tocar el suelo con el trasero.
- ◆ Repite durante 45 segundos en lugar de 30.
- ◆ Sostén una mancuerna ponderada en cada mano.

2. Flexiones

POSICIÓN INICIAL Acuéstate sobre una alfombra o colchoneta, boca abajo, con el cuerpo recto y las palmas de las manos en el suelo a la altura de las axilas, y con los codos doblados. Estira tus brazos levantando el cuerpo del suelo, apoyando el peso sobre las rodillas o las puntas de los pies. Posición completada: vuelve a la posición inicial. Repite tantas flexiones como puedas durante 30 segundos.

Si es demasiado difícil al principio:
- En lugar de echarte en el suelo, apóyate en un escritorio o mesa estable con los pies en el suelo.
- No bajes todo el recorrido completo.
- Para antes de los 30 segundos completos.

Si es demasiado fácil:
- Ve más rápido.
- Muévete durante 45 segundos en lugar de 30.
- Eleva los pies sobre una superficie estable mientras mantienes las manos en el suelo.

3. Estocadas estacionarias

POSICIÓN DE INICIO Ponte de pie con los pies separados según el ancho de tus hombros y las manos detrás del cuello. Avanza y dobla una pierna mientras que clavas suavemente la otra rodilla en el suelo. Posición completada: regresa a la posición inicial y repite con la pierna contraria hacia delante. Repite tantas estocadas como puedas durante 30 segundos.

Si es demasiado difícil al principio:
- Apóyate en una pared para mantener el equilibrio.
- No bajes todo el recorrido completo.
- Detente antes de los 30 segundos.

Si es demasiado fácil:
- Ve más rápido.
- Muévete durante 45 segundos en lugar de 30.
- Sostén una mancuerna ponderada en cada mano.

4. Ángeles de nieve inversos

Si no creciste en la nieve, es posible que no sepas qué es un ángel de nieve. Yo nací al norte de Minnesota. Para hacer un ángel de nieve te tienes que acostar boca arriba en la nieve y abrir y cerrar brazos y piernas al mismo tiempo. Si lo haces bien, la nieve acaba adoptando la impresión de unas alas y tu cabeza será la de un ángel. Ahora vamos a hacer lo mismo pero boca abajo. Por cierto, la nieve es totalmente opcional en este caso, afortunadamente.

POSICIÓN INICIAL Acuéstate sobre la barriga con las piernas estiradas y los brazos rectos a los lados. Levanta los brazos y las piernas del suelo. Mueve los brazos hacia la cabeza mientras extiendes las piernas lo más lejos posible de su línea central. Posición completada: volver a la posición inicial. Repite tantos ángeles como puedas durante 30 segundos.

Si es demasiado difícil al principio:
- ◆ Mueve sólo los brazos, tan lejos como puedas.
- ◆ Detente antes de los 30 segundos completos.

Si es demasiado fácil:
- ◆ Ve más rápido.
- ◆ Muévete durante 45 segundos en lugar de 30.

5. Plank

POSICIÓN INICIAL Acuéstate sobre una alfombra o colchoneta, boca abajo, con el cuerpo recto, los antebrazos en el suelo y las manos a la altura de las axilas. Estira los brazos, levanta el cuerpo del suelo y apoya tu peso en las manos y las rodillas (más fácil) o en los pies (más avanzado). Posición completada: mantén esta posición con el cuerpo recto durante 30 segundos.

Si es demasiado difícil al principio:
- ◆ Eleva las manos sobre una plataforma estable, como una mesa o un mueble bajo.
- ◆ Detente antes de los 30 segundos completos.

Si es demasiado fácil:

- Eleva los pies sobre una plataforma estable como una mesa o mueble bajo.
- Trabaja durante 45 segundos en lugar de 30.

Para cada semana durante tu reset de cuatro semanas, alterna tu ejercicio diario de peso corporal a intervalos, incluyendo siempre tu caminata.

SUPLEMENTOS

Si eres como la mayoría de gente que se mantiene en forma, seguro que tendrás un armario lleno de suplementos. Hay algunos que tomarás todos los días, otros que tomas sólo cuando te acuerdas de que los tienes porque los ves, y otros que tomas si tienes una preocupación específica. Sea lo que sea que te metas en la boca, acabará yendo al hígado. Se sabe que ciertos medicamentos y suplementos son dañinos para el hígado, pero algunas combinaciones pueden dañarlo de manera que ni te imaginas. He visto muchos casos de pacientes con daños hepáticos debidos a la gran cantidad de suplementos que ingerían. Tenían una enorme lista que iba creciendo según sus propios intereses o de las recomendaciones de entrenadores diversos. El daño hepático puede ocurrir incluso cuando ninguno de los nutrientes individuales sea tóxico. Recuerda que el hígado es un filtro y un tampón. Cuando una gran cantidad de químicos altamente concentrados ingresa en cantidades más allá de lo que los encontramos en los alimentos naturales, puedes estar sometiendo al hígado a una fuerte presión.

A veces, la gente es capaz de ingerir gran cantidad de píldoras inadvertidamente, creyéndolas inocuas.

Es posible que hayas empezado a tomar una pastilla por tu cuenta o que te la hayan recetado por razones que ya no son relevantes. Tal vez visitaras a varios médicos para cosas diferentes. En muchos casos, un médico puede recetar una píldora sin saber o sin tener en cuenta las otras píldoras que estás tomando. Desafortunadamente, mucha gente toma medicamentos para contrarrestar los efectos secundarios de otros medicamentos que ni siquiera necesita tomar.

En tu próxima visita al médico, llévale todos los medicamentos y habla con él o ella sobre cada uno de ellos. A veces, los médicos pasan por alto una larga lista de medicamentos escritos en un papel, pero se dan cuenta del problema cuando los ven todos juntos en forma física. Si tomas medicamentos recetados a diario, consulta a tu médico si realmente los necesitas y, en caso afirmativo, cómo puedes hacer que no sean necesarios. Lógicamente, no dejes de tomar los medicamentos recetados sin que un médico te lo permita. Con eso en mente, hay algunos nutrientes esenciales que son difíciles de obtener, incluso con una dieta más saludable. También hay nutrientes accesorios y extractos de plantas que pueden ayudar al hígado a descomponer los triglicéridos atrapados que están frenando tu metabolismo.

Multivitaminas

Durante el reset de cuatro semanas, tu ingesta de alimentos se reducirá y tu cuerpo podría tener pocos micronutrientes esenciales en un momento en que el cuerpo puede necesitarlos más que nunca. Elige un suministro para 30 días de un buen multivitamínico/multimineral con las siguientes consideraciones:

Que no lleven hierro

El hierro hace que otros minerales en la misma píldora sean difíciles de absorber. Los nutrientes importantes como el zinc, el selenio y el magnesio no se absorben bien cuando se incluyen en una pastilla con hierro. Además de los problemas de absorción, el hierro puede ser peligroso para quienes no lo necesitan. Si tu médico dice que necesitas hierro, tómalo en una píldora separada del resto. Los suplementos de hierro pueden causar estreñimiento severo y molestias digestivas, porque son difíciles de absorber. Una forma de hierro llamada bisglicinato de hierro se puede absorber mejor y es menos probable que cause efectos secundarios digestivos.

Sin ácido fólico

El ácido fólico es una forma sintética de un grupo de vitaminas B de origen natural llamadas folatos. Muchas personas son genéticamente incapaces de procesar el ácido fólico sintético. No sólo no pueden aprovecharlo, sino que también pueden bloquear los buenos efectos de los folatos naturales. El ácido fólico sintético también puede perjudicar la función hepática y aumentar el riesgo de cáncer colorrectal.[4] Las mejores multivitaminas usan sólo versiones naturales de folato, como el folato de metilo.

Libres de yodo

El yodo es un mineral esencial. Si recibe menos de 50 mcg al día, tu tiroides no funcionará bien. Afortunadamente, tendrías que hacer una planificación seria para obtener menos de esa cantidad. Lo extraño es que también puedes tomar demasiado. De hecho, la tiroides también se puede estresar con más de 300 mcg diarios. Pocos o ninguno de los nutrientes tienen un rango de seguridad tan estrecho. Los que toman medicamentos para la tiroides también obtienen una buena cantidad de yodo. Por lo general, entre la medicación y la dieta, ya están en el límite superior de lo que es considerado seguro.

Los crudívoros que usan sal libre de yodo y no ingieren algas pueden estar en riesgo de deficiencia de yodo. Casi todos los demás pueden obtener fácilmente entre 150 y 200 mcg de su dieta. Para los millones de personas que padecen enfermedades de la tiroides y los millones más que son propensos, lo mejor es evitar el yodo extra en las vitaminas. Demasiado yodo puede retardar la función tiroidea y ello afectará la tasa metabólica basal.

Este paso es tan importante que un estudio demostró que el 78 % de las personas con hipotiroidismo debido a la enfermedad de Hashimoto podían curarse tan sólo restringiendo su consumo diario de yodo.[5]

---

4. Joung, Ji Young, Yoon Young Cho, Sun-Mi Park, Tae Hun Kim, Na Kyung Kim, Seo Young Sohn, Sun Wook Kim, y Jae Hoon Chung. «Effect of Io-dine Restriction on Thyroid Function in Subclinical Hypothyroid Patients in an Iodine-Replete Area: A Long Period Observation in a Large-Scale Cohort». *Thyroid* 24, n.º 9 (2014), 1361-68. doi:10.1089/thy.2014.0046.

5. Lewis, Joshua R., Simone Radavelli-Bagatini, Lars Rejnmark, Jian Sheng Chen, Judy M. Simpson, Joan M. Lappe, Leif Mosekilde, Ross L. Prentice, y Richard L. Prince. «The Effects of Calcium Supplementation on Veri-fied Coronary Heart Disease Hospitalization and Death in Postmenopausal Women: A Collaborative Meta-Analysis of Randomized Controlled Trials». *Journal of Bone and Mineral Research* 30, n.º 1 (2014), 165-75. doi:10.1002/ jbmr.2311.

Calcio seguro

La mayoría de las formas de suplementos de calcio aumentan el riesgo de ataques cardíacos más que disminuir el riesgo de osteoporosis.[6] El carbonato de calcio, el calcio de la concha de ostra y el calcio de coral son especialmente problemáticos. Utiliza únicamente vitaminas que se basen en formas seguras de calcio quelado con proteínas, como el malato de calcio dicálcico o el glicinato de calcio. Estas formas de calcio también se absorben mejor, por lo que se necesitan menos miligramos. La dosis ideal en suplementos es de 300 a 500 mg.

Opciones adicionales de apoyo al hígado

Si tu puntuación en la Prueba de flexibilidad metabólica (*véase* la página 23) es superior a 4, también puedes considerar adaptógenos para el soporte hepático. Éstos son ingredientes similares a los alimentos seguros y fáciles de incluir. Aquí tienes algunos alimentos beneficiosos para el hígado que deberías considerar incluir en tu dieta.

Champiñones
Reishi
Se ha demostrado que protegen a las células hepáticas humanas contra los daños causados por estresantes químicos y radicales libres.

Cordyceps
Hongo exótico que crece sólo en altas elevaciones, en los capullos de gusanos de seda. Se usa como un tónico desde el 5000 a.C.[7] Conocido por proteger las células hepáticas y renales, así como por mejorar su capacidad para formar energía.[8]

---

6. Wu, Jian-Guo, Yong-Jun Kan, Yan-Bin Wu, Jun Yi, Ti-Qiang Chen, y Jin-Zhong Wu. «Hepatoprotective Effect of Ganoderma Triterpenoids Against Oxidative Damage Induced Bytert-Butyl Hydroperoxide in Human Hepatic Hepg2 Cells». *Pharmaceutical Biology* 54, n.º 5 (2015), 919-29. doi:10.3109/138 80209.2015.1091481.

7. *Ibid.*

8. Winkler D. «Present and Historic Relevance of Yartsa Gunbu (Cordyceps Sinensis): An Ancient Myco-Medicinal in Tibet». *Fungi* 1 (2008), 6-7.

Extractos botánicos

Bayas Schisandra (Schisandra chinensis)

También conocida como wu wei zi o «baya de cinco sabores». Se ha demostrado que los extractos de esta baya previenen la acumulación de triglicéridos en las células del hígado y ayudan a disolver los triglicéridos ya atrapados.[9] También se ha demostrado que revierten el tipo exacto de daño en el retículo endoplasmático de las células del hígado, que les impide descomponer los triglicéridos almacenados para obtener energía.[10]

Raíz de bardana (Arctium lappa)

Se ha demostrado que esta planta tiene más de once componentes que protegen el hígado y lo ayudan a eliminar los triglicéridos y el colesterol atrapados.[11] También se denomina raíz de gobo y se viene utilizando como alimento en la cocina japonesa desde hace siglos.

Semilla de cardo mariano (Silybum marianum)

Las semillas de cardo mariano se han utilizado durante siglos en Europa y América como tratamiento para los trastornos del hígado y la vesícula biliar. Numerosos estudios en humanos han demostrado múltiples beneficios que pueden tener en la función hepática, entre ellos:

---

9. Jang, Min-Kyung, Yu-Ran Han, Jeong Nam, Chang Han, Byung Kim, Han-Sol Jeong, Ki-Tae Ha, y Myeong Jung. «Protective Effects of Alisma oriental Extract against Hepatic Steatosis via Inhibition of Endoplasmic Reticulum Stress». *International Journal of Molecular Sciences* 16, n.º 11 (2015), 26151-65. doi:10.3390/ijms 161125944.

10. Jang, Min-Kyung, Jeong Soo Nam, Ji Ha Kim, Ye-Rang Yun, Chang Woo Han, Byung Joo Kim, Han-Sol Jeong, Ki-Tae Ha, y Myeong Ho Jung. «Schisandra chinensis Extract Ameliorates Nonalcoholic Fatty Liver via Inhibition of Endoplasmic Reticulum Stress». *Journal of Ethnopharmacology* 185 (2016), 96-104. doi:10.1016/j. jep.2016.03.021.

11. Xu, Xiaolin, Qian Li, Liewen Pang, Guoqian Huang, Jiechun Huang, Meng Shi, Xiaotian Sun, y Yiqing Wang. «Arctigenin promotes cholesterol ef-flux from THP-1 macrophages through PPAR-γ/LXR-α signaling pathway». *Biochemical and Biophysical Research Communications* 441, n.º 2 (2013), 321-26. doi:10.1016/j. bbrc.2013.10.050.

- Retrasa la formación de fibrosis hepática.
- Actúa como antioxidante.
- Disminuye los niveles de inflamación del hígado.
- Reduce los triglicéridos en el hígado.
- Mejora la sensibilidad a la insulina.
- Ayuda al hígado a quemar combustible de manera más eficaz.[12,13]

Las semillas de cardo mariano se pueden tomar como alimento o en forma de suplemento. Cuando se usan las semillas enteras, deben molerse o mezclarse, ya que por lo general son realmente difíciles de masticar.

Ahora ya tienes una idea clara de la importancia del sueño, de la reducción del estrés, del ejercicio y de tomar los suplementos adecuados. Adopta estos hábitos de estilo de vida para tu reset de modo que consigas que los beneficios de un metabolismo sano te resulten duraderos.

Extra: reajuste mental

Si tienes un alto nivel de estrés en tu vida, ésta es una forma opcional de evitar que sabotee tu reset.

No es ningún secreto que el estrés es malo en todos los sentidos. Y, cómo no, perjudica también al metabolismo. Las hormonas del estrés actúan sobre el hígado para mantenerlo en modo de almacenamiento y hacer que no puedas quemar triglicéridos. De hecho, bajo un estrés crónico, el hígado amplifica las hormonas del estrés, lo que las hace aún más dañinas. Lamentablemente, muchos asumen que por más dañino que sea el estrés, poco se puede hacer al respecto. Parece que con el fin de reducir el estrés, hubiera que cambiar de vida de manera poco realista o que hay

12. Federico, Alessandro, Marcello Dallio, y Carmelina Loguercio. «Silymarin/ Silybin and Chronic Liver Disease: A Marriage of Many Years». *Molecules* 22, n.º 2 (2017), 191. doi:10.3390/molecules22020191.

13. Aller, R., O. Izaola, S. Gómez, C. Tafur, G. González, E. Berroa, N. Mora, J. M. González, y D. A. De Luis. «Effect of Silymarin Plus Vitamin E in Patients With Non-Alcoholic Fatty Liver Disease: A Randomized Clinical Pilot Study». *European Review of Medical Pharmacological Science* 19, n.º 16 (2015), 3118-24. www.europeanreview.org/article/9374

que perder una cantidad excesiva de tiempo con difíciles técnicas mentales que sólo conducen a la frustración.

Afortunadamente es falso y puedes obtener beneficios cuantificables con una técnica simple que sólo lleva 5 minutos.

Enfoque visual

¿No eres un meditador por naturaleza? A muchos les resulta difícil cerrar los ojos y concentrarse en su respiración o en un objeto o idea. Si alguna vez has luchado con una mente acelerada mientras intentabas calmarla, éste puede ser un gran ejercicio para ti. No necesitas tratar de controlar tu mente en absoluto. Todo lo que deberás hacer es enfocar tu visión. Pruébalo durante 5 minutos antes del desayuno.

Busca un lugar tranquilo en el que puedas sentarte cómodamente y donde no te molesten. Siéntate con la columna recta. Puedes usar una silla, pero trata de no apoyarte contra el respaldo. También puedes arrodillarte en el suelo o sentarte en posición de loto o de medio loto.

Coloca un objeto en el suelo en el que enfocar tu atención visual a un par de metros de ti. Los yoguis tradicionales usaban una vela encendida, pero las velas LED también funcionan. Incluso puedes usar una de las muchas aplicaciones que muestran una llama de vela simulada. Consigue un temporizador programado para 5 minutos. La técnica básica consiste en enfocar la mirada en la punta de la vela mientras se mantiene la espalda recta. Una vez que estés instalado, activa el temporizador con 5 minutos. Respira profundamente con el abdomen a través de la nariz, si es posible.

No te preocupes si tu mente se pone a deambular y se pierde en pensamientos vagabundos. Es normal tener pensamientos y sensaciones frecuentes en el cuerpo si no estás acostumbrado a desconectar. Puede que te descubras mirando hacia otro lado o dejando que tu atención se desplace hacia los objetos en la periferia de tu visión. Esto también es normal. Si ves que lo has hecho, vuelve a mirar la vela.

Los antiguos yoguis llamaban a esta técnica *trataka*, que significa «mirar». El acto de enfoque visual te ayuda a identificar el espacio entre tu conciencia y tu pensamiento. Empiezas a darte cuenta de que tus pensamientos no se generan a partir de «ti», sino que son eventos que vienen y van a la mente por su propia cuenta.

Los beneficios de este ejercicio se extienden a la vida cotidiana. La próxima vez que te veas envuelto en pensamientos angustiosos, puedes concentrarte automáticamente en un punto de tu campo visual y hacer algunas respiraciones profundas y conscientes. Puedes lidiar con cualquier preocupación inmediata de manera eficaz cuando dejas que los pensamientos vayan y vengan sin tomarlos en serio.

UN DÍA EN EL RESET

Vamos a ponerlo todo junto y ver cómo es un día en el reset. Para dejar en claro cómo funcionan en armonía estas distintas partes del programa, lo que sigue es una descripción general de un día típico durante el reset.

¡Hora de comenzar el día!

Al despertar, puedes empezar pensando en positivo porque estás haciendo lo que tu cuerpo necesita para estar más sano. Durante el reset, adquiere el hábito de levantarte a la misma hora todos los días en lugar de dormir más los fines de semana. Este hábito puede ser uno de los más importantes para alcanzar tus metas.

Hidratación

Comienza tu día con un vaso de agua purificada y un chorrito de zumo de limón. La hidratación es esencial para la eliminación de residuos. El hígado procesará gran cantidad de triglicéridos atrapados y tejido adiposo en los próximos días. Imagina al hígado trabajando como una trituradora de basura. Si no hay agua fluyendo a través de él, todo se encalla.

El retrete

Tu primera ocupación será utilizar el retrete. La mayoría de la gente notará su movimiento intestinal principal poco después de despertarse y al menos una vez al día. Si tus intestinos son menos frecuentes y no haces deposiciones a diario, o si tardas tanto que has pensado en convertir el baño en una oficina, visita el capítulo 10 («Preguntas frecuentes»).

Desayuno

Toma el primer batido dentro de la hora que sigue al despertar. Usa la Guía para hacer batidos en el capítulo 5 o elige una receta de batidos del capítulo 7. ¿Tienes un horario apretado durante el día? Pues haz el batido doble. Mezcla la segunda tanda de batido al mismo tiempo que la primera si tu batidora tiene espacio, o justo después de hacer la primera. Ahora no tienes que preocuparte por la preparación del almuerzo.

Junto con el batido, prepara un segundo vaso de agua para tomar durante toda la mañana o llévate contigo una botella mientras estás fuera.

Nota: ¿Son los primeros días del reset? ¿Sabes que vas a tener hambre? Si es así, asegúrate de llevar contigo cosas para picar, entre los alimentos permitidos, durante el día. Aprende más sobre ellos en el capítulo 8.

Ejercicio

Mueve la sangre en tu organismo mediante una caminata corta y suave que dure entre 10 y 20 minutos. Si puedes, ve andando al trabajo. En los días impares, acaba el paseo con un microentrenamiento de intervalos (*véase* la página 132), y en los días pares, con la rutina de peso corporal. Visita metabolismresetdietbook.com para ver vídeos de ejercicios. Asegúrate de beber otro vaso de agua cuando termines.

Media mañana

Toma otro vaso de agua. Si tienes hambre, pica alimentos ilimitados según sea necesario.

Almuerzo

Empieza por tomarte otro vaso de agua mientras vas sacando el batido. Después te lo tomas. Es posible que te sorprendas de lo fácil que es descubrir un par de recetas favoritas, o incluso una sola. Eso está bien. Es bueno no tener que pensar tanto en la comida. Por supuesto, siempre tienes opción de probar nuevas recetas e ingredientes exóticos.

Media tarde

Lo mismo que a media mañana: tómate un vaso de agua y pica de los alimentos ilimitados según necesites. La mayoría de la gente nota que por la tarde disminuye su apetito, incluso más que a media mañana. Pero si alguna vez sientes un hambre insoportable, asegúrate de visitar el capítulo 10 («Preguntas frecuentes»).

Cena

Bueno, éste es el momento de la comida principal. Aunque parezca mucha comida para una cena, por favor, disfrútala y acábatela. Bébete el último vaso de agua del día con tu cena.

Nota: Si tus días están muy ocupados, asegúrate de tener listos los vegetales y los lotes de carbohidratos y proteínas preparados con antelación para la semana.

Descompresión

Por fin, la actividad del día se ha reducido. Tras haber limpiado la cocina, probablemente quieras relajarte un poco. No es casualidad que palabras como «estrés», «tensión», «relax» y «descompresión» tengan que ver con tus sentimientos, así como con tus músculos. Algunos tienen la costumbre de tomar alcohol para disminuir la tensión que han acumulado a lo largo del día. El vino sigue siendo alcohol, aunque sólo lo bebas porque te gusta el sabor y porque marida con la cena.

Después de la cena, puedes dar un paseo rápido. Incluso un paseo de sólo 10 minutos a un ritmo tranquilo contribuirá en gran medida a reducir las hormonas del estrés del día. Puedes pasar el último rato del día leyendo, viendo la televisión o navegando por Internet. Hagas lo que hagas, comprueba si te relajas más si haces unos cuantos estiramientos sin esfuerzo, como los descritos anteriormente en este capítulo. Observa si tu mente se siente más relajada.

Hora de acostarte

Recuerda que dormir es una tercera parte del reset. Planifica por lo menos ocho horas de sueño durante el reset. Ya que esto puede implicar irse a la cama antes de lo que estás acostumbrado, piensa en ti mismo como en un bebé y empieza tu ritual vespertino noventa minutos antes de acostarte. *Véase* Rituales del sueño en la página 127. ¿Te resulta difícil conciliar el sueño o permanecer dormido toda la noche? Si es así, asegúrate de consultar los consejos que aparecen anteriormente en este capítulo.

¿Cómo puedes agarrarte a la transformación y no volver a un metabolismo inflexible? Mi experiencia me ha enseñado que a la mayoría le resulta más fácil de lo que cree. Posiblemente ya estás haciendo tuyos muchos de los hábitos que evitarán que su hígado se obstruya nuevamente. En el siguiente capítulo, te daré una buena descripción general de cómo puedes vivir la vida sin obsesionarte con los alimentos y manteniendo el metabolismo sano.

CAPÍTULO SIETE

Recetas para batidos

Puedes completar tu reset con batidos prefabricados o con los ingredientes que encuentres en tu cocina. La ventaja de hacer tu propio batido es que puedes elegir los ingredientes que veas en el súper y disfrutar de las muchas recetas que figuran en esta sección. La ventaja de utilizar un producto prefabricado es que puedes estar seguro de recibir los ingredientes exactos empleados en los ensayos clínicos de la dieta reset del metabolismo y reducir el tiempo dedicado a las compras y a la preparación de batidos.

Para obtener más información sobre el Batido Reset Original utilizado en nuestros ensayos clínicos, visita metabolismresetdietbook.com/resources

Cómo hacer tus batidos reset

El objetivo principal detrás de un batido reset es ingerir 23 o más gramos de proteína de alta calidad, 20.000 mg o más de AR, con un pH bajo en residuos ácidos y sin gota de azúcar refinada, sin colorantes ni saborizantes artificiales, sin ácido fólico, y con menos de 20 mcg de yodo.

Hay suficientes recetas en este capítulo para que puedas disfrutar de un batido diferente cada día del reset. Ten en cuenta que aquí presentamos gran variedad de opciones, pero no hay que probarlas todas y cada una de ellas obligatoriamente.

La mayoría de la gente escoge unas cuantas recetas que les atraen porque tienen sabores que les gustan. De éstas, suelen quedarse con sus opciones favoritas y ésas son las que usan durante su reset.

Cada receta está pensada para hacer dos raciones. Como se mencionó precedentemente, la idea es preparar un batido único y usar una mitad como batido de desayuno y la otra mitad como batido de almuerzo. También puedes hacer el lote completo y compartir la mitad con un ser querido que esté haciendo el reset contigo. O puedes usar la mitad de la receta y refrigerar el resto en el bol de la batidora o en un recipiente de vidrio. Lo importante es asegurarse de volver a mezclar bien el batido y beberlo dentro de las 48 horas siguientes a su preparación. Si quieres hacer una sola ración, simplemente reduce todos los ingredientes en un 50 %.

¿Deberías usar ingredientes orgánicos? Es importante que algunos ingredientes sean orgánicos. Por ejemplo, considera la posibilidad de elegir ingredientes ecológicos siempre que se vaya a ingerir la piel o cáscara de verduras o frutas que se sabe que son particularmente altas en residuos de pesticidas. Sugiero escoger alimentos ecológicos para las recetas en estos casos. Nunca te equivocarás con la elección ecológica; pero si ésa no es una opción, no permitas que lo perfecto sea el enemigo de lo bueno. Asegúrate de comprar productos de calidad aunque no sean de cultivo ecológico.

Para hacer los batidos, necesitarás una batidora y una espátula flexible. Añade los ingredientes en el orden indicado. Si el batido no se está mezclando por completo, apaga la batidora y usa la espátula flexible para rebañar los lados del vaso de la batidora, luego vuelve a encenderla y bate hasta que quede una crema suave.

Amanecer de fresa y naranja

PREPARACIÓN: 5 MINUTOS
PARA 2 RACIONES

Este batido funciona muy bien con fresas congeladas. La fruta congelada es igual de «fresca», o incluso más fresca, que la fruta sin congelar que lleva varios días a la venta. Por lo general es más barata y tiene una vida útil más larga, además de no requerir preparación previa. Normalmente uso naranjas navelinas, pero la piel de cualquier variedad de naranja funciona bien.

- 1 taza de agua purificada
- 1 taza de cubitos de hielo
- Suplemento AR (1 porción) o comida AR (¼ de taza de harina de plátano verde, ½ taza de aquafaba u otros elementos de la página 92)
- Edulcorante al gusto (Stevia o Lo Han)
- 1 taza de fresas (orgánicas), lavadas y cortadas
- Ralladura de 1 naranja orgánica *(véase* la nota)
- 2 raciones de proteína de guisante en polvo u otra base proteica *(véase* la página 91)
- Puñado de hojas de espinacas frescas bien lavadas.

Colocar todos los ingredientes en una batidora. Batir de 3 a 5 minutos hasta que quede suave. Servir frío, usando una pajita de diámetro grande para beber.

Nota

Para hacer la ralladura, primero lava la naranja en agua tibia jabonosa y enjuaga bien. Utilizando un rallador, ralla la parte exterior de la piel. Deja de rallar cuando llegues a la parte blanca, ya que es amarga.

Batido de fresas tostadas

PREPARACIÓN: 5 MINUTOS
PARA 2 RACIONES

¿Fresas tostadas? Si no las has probado, no sabes lo que te pierdes. Tostar las fresas saca a relucir una nueva dimensión de ellas. Para tostar ½ kg de fresas congeladas o frescas, córtalas por la mitad si son grandes, extiéndelas en la bandeja del horno y tuéstalas a 175 °C durante 20 minutos. (Si lo prefieres, puedes tostar las fresas la víspera, antes de hacer el batido). El polvo de mezquite añade un sabor rico y ahumado, así como un tipo de un almidón más resistente a la mezcla.

- 1 taza de agua purificada
- 1 taza de cubitos de hielo
- Suplemento AR (1 porción) o comida AR (¼ de taza de harina de plátano verde, ½ taza de aquafaba u otros de la página 92)
- Edulcorante al gusto (Stevia, Lo Han)
- 1 taza de fresas tostadas (véase la explicación precedente)
- 2 raciones de proteína de guisante en polvo u otra base proteica (véase la página 91)
- 1 cucharadita de extracto de vainilla
- 1 cucharada de polvo de mezquite (opcional)

Coloca todos los ingredientes en una batidora. Mezcla de 3 a 5 minutos, hasta que quede suave. Servir frío, usando una pajita de gran diámetro para beber.

Cacao Frozen Hot

PREPARACIÓN: 5 MINUTOS

PARA 2 RACIONES

Durante el reset, verás que las algarrobas tostadas son un excelente sustituto del AR del cacao en polvo, pero sin cafeína. Cuando uses esta receta durante la fase de mantenimiento, eres libre de utilizar algarroba o cacao de verdad en polvo.

- ½ taza de copos de avena sin gluten
- 1 taza de agua purificada
- 1 taza de cubitos de hielo
- Suplemento AR (1 porción) o comida AR (¼ de taza de harina de plátano verde, ½ taza de aquafaba u otros de la página 92)
- Edulcorante al gusto (Stevia, Lo Han)
- 2 cucharadas de algarrobas tostadas en polvo
- 2 raciones de proteína de guisante en polvo u otra base proteica (*véase* la página 91)
- ½ plátano congelado (orgánico, si vas a incluir la piel)
- 1 cucharadita de extracto de vainilla
- Pizca de pimienta de cayena (opcional)

Añade la avena a la batidora y mezcla durante 1 minuto. Incorpora los ingredientes restantes y mezcla de 3 a 5 minutos, hasta que quede suave. Servir frío, usando una pajita de gran diámetro.

Clásico batido verde

PREPARACIÓN: 5 MINUTOS

PARA 2 RACIONES

Este batido es rápido y fácil. Puedes usar otras verduras suaves, como la acelga, la lechuga romana, la col rizada o la lechuga roja. Las verduras congeladas también funcionan bien, pero están mucho más concentradas, así que sólo necesitarás ½ taza si usas congelados.

- 1 taza de agua purificada
- 1 taza de cubitos de hielo
- Suplemento AR (1 porción) o comida AR (¼ de taza de harina de plátano verde, ½ taza de aquafaba u otros de la página 92)
- Edulcorante al gusto (Stevia, Lo Han)
- ½ plátano congelado (orgánico, si vas a incluir la piel)
- 2 raciones de proteína de guisante en polvo u otra base proteica *(véase* la página 91)
- 3 tazas de hojas de espinaca frescas bien lavadas
- 1 cucharada de semillas de chía
- ½ cucharadita de cúrcuma fresca picada o cúrcuma molida

Coloca todos los ingredientes en una batidora y mezcla de 3 a 5 minutos, hasta que quede suave. Servir frío, usando una pajita de gran diámetro.

Crujiente de almendra con avena

PREPARACIÓN: 5 MINUTOS

PARA 2 RACIONES

La avena cruda es rica en beta-glucanos. Éstos son polisacáridos únicos que han demostrado mejorar la función inmune, reducir el colesterol y mejorar la salud cardíaca. Cuando se usa sin cocer, la avena es también una fuente rica de almidón resistente.

- ½ taza de copos de avena sin gluten
- 1 taza de agua purificada
- 1 taza de cubitos de hielo
- Suplemento AR (1 porción) o comida AR (¼ de taza de harina de plátano verde, ½ taza de aquafaba u otros de la página 92)
- Edulcorante al gusto (Stevia, Lo Han)
- ½ cucharadita de canela molida
- 3 clavos molidos
- 2 raciones de proteína de guisante en polvo u otra base proteica *(véase* la página 91)
- 3 a 5 gotas de extracto de almendra (opcional)
- ¼ de taza de almendras enteras tostadas sin sal

Coloca la avena en la batidora y mezcla durante 1 minuto, hasta reducir a polvo. Añade el agua, el hielo, el suplemento AR, el edulcorante, la canela, los clavos, la proteína en polvo y el extracto de almendra. Mezcla de 3 a 5 minutos, hasta que quede suave. Incorpora las almendras y bate durante 10 a 20 segundos, lo suficiente para romper las almendras y mezclarlas. Servir frío, usando una pajita de gran diámetro.

Papaya Ginger Mint

PREPARACIÓN: 5 MINUTOS

PARA 2 RACIONES

La papaya contiene patataína, una enzima natural que digiere proteínas. Sin embargo, cuanto más madura esté la papaya, menos patataína contiene, así que evita las que estén demasiado maduras. Esta receta también utiliza harina de plátano verde. La mayoría de tiendas de dietética natural lo venden; tiene un agradable sabor a plátano, menos dulce que los plátanos y ligeramente ácido. Se ha popularizado como una fuente adicional de almidón resistente. Además, esta receta funciona especialmente bien con 1 taza de yogur griego sin azúcar como base de proteínas.

- 1 taza de agua purificada
- 1 taza de cubitos de hielo
- Suplemento AR (1 porción) o comida AR (¼ de taza de harina de plátano verde, ½ taza de aquafaba u otros de la página 92)
- Edulcorante al gusto (Stevia, Lo Han)
- 1 taza de papaya fresca o congelada (evitar las maduras)
- 2 cucharaditas de jengibre fresco rallado
- Zumo de ½ limón
- ¼ de taza de harina de plátano verde o ½ plátano congelado (orgánico, si vas a incluir la piel)
- 2 raciones de proteína de guisante en polvo u otra base proteica *(véase* la página 91)
- ¼ de taza de hojas de menta fresca y 2 ramitas para servir
- 1 cucharada de semillas de lino

Coloca todos los ingredientes en la batidora y mezcla de 3 a 5 minutos, hasta que quede suave. Decorar con una ramita de menta. Servir frío, usando una pajita de gran diámetro.

Batido de bizcocho de zanahoria

PREPARACIÓN: 5 MINUTOS
PARA 2 RACIONES

Esta receta es una de las favoritas de mi familia. Mi mujer toma mucho zumo de zanahoria y después de licuarla, le sobran grandes cantidades de pulpa. Si alguna vez te encuentras en esta situación, usa el doble de pulpa de zanahoria que de zanahorias frescas. Si tienes zanahorias enteras en la nevera, también funcionarán bien; simplemente córtalas a trozos de 4 cm para que la batidora pueda agarrarlos.

- 1 taza de agua purificada
- 1 taza de cubitos de hielo
- Suplemento AR (1 porción) o comida AR (¼ de taza de harina de plátano verde, ½ taza de aquafaba u otros de la página 92)
- Edulcorante al gusto (Stevia, Lo Han)
- ½ plátano congelado (orgánico, si vas a incluir la piel)
- 2 raciones de proteína de guisante en polvo u otra base proteica *(véase* la página 91)
- ½ taza de zanahoria rallada o zanahorias baby
- ½ cucharadita de extracto de vainilla
- ½ cucharadita de tierra de canela
- 1 pizca de nuez moscada (preferiblemente recién rallada)
- 1 cucharada de grosellas secas (opcional)

Coloca todos los ingredientes salvo las grosellas en la batidora y mezcla de 3 a 5 minutos, hasta que estén suaves. Incorpora las grosellas y remueve muy poquito, lo justo para mezclarlas. Sirve frío, usando una pajita de gran diámetro.

Batido de romero y granada

PREPARACIÓN: 5 MINUTOS

PARA 2 RACIONES

Una leyenda de la Edad Media decía que si el romero crecía solo fuera de la casa, era una señal de que la mujer gobernaba el hogar. Nuestro romero está fuera de control, así que mi mujer debe ser la jefa absoluta de todo. El romero culinario difiere de la variedad ornamental. Si usas romero ornamental, utiliza aproximadamente la mitad y luego notarás sabor a pino.

Se ha demostrado que el romero mejora la función cognitiva y protege las células cerebrales contra el estrés de los radicales libres. Se ha comprobado que las semillas de granada mejoran la salud vascular y favorecen la circulación. Esta fruta es estacional y, para ser sincero, requieren demasiada preparación. Afortunadamente, la mayoría de los supermercados de alimentos naturales venden las semillas congeladas.

- 1 taza de agua purificada
- 1 taza de cubitos de hielo
- Suplemento AR (1 porción) o comida AR (¼ de taza de harina de plátano verde, ½ taza de aquafaba u otros de la página 92)
- Edulcorante al gusto (Stevia, Lo Han)
- ½ taza de semillas de granada
- 2 raciones de proteína de guisante en polvo u otra base proteica *(véase* la página 91)
- 1 taza de hojas de espinaca frescas bien lavadas
- 3 cucharadas de semillas de chía
- ½ cucharadita de romero fresco picado

Coloca todos los ingredientes en una batidora y mezcla de 3 a 5 minutos, hasta que quede suave. Servir frío, usando una pajita de gran diámetro.

Manzana con avena a la canela

PREPARACIÓN: 5 MINUTOS
PARA 2 RACIONES

Si quieres tener una mañana realmente productiva, intenta hacer este batido la noche anterior. Está siempre genial lo hagas como lo hagas, pero sabe mejor cuando las manzanas y la avena reposan más tiempo para fusionar sabores.

- ½ taza de copos de avena (sin gluten)
- 1 taza de agua purificada
- 1 taza de cubitos de hielo
- Suplemento AR (1 porción) o comida AR (¼ de taza de harina de plátano verde, ½ taza de aquafaba u otros de la página 92)
- Edulcorante al gusto (Stevia, Lo Han)
- ½ manzana Granny Smith sin corazón
- 2 raciones de proteína de guisante en polvo u otra base proteica (véase la página 91)
- 2 cucharadas de almendras enteras tostadas y sin sal
- ½ cucharadita de canela molida

Coloca la avena en la batidora y mezcla durante 1 minuto, hasta que quede reducida a polvo. Añade todos los ingredientes restantes y mezcla de 3 a 5 minutos, hasta que quede suave. Servir frío, usando una pajita de gran diámetro.

Batido de algarrobas, nueces y plátano

PREPARACIÓN: 5 MINUTOS

PARA 2 RACIONES

Las nueces pacanas son ricas en tantos nutrientes que son prácticamente una multivitamina natural. Sin embargo, pueden ponerse rancias con el tiempo, así que cómpralas peladas y a granel para poderlas guardar en el congelador, ya sean crudas o tostadas.

Las pacanas son aún más fáciles de digerir y más ricas cuando están ligeramente tostadas. Para tostarlas, extiende las mitades en la bandeja del horno y tuéstalas a 120 °C durante 30 minutos.

- 1 taza de agua purificada
- 1 taza de cubitos de hielo
- Suplemento AR (1 porción) o comida AR (¼ de taza de harina de plátano verde, ½ taza de aquafaba u otros de la página 92)
- Edulcorante al gusto (Stevia, Lo Han)
- ½ plátano congelado (orgánico, si vas a incluir la piel)
- 2 raciones de proteína de guisante en polvo u otra base proteica (véase la página 91)
- 2 cucharadas de algarrobo tostado en polvo
- 2 cucharadas de mitades o trozos de pacana

Coloca todos los ingredientes en la batidora y mezcla de 3 a 5 minutos, hasta que quede suave. Servir frío, usando una pajita de gran diámetro.

Mezcla superroja

PREPARACIÓN: 5 MINUTOS

PARA 2 RACIONES

Garantizada para teñir la camisa, esta mezcla es rica en betaína y polifenoles. Suelo usar remolacha cruda. Sólo recorta las puntas, guarda los tallos y las hojas para otro uso, y aplica a los bulbos un fregado minucioso con un cepillo grueso.

- 1 taza de agua purificada
- 1 taza de cubitos de hielo
- Suplemento AR (1 porción) o comida AR (¼ de taza de harina de plátano verde, ½ taza de aquafaba u otros de la página 92)
- Edulcorante al gusto (Stevia, Lo Han)
- ¼ de taza de cerezas picotas congeladas
- ½ taza de remolacha picada o cruda
- ¼ de taza de semillas de granada congeladas
- 2 raciones de proteína de guisante en polvo u otra base proteica (*véase* la página 91)
- 1 cucharada de semillas de cáñamo
- ½ cucharadita de cúrcuma fresca picada o cúrcuma molida

Coloca todos los ingredientes en una batidora y mezcla de 3 a 5 minutos, hasta que quede suave. Servir frío, usando una pajita de gran diámetro.

Pastel de calabaza y plátano

PREPARACIÓN: 5 MINUTOS
PARA 2 RACIONES

Éste es el momento de dar uso a las calabazas sobrantes de Halloween. Si aún no has probado la piel de plátano, éste es un buen batido para ver qué te parece. Ayuda a redondear el sabor y también añade textura.

- 1 taza de agua purificada
- 1 taza de cubitos de hielo
- Suplemento AR (1 porción) o comida AR (¼ de taza de harina de plátano verde, ½ taza de aquafaba u otros de la página 92)
- Edulcorante al gusto (Stevia, Lo Han)
- ½ plátano congelado (orgánico), con piel
- ½ taza de calabaza
- 2 raciones de proteína de guisante en polvo u otra base proteica *(véase* la página 91)
- ½ cucharadita de extracto de vainilla
- ¼ de cucharadita de especia para pastel de calabaza

Coloca todos los ingredientes en una batidora y mezcla de 3 a 5 minutos, hasta que quede suave. Servir frío, usando una pajita de gran diámetro.

Piña colada verde

PREPARACIÓN: 5 MINUTOS

PARA 2 RACIONES

Este batido tiene un sabor clásico. Pero pasa del ron durante el reset ¿vale? Es posible que necesites menos edulcorante que en otras recetas de batidos debido a la piña. Yo prefiero los trozos de piña congelada, pero busca los que no tengan azúcar añadida. Si es temporada de piña fresca, vale la pena comprarla y congelarla.

- 1 taza de agua purificada
- 1 taza de cubitos de hielo
- Suplemento AR (1 porción) o comida AR (¼ de taza de harina de plátano verde, ½ taza de aquafaba u otros de la página 92)
- Edulcorante al gusto (Stevia, Lo Han)
- ½ plátano congelado (orgánico, si vas a incluir la piel)
- ¼ de taza de trozos de piña
- 2 raciones de proteína de guisante en polvo u otra base proteica (*véase* la página 91)
- 2 tazas de espinacas frescas bien lavadas
- 2 cucharadas de coco fresco o de coco seco sin azúcar
- ½ cucharadita de jengibre fresco picado o jengibre molido

Coloca todos los ingredientes en la batidora y mezcla de 3 a 5 minutos, hasta que quede suave. Servir frío, usando una pajita de gran diámetro.

Algarroba a la menta

PREPARACIÓN: 5 MINUTOS
PARA 2 RACIONES

Aquí tenemos un combo de gran sabor. Puedes usar, si te gusta, una gotita de aceite esencial de grado alimenticio de menta, si no tienes hojas de menta a mano.

- 1 taza de agua purificada
- 1 taza de cubitos de hielo
- Suplemento AR (1 porción) o comida AR (¼ de taza de harina de plátano verde, ½ taza de aquafaba u otros de la página 92)
- Edulcorante al gusto (Stevia, Lo Han)
- ½ plátano congelado (orgánico, si vas a incluir la piel)
- 1 cucharada de algarroba tostada en polvo
- 2 cucharadas de menta fresca picada
- 2 raciones de proteína de guisante en polvo u otra base proteica (*véase* la página 91)
- 2 cucharadas de trozos de nuez

Coloca todos los ingredientes en la batidora y mezcla de 3 a 5 minutos, hasta que quede suave. Servir frío, usando una pajita de gran diámetro.

Té verde de Macadamia

PREPARACIÓN: 5 MINUTOS

PARA 2 RACIONES

En las culturas occidentales, entendemos el té como una bebida. Las culturas orientales utilizan su delicado sabor también para postres y platos salados. Durante la fase de reset, puedes obtener todo el sabor del té verde utilizando hojas de té verde descafeinadas. Busca un producto sin teína mediante el proceso de CO_2, y no por extracción con solvente. Durante la fase de mantenimiento, media cucharadita de polvo de matcha funciona bien con este batido, asumiendo que no seas sensible a la teína.

- 1 taza de agua purificada
- 1 taza de cubitos de hielo
- Suplemento AR (1 porción) o comida AR (¼ de taza de harina de plátano verde, ½ taza de aquafaba u otros de la página 92)
- Edulcorante al gusto (Stevia, Lo Han)
- ½ plátano congelado (orgánico, si vas a incluir la piel)
- 2 raciones de proteína de guisante en polvo u otra base proteica (véase la página 91)
- ⅓ de taza de nueces de Macadamia
- 1 bolsa de té verde descafeinado

Coloca todos los ingredientes juntos, vaciando también el contenido de la bolsa de té en la batidora. Mezclar de 3 a 5 minutos, hasta que quede suave. Servir frío, usando una pajita de gran diámetro.

Tarta de queso con arándanos

PREPARACIÓN: 5 MINUTOS
PARA 2 RACIONES

Para obtener la textura correcta, este batido debe hacerse la noche anterior para que quede más rico, o por lo menos con una hora de anticipación. Si no eres sensible a los lácteos, puedes usar queso cottage como base proteica.

- 1 taza de agua purificada
- 1 taza de cubitos de hielo
- Suplemento AR (1 porción) o comida AR (¼ de taza de harina de plátano verde, ½ taza de aquafaba u otros de la página 92)
- Edulcorante al gusto (Stevia, Lo Han)
- ½ taza de arándanos congelados
- 2 raciones de proteína de guisante en polvo u otra base proteica *(véase* la página 91)
- ¼ de taza de semillas de chía
- Zumo de 1 limón

Coloca todos los ingredientes en la batidora y mezcla de 3 a 5 minutos, hasta que quede suave. Servir frío, usando una pajita de gran diámetro.

Refresco de ciruelas verdes

PREPARACIÓN: 5 MINUTOS

PARA 2 RACIONES

Me encantan las ciruelas frescas, pero parece que tienen muy pocos días de perfecta madurez. Al usarlas en batidos se aumenta un poco la temporada porque puedes usarlas incluso si están demasiado maduras o demasiado verdes. La palabra «verde» del título de la receta se refiere al color del producto, ya que las ciruelas no tienen por qué ser verdes: negras, rojas o verdes, todas funcionan bien. Incluso puedes usar 2 ciruelas pasas como sustituto de cada ciruela fresca.

- 1 taza de agua purificada
- 1 taza de cubitos de hielo
- Suplemento AR (1 porción) o comida AR (¼ de taza de harina de plátano verde, ½ taza de aquafaba u otros de la página 92)
- Edulcorante al gusto (Stevia, Lo Han)
- 2 ciruelas maduras picadas
- Zumo de 1 limón
- 2 raciones de proteína de guisante en polvo u otra base proteica *(véase* la página 91)
- ¼ de taza de perejil fresco

Coloca todos los ingredientes en la batidora y mezcla de 3 a 5 minutos, hasta que quede suave. Servir frío, usando una pajita de gran diámetro.

Kiwi y naranja con cilantro

PREPARACIÓN: 5 MINUTOS

PARA 2 RACIONES

Como todas las verduras, el cilantro tiene propiedades de desintoxicación poderosas y en general es una de las mejores verduras. Cilantro es el término que usamos para las hojas de la misma planta que produce semillas de cilantro. Desafortunadamente, alrededor del 15% de las personas tienen una combinación de genes que puede hacer que el cilantro les parezca tener un sabor similar al del jabón, cosa que no pasa con las semillas. Cuando hagas este batido para amigos o invitados, pregunta con anticipación si les gustan las hojas de cilantro. Para aquellos que lo odian, incluso un poquito puede arruinarles el batido.

- 1 taza de agua purificada
- 1 taza de cubitos de hielo
- Suplemento AR (1 porción) o comida AR (¼ de taza de harina de plátano verde, ½ taza de aquafaba u otros de la página 92)
- 1 cucharada de harina de plátano verde
- Edulcorante al gusto (Stevia, Lo Han)
- 1 naranja pelada conservando algo de pulpa blanca
- 1 kiwi pelado
- 2 raciones de proteína de guisante en polvo u otra base proteica (*véase* la página 91)
- ⅓ de taza de cilantro fresco
- 2 cucharadas de pipas de girasol
- ½ cucharadita de jengibre fresco picado o jengibre molido

Coloca todos los ingredientes en la batidora y mezcla de 3 a 5 minutos, hasta que quede suave. Servir frío, usando una pajita de gran diámetro.

Melocotón con agua de rosas

PREPARACIÓN: 5 MINUTOS

PARA 2 RACIONES

Por lo general, puedes encontrar agua de rosas en tiendas de dietética o en tiendas de alimentación de la India o de oriente próximo. Vale la pena encontrarla, ya que aporta un sabor muy particular. El aceite esencial de rosa de calidad alimentaria puede funcionar, pero es fácil pasarse con la cantidad. Si vas a usar el aceite esencial, sumerge la punta de un palillo en el aceite y luego vierte agua sobre el palillo en la batidora.

- ½ taza de agua purificada
- ½ taza de agua de rosas
- 1 taza de cubitos de hielo
- Suplemento AR (1 porción) o comida AR (¼ de taza de harina de plátano verde, ½ taza de aquafaba u otros de la página 92)
- Edulcorante al gusto (Stevia, Lo Han)
- 1 melocotón maduro picado
- 2 raciones de proteína de guisante en polvo u otra base proteica (*véase* la página 91)
- 2 cucharadas de semillas de sésamo blanco

Coloca todos los ingredientes en la batidora y mezcla de 3 a 5 minutos, hasta que quede suave. Servir frío, usando una pajita de gran diámetro.

Refresco de lima y ciruela

PREPARACIÓN: 5 MINUTOS
PARA 2 RACIONES

Éste es otro buen uso de las ciruelas frescas. Contienen un laxante suave y natural llamado dihidroxifenil isatina, que ayuda a prevenir la reabsorción de la bilis del hígado. Esta receta también incluye semillas de hinojo. Si eres propenso a los gases o a la hinchazón, comprueba si el hinojo reduce tus síntomas. Le da a la mezcla un sutil sabor a regaliz/anís, pero si odias este sabor, puedes hacer el batido sin él.

- 1 taza de agua purificada
- 1 taza de cubitos de hielo
- Suplemento AR (1 porción) o comida AR (¼ de taza de harina de plátano verde, ½ taza de aquafaba u otros de la página 92)
- 1 cucharada de harina de plátano verde
- Edulcorante al gusto (Stevia, Lo Han)
- 1 ciruela madura picada
- Zumo de 1 lima
- 2 raciones de proteína de guisante en polvo u otra base proteica *(véase* la página 91)
- 1 cucharadita de semillas de hinojo (opcional)

Coloca todos los ingredientes en la batidora y mezcla de 3 a 5 minutos, hasta que quede suave. Servir frío, usando una pajita de gran diámetro.

Moras y almendras con chía

PREPARACIÓN: 5 MINUTOS

PARA 2 RACIONES

Al igual que en muchas recetas de este libro, este batido lleva un poco de extracto de almendra. Un amigo me preguntó por qué no especifico nunca que deba usarse «extracto natural de almendra». Aquí está la respuesta corta: no importa. El sabor puro de la almendra proviene de un compuesto llamado benzaldehído, y el benzaldehído está más concentrado en las almendras amargas. (También se encuentra en pequeñas cantidades en otras plantas como la canela). La mayoría del extracto natural de almendra se extrae de las almendras amargas. La preocupación es que el proceso de extracción inevitablemente deja un toque de cianuro en el producto final. De hecho, si te tomaras unas cuantas botellitas de extracto natural de almendra a la vez, podría ser perjudicial. El extracto sintético de almendra consigue el sabor del benzaldehído, sin el cianuro.

¿Cuál es mejor? El benzaldehído, en las cantidades que se encuentran en almendras o extractos de almendra, es completamente inofensivo. Así que tanto el extracto de almendra sintético como el natural, son inocuos. Es posible que encuentres un extracto natural de almendra con pocos conservantes, pero de lo contrario, ambos tienen el mismo sabor y no son tóxicos. (Si crees que alguien en tu casa podría beberlo en cantidades desorbitadas, el extracto sintético de almendra sería lo más seguro).

Si estás en el reset, omite el aquafaba y el edulcorante en esta receta.

- 1 taza de agua purificada
- 1 taza de cubitos de hielo
- Suplemento AR (1 porción) o comida AR (¼ de taza de harina de plátano verde, ½ taza de aquafaba u otros de la página 92)
- Edulcorante al gusto (Stevia, Lo Han)
- 1 taza de moras frescas o congeladas
- ¼ de taza de semillas de chía

- 2 raciones de proteína de guisante en polvo u otra base proteica *(véase* la página 91)
- ½ cucharadita de extracto de almendra

Coloca todos los ingredientes en la batidora y mezcla de 3 a 5 minutos, hasta que quede suave. Servir frío, usando una pajita de gran diámetro.

Batido de lima y arándanos

PREPARACIÓN: 5 MINUTOS

PARA 2 RACIONES

Este batido también se puede hacer con casi cualquier otro tipo de baya si no tienes arándanos a mano. La pizca final de sal marina le da un toque especial, así que asegúrate de no olvidarla.

- 1 taza de agua purificada
- 1 taza de cubitos de hielo
- Suplemento AR (1 porción) o comida AR (¼ de taza de harina de plátano verde, ½ taza de aquafaba u otros de la página 92)
- 1 taza de arándanos congelados
- Zumo de 2 limas
- Ralladura de 1 limón
- Edulcorante al gusto (Stevia, Lo Han)
- 2 raciones de proteína de guisante en polvo u otra base proteica *(véase* la página 91)
- 2 cucharadas de semillas de chía
- ½ cucharadita de extracto de vainilla
- Pizca de sal gorda de mar

Incorpora todos los ingredientes salvo la sal a la batidora y mezcla de 3 a 5 minutos, hasta que quede suave. Verter en vasos para servir y espolvorear la sal por encima. Servir frío, utilizando una pajita de gran diámetro. Usa la pajita para remover ligeramente la sal.

Batido de pipas de girasol con sanguina

PREPARACIÓN: 5 MINUTOS

PARA 2 RACIONES

Es frecuente que las variedades más pigmentadas de un alimento sean más ricas en fitonutrientes protectores. Esta regla también es válida para las naranjas sanguinas. Un estudio con ratones demostró que las naranjas sanguinas tenían efectos específicos en la reducción de la atohepatitis, que es la grasa que obstruye el hígado. Las naranjas sanguinas tienen un rico sabor a naranja con matices de frambuesa. También es normal que sean más difíciles de pelar. Al igual que con todos los cítricos, intenta dejar algo de la piel blanca, porque es fuente principal de poderosos bioflavonoides como la hesperidina metil chalcona, que mejora la salud del hígado y la integridad vascular.

Para esta receta, intenta tostar las pipas. Cómpralas crudas y extiéndelas en la bandeja del horno para tostarlas a 100 °C durante 20 minutos. Guárdalas en la nevera, en un recipiente hermético de vidrio.

- 1 taza de agua purificada
- 1 taza de cubitos de hielo
- Suplemento AR (1 porción) o comida AR (¼ de taza de harina de plátano verde, ½ taza de aquafaba u otros de la página 92)
- 1 naranja sanguina pelada pero dejando algo de piel blanca
- Edulcorante al gusto (Stevia, Lo Han)
- 2 raciones de proteína de guisante en polvo u otra base proteica *(véase* la página 91)
- 2 cucharadas de pipas de girasol, preferiblemente tostadas
- ¼ de cucharadita de jengibre fresco picado o jengibre molido

Coloca todos los ingredientes en la batidora y mezcla de 3 a 5 minutos, hasta que quede suave. Servir frío, usando una pajita de gran diámetro.

Batido de cerezas Black Forest

PREPARACIÓN: 5 MINUTOS

PARA 2 RACIONES

Recuerda la regla: los alimentos que manchan son buenos para la salud. Cuando se trata del metabolismo, el tinte de los alimentos es bueno y el de color rojo es especialmente bueno. Los estudios han demostrado que las antocianinas de las cerezas hacen que el hígado sea capaz de aprovechar más triglicéridos almacenados y eliminar la acumulación de ácido úrico, que a menudo conduce al dolor en las articulaciones.

- 1 taza de agua purificada
- 1 taza de cubitos de hielo
- Suplemento AR (1 porción) o comida AR (¼ de taza de harina de plátano verde, ½ taza de aquafaba u otros de la página 92)
- Edulcorante al gusto (Stevia, Lo Han)
- ½ plátano (orgánico) congelado con su piel
- ½ taza de cerezas picotas troceadas y congeladas
- 2 cucharadas soperas de algarroba en polvo
- 2 raciones de proteína de guisante en polvo u otra base proteica (véase la página 91)
- 1 taza de espinacas frescas bien lavadas

Coloca todos los ingredientes en la batidora y mezcla de 3 a 5 minutos, hasta que quede suave. Servir frío, usando una pajita de gran diámetro.

Batido de energía verde

PREPARACIÓN: 5 MINUTOS

PARA 2 RACIONES

¿Es posible comer demasiada verdura? Todo es posible, pero no representa un riesgo probable para la gran mayoría de la gente. La clorofila tiene efectos incomparables cuando se trata de prevenir que las toxinas se mantengan circulando desde el tracto intestinal al torrente sanguíneo y que luego vuelva a empezar. Este batido es una forma deliciosa de obtener más beneficios de la clorofila. Muchos supermercados ofrecen «verduras energéticas», que son una mezcla de varios tipos de verduras lavadas y cortadas. Si no puedes encontrar esta mezcla, intenta combinar espinacas, acelgas y col rizada, o simplemente usa espinacas solas.

- 1 taza de agua purificada
- 1 taza de cubitos de hielo
- Suplemento AR (1 porción) o comida AR (¼ de taza de harina de plátano verde, ½ taza de aquafaba u otros de la página 92)
- ½ plátano congelado (orgánico, si es con piel)
- Edulcorante al gusto (Stevia, Lo Han)
- ½ aguacate mediano, pelado y sin hueso
- 3 tazas de mezcla de verduras (espinacas, acelgas, col rizada)
- 2 raciones de proteína de guisante en polvo u otra base proteica (*véase* la página 91)
- ⅓ de taza de perejil fresco

Coloca todos los ingredientes en la batidora y mezcla de 3 a 5 minutos, hasta que quede suave. Servir frío, usando una pajita de gran diámetro.

Bomba de frambuesas con chufa

PREPARACIÓN: 5 MINUTOS

PARA 2 RACIONES

Las chufas no son nueces en el sentido botánico. Sería más exacto pensar que son pequeñas patatitas secas. Son ricas en almidón resistente, muchas otras formas de fibra y minerales como el zinc y el manganeso. Las chufas son las raíces o tubérculos de muchas variedades de pastos silvestres. Los científicos actuales piensan que estos tubérculos constituyeron gran parte de la dieta de los primeros seres humanos.

Puede encontrar chufas con y sin piel; cualquiera de ellas tendrá buen sabor, aunque la piel proporciona más fibra. Si las comes para picar, no es obligatorio remojarlas primero, pero si las pones en remojo serán más fáciles de masticar. Para usar en este batido, no es necesario remojarlas si tu batidora es potente.

- ½ taza de chufas
- 1 taza de agua purificada
- 1 taza de cubitos de hielo
- Suplemento AR (1 porción) o comida AR (¼ de taza de harina de plátano verde, ½ taza de aquafaba u otros de la página 92)
- 1 cucharada de harina de plátano verde
- Edulcorante al gusto (Stevia, Lo Han)
- 1 taza de frambuesas frescas o congeladas
- 2 raciones de proteína de guisante en polvo u otra base proteica (*véase* la página 91)

Coloca las chufas en la batidora y mezcla 2 minutos, hasta reducirlas a polvo. Añade los ingredientes restantes y mezcla de 3 a 5 minutos, hasta que quede suave. Servir frío, usando una pajita de gran diámetro.

Batido de nueces de Brasil con menta

PREPARACIÓN: 5 MINUTOS
PARA 2 RACIONES

Las nueces de Brasil son la fuente de selenio sin parangón, aunque la cantidad exacta por nuez puede variar desde 30 mcg hasta 110 mcg. Puedes utilizar 1 o 2 nueces de Brasil al día como una simple póliza de seguro, además de tu dieta y suplementos.

- 1 taza de agua purificada
- 1 taza de cubitos de hielo
- Suplemento AR (1 porción) o comida AR (¼ de taza de harina de plátano verde, ½ taza de aquafaba u otros de la página 92)
- ½ plátano (orgánico) congelado con su piel
- Edulcorante al gusto (Stevia, Lo Han)
- 2 nueces de Brasil
- 1 a 3 gotas de aceite esencial de menta de grado alimenticio
- 2 raciones de proteína de guisante en polvo u otra base proteica (*véase* la página 91)

Coloca todos los ingredientes en la batidora y mezcla de 3 a 5 minutos, hasta que quede suave. Servir frío, usando una pajita de gran diámetro.

Batido de brownie de nueces y algarrobas

PREPARACIÓN: 5 MINUTOS

PARA 2 RACIONES

Confía en mí: mientras sean sin sal, las judías pintas no aportan ningún sabor específico, pero hacen un gran trabajo proporcionando la textura y el color del brownie. Son una de las fuentes más ricas de fibra y bioflavonoides.

- 1 taza de agua purificada
- 1 taza de cubitos de hielo
- Suplemento AR (1 porción) o comida AR (¼ de taza de harina de plátano verde, ½ taza de aquafaba u otros de la página 92)
- ½ taza de judías pintas sin sal, cocidas, enjuagadas y escurridas
- ½ plátano (orgánico) congelado con su piel
- Edulcorante al gusto (Stevia, Lo Han)
- 2 cucharadas soperas de algarroba en polvo
- 2 raciones de proteína de guisante en polvo u otra base proteica *(véase* la página 91)
- ½ taza de mitades de nuez

Coloca todos los ingredientes en la batidora y mezcla de 3 a 5 minutos, hasta que quede suave. Servir frío, usando una pajita de gran diámetro.

Smoothie de albahaca con limón

PREPARACIÓN: 5 MINUTOS

PARA 2 RACIONES

No puedes equivocarte con la albahaca. Es un potente adaptógeno y relajante. Eficaz para aliviar los efectos del estrés crónico, también es un buen tónico antiviral. Cuando sientas que estás al borde de un resfriado, hazte este batido y aprovecha para hacer un pesto para la cena.

- 1 taza de agua purificada
- 1 taza de cubitos de hielo
- Suplemento AR (1 porción) o comida AR (¼ de taza de harina de plátano verde, ½ taza de aquafaba u otros de la página 92)
- ½ plátano (orgánico) congelado con su piel
- Edulcorante al gusto (Stevia, Lo Han)
- 8 hojas frescas de albahaca
- Zumo de 1 limón

Coloca todos los ingredientes en la batidora y mezcla de 3 a 5 minutos, hasta que quede suave. Servir frío, usando una pajita de gran diámetro.

Melocotón con cardamomo

PREPARACIÓN: 5 MINUTOS
PARA 2 RACIONES

Al igual que otras frutas de hueso, los melocotones frescos tienen muy poco tiempo de madurez óptima. Cómpralos congelados o congela los frescos. El cardamomo es casi siempre una combinación perfecta para los melocotones. Es una especia que se usa mucho en la cocina de la India, pero a menudo se desconoce en otros lugares. El cardamomo es un remedio específico de la medicina ayurvédica para romper los depósitos de bilis y grasa atrapados en el hígado. La semilla de cardamomo molida va bien, pero las vainas con las semillas aportan un sabor mucho más fresco.

- 1 taza de agua purificada
- 1 taza de cubitos de hielo
- Suplemento AR (1 porción) o comida AR (¼ de taza de harina de plátano verde, ½ taza de aquafaba u otros de la página 92)
- 1 melocotón maduro picado
- Edulcorante al gusto (Stevia, Lo Han)
- ½ cucharadita de vainas de cardamomo
- 2 cucharadas de semillas de chía

Coloca todos los ingredientes en una batidora y mezcla de 3 a 5 minutos, hasta que quede suave. Servir frío, usando una pajita de gran diámetro.

CAPÍTULO OCHO

Cenas y alimentos ilimitados

BOLES RÁPIDOS

Los tazones o boles que aquí presentamos son uno de los platos más versátiles que existen. No sólo puedes incluir la cantidad que te parezca oportuna, sino que puedes llenar un bol con todo tipo de ingredientes deliciosos, dentro de los alimentos permitidos, claro está. Es posible que te guste poner más verdura o más arroz. Sea como sea, no hay una manera incorrecta de preparar un bol y harán que la cena sea tu ingesta favorita.

Bol de salmón a la parrilla en 10 minutos

TIEMPO DE PREPARACIÓN: 35 MINUTOS (INCLUYE COCINAR EL ARROZ MARRÓN)
TIEMPO DE COCCIÓN: 10 MINUTOS
1 RACIÓN

El pescado demasiado cocido se pone gomoso y reseco. El secreto para cocinar este salmón es cocinarlo ligeramente. De esta manera, se continua «cociendo» mientras reposa durante el montaje del plato.

- Aceite de aguacate en spray
- 1 filete de salmón (de 4 a 6 onzas)
- 1 cucharada de mostaza de Dijon integral
- ½ o ¾ de taza de arroz integral cocido
- Zumo de ½ limón
- Sal y pimienta
- 2 dientes de ajo machacados

Aderezos opcionales
- Rábano a rodajas
- Aros de cebolleta
- Espinacas frescas
- Coles
- Rodajas de pepino
- ⅓ de aguacate en rodajas
- Zanahoria en rodajas

Pulveriza un poco de aceite en una sartén y ponla a fuego medio.

Mezcla la mostaza, el zumo de limón y el ajo en un bol y echa la pasta resultante sobre el filete de salmón. Pon el salmón en la sartén con la piel hacia arriba de 3 a 7 minutos (dependiendo del grosor), luego dale la vuelta, añade un poco más de aceite, si fuera necesario, y dora de 2 a 5 minutos más, o hasta que el salmón esté firme.

Coloca el arroz caliente en el bol de ración y cubre con el salmón. Incorpora tantos ingredientes opcionales como quieras. Sazona al gusto con sal y pimienta, y disfruta.

Versión vegana

En lugar de salmón, considera el uso de la marca sin soja Quorn o de tofu extra-firme orgánico sin OGM. También tienes la opción de añadir a la verdura una porción extra de proteína en polvo.

Bol de pollo a la asiática

TIEMPO DE PREPARACIÓN: 35 MINUTOS (INCLUYE COCER EL ARROZ)
TIEMPO DE COCCIÓN: DE 10 A 15 MINUTOS
1 RACIÓN

Esta receta utiliza algunos ingredientes básicos y los reúne para una comida rápida, fácil y deliciosa. Todo lo que necesitas es un puñado de pollo, condimentos y algunas verduras deliciosas como el bok choy. ¿Tienes prisa? Ten el arroz integral listo para llevar y te llevará sólo unos 10 minutos.

◆ Aceite en spray
◆ 1 o 2 dientes de ajo
◆ 1 cucharadita de jengibre fresco rallado
◆ 3 o 4 ramas y hojas de bok choy picadas
◆ 1 paquete de champiñones en láminas
◆ 1 taza de pollo cocido picado
◆ 1 cucharada de salsa de soja
◆ ½ cucharadita de cebolla seca
◆ ½ a ¾ de taza de arroz integral cocido
◆ 1 o 2 cebolletas verdes picadas
◆ ¾ de taza de zanahoria cruda picada o rallada
◆ 1,5 cucharadas de anacardos picados
◆ Sal y pimienta

Cubre ligeramente una sartén o wok con el spray de cocina y caliente la sartén a fuego medio-alto. Añade el ajo y el jengibre y saltea durante 30 a 60 segundos hasta que se ablanden. Añade los tallos de bok choy y los champiñones, y cocina hasta que los tallos estén blandos, aproximadamente 2 minutos. Añade las hojas y continúa cocinando hasta que los champiñones estén dorados, aproximadamente 3 minutos más. Cubre otra sartén con un poco de aerosol para cocinar, luego añade el pollo, la salsa de soja y la cebolla en polvo. Remueve los ingredientes hasta que estén cocidos, aproximadamente 5 minutos (o hasta que se calienten, si se usa pollo desmenuzado). Coloca el arroz integral, el bok choy y el pollo en un bol para servir y cúbrelos con las cebollas verdes, la zanahoria y los anacardos. Sazona al gusto con sal y pimienta.

Versión vegana

En lugar de pollo, puedes usar tempeh, tofu o edamame, utilizando productos orgánicos y sin OGM. Otras posibilidades incluyen la espirulina o la levadura nutricional. También tienes la opción de tomar una porción extra de proteína en polvo con la cena.

Bol de «Taco» de pescado
con almendras

TIEMPO DE PREPARACIÓN: 5 MINUTOS
TIEMPO DE COCCIÓN: 10 MINUTOS
1 RACIÓN

Fresco, con el sabor simple y clásico mexicano. Éste no es el tipo de comida mexicana que encontrarás en los restaurantes de comida rápida; verás que es ligero y diferente, sin embargo, sacia. Las almendras le dan un toque muy agradable.

- Aceite en spray
- 1 taza de almendras picadas
- 1 lima
- 1 filete de pescado blanco a elección
- ½ taza de judías pintas cocidas, enjuagadas y escurridas
- 2 tazas de lechuga picada
- 1 cebolla pequeña picada
- 1 tomate mediano maduro en rodajas
- 2 tortas de arroz picadas
- Sal y pimienta
- Cilantro fresco picado (opcional)

Echa un poco de aceite en spray en la sartén y ponla a fuego medio-alto. Coloca las almendras en un plato con agua. Exprime alrededor de la mitad del zumo de limón sobre el pescado, frotándolo, y luego escurre las almendras. Dispón el pescado en la sartén caliente y saltea de 3 a 5 minutos. Dale la vuelta al pescado, añade un poco más de aceite y dora de 3 a 5 minutos más, o hasta que el pescado esté firme y se desmenuce fácilmente. Mete las judías, la lechuga y la cebolla en un bol de servicio. Añade el tomate, luego desescama el pescado con un cuchillo y métalo en el bol. Espolvorea las tortas de arroz picadas por encima. Exprime el zumo de limón restante, sazona al gusto con sal y pimienta, y cubre con el cilantro, si te gusta.

Versión vegana

En lugar de pescado, usa tofu orgánico y sin OGM. También tienes la opción de añadir una porción extra de proteína en polvo con la cena.

PLATOS LIGEROS

Ensalada de pollo con tomate y manzana

TIEMPO DE PREPARACIÓN: 10 MINUTOS
2 RACIONES

Esta receta puede parecer al principio un poco fuera de lo común. Utiliza patatas fritas en rodajas como base para esta fantástica ensalada de pollo y manzana. Ofrece una explosión de sabor que hace que la cena resulte un tanto especial. Si eliges la opción de yogur, añade un poco de grasa saludable a la mezcla incorporando 8 almendras o 1 trozo de aguacate.

◆ 2 tazas de pollo cocido a cubitos
◆ 1 manzana pequeña sin corazón a cubitos
◆ 2 cebolletas verdes en aros
◆ Cilantro picado, también para servir (opcional)
◆ 2 cucharadas de mayonesa sin huevo o yogur natural sin grasa y alto en proteínas
◆ 2 tomates maduros a rodajas
◆ Sal y pimienta

Mezcla el pollo, la manzana, las cebolletas verdes y el cilantro en un bol. Añade la mayonesa y remueve bien. Coloca las rodajas de tomate en platos individuales y dispón un poco de ensalada encima. Espolvorea con sal y pimienta al gusto. Si quieres, espolvorea un poco más de cilantro por encima.

Versión vegana
En lugar de usar el pollo, utiliza quorn sin soja o tempeh no GMO. Además, puedes emplear una alternativa vegana a la mayonesa, como es la veganesa.

También tienes la opción de tomar una porción extra de proteína en polvo para la cena.

Sobras

Si te sobra ensalada, tápala con film transparente y guárdala en la nevera para almorzar al día siguiente, todo lo que necesitarás será otro tomate.

Saquitos de lechuga con quinoa

TIEMPO DE PREPARACIÓN: 10 MINUTOS
TIEMPO DE COCCIÓN: 15 MINUTOS
4 RACIONES

En mi casa los martes se cenan tacos. Es uno de los mejores días en mi casa, y nos encanta la oportunidad de ser creativos y disfrutar de todos esos sabores mexicanos. Estos tacos, en particular, son excelentes porque contienen buenas fuentes de proteínas y fibra. Su frescor es perfecto para el verano, pero la verdad es que es una excelente comida durante todo el año.

- 1 taza de quinoa enjuagada
- 2 cucharadas de aceite de aguacate
- 3 dientes de ajo picados
- ½ cebolla roja en rodajas finas
- Pizca de sal marina
- Pimienta recién molida
- 1 tarro de judías negras escurridas y enjuagadas
- 1 taza de maíz congelado (orgánico)
- 1 taza de pimiento rojo en rodajas finas
- 2 tazas de pollo cocido picado (orgánico)
- 2 cucharadas de condimento para tacos (sin MSG)
- Zumo de 1 lima
- Zumo de 1 limón
- ⅓ de taza de cilantro fresco picado
- 1 cucharadita de comino molido
- 1 lechuga con las hojas separadas y limpias

Opcional
- ½ taza de cilantro fresco picado
- 1 aguacate mediano, cortado en cubitos
- ½ taza de jalapeño a rodajas
- 1 lata de chiles verdes
- 2 tomates cortados a cubitos

Cuece la quinoa según las instrucciones del paquete.

Mientras tanto, coloca el aceite de aguacate, el ajo, la cebolla roja, la sal y la pimienta en una sartén grande a fuego medio. Cuece 8 minutos, o hasta que despida olor. Añade la quinoa, las judías, el maíz, el pimiento y el pollo, removiendo. Incorpora el condimento para tacos y los zumos de lima y limón. Espolvorea con cilantro y comino.

Dispón un poco de la mezcla de quinoa en el centro de cada hoja de lechuga. Añade los aderezos opcionales y dobla los bordes de la hoja sobre sí mismos para formar un saquito. Servir.

Versión vegana

En lugar del pollo, puedes usar tempeh no-GMO. También tienes la opción de tomar una porción extra de proteína en polvo con la cena.

Sobras

Si te queda algo de quinoa, tápala bien y refrigérala para disfrutar de más tacos otro día.

Saquitos de lechuga con pavo saludable

TIEMPO DE PREPARACIÓN: 5 MINUTOS
TIEMPO DE COCCIÓN: 15 MINUTOS
12 A 16 SAQUITOS O 4 RACIONES

Los saquitos de lechuga son una excelente manera de obtener una buena proteína mientras disfrutas de una comida ligera y rápida. Recuerda que cuando comes de manera saludable, hay formas de modificar esos alimentos favoritos por su «comodidad» para adaptarlos a la dieta y hacerlos aún más agradables. ¡Basta con añadir arroz cocido! Al disponer la mezcla en los saquitos de lechuga, asegúrate de seguir una proporción de 1:1 de pavo y arroz. Esto da lugar a la textura correcta y a la combinación de sabores ideal.

Para la salsa

- ⅔ de taza de salsa teriyaki sin gluten
- ⅔ de taza de agua
- 1 cucharada de xilitol
- ½ cucharadita de mostaza seca
- ½ cucharadita de ajo granulado
- ½ cucharadita de cebolla en polvo
- ¼ de cucharadita de jengibre molido
- 1,5 cucharadas de salsa de chile dulce

Para los saquitos

- 1 cucharada de aceite de aguacate
- 1 taza de zanahorias picadas (2 medianas)
- 1 taza de apio picado (1 tallo)
- 1 taza de champiñones picados
- Sal marina y pimienta
- 400 g de pavo (orgánico)
- 3 cebolletas tiernas
- 2 tazas de arroz integral cocido
- 12 a 16 hojas de lechuga (si es iceberg más porque pueden rasgarse)

HAZ LA SALSA. Combina todos los ingredientes en una cacerola pequeña y calienta a fuego medio hasta que la mezcla llegue a ebullición baja. Remueve constantemente durante 4 minutos para espesar. Retira del fuego.

PREPARAR LOS SAQUITOS. Calienta aceite en una cacerola o sartén grande a fuego medio-alto. Cuando esté bien caliente, añade las zanahorias, el apio y los champiñones. Remueve para integrar y sazona ligeramente con sal y pimienta. Saltea las verduras, removiendo ocasionalmente, durante 6 minutos o hasta que estén tiernas. Incorpora el pavo a la sartén, desmenuzándolo con la espátula mientras se cuece. Sazona nuevamente con sal y pimienta, luego añade las cebolletas y cuece de 5 a 6 minutos, o hasta que el pavo esté cocido.

Escurre cualquier líquido de la sartén y luego añade alrededor de ½ taza de salsa. Remueve para integrar y añade la salsa adicional que quieras.

Coloca las hojas de lechuga en la encimera y rellénalas con el arroz y un poco de pavo. Doblar los saquitos y servir con la salsa restante a un lado.

Versión vegana
En lugar de pavo, usa tempeh orgánico sin OGM desmenuzado. También tienes la opción de tomar una porción extra de proteína en polvo.

Sobras
Guarda el pavo sobrante por separado, tapado y refrigerado, para ponerlo en otros saquitos de lechuga otro día.

Ensalada de calabaza

TIEMPO DE PREPARACIÓN: 10 MINUTOS
TIEMPO DE COCCIÓN: 30 MINUTOS
1 RACIÓN

Si quieres una receta fácil de preparar o algo rápido, esta ensalada de calabaza es la respuesta. Lo mejor de todo es que también puedes reemplazar la calabaza con calabacín, según la temporada, para que puedas disfrutar de esta receta todo el año.

- 2 cucharaditas de aceite
- 5 tazas de calabaza a cubitos o calabacín
- Sal y pimienta
- 2 cucharadas de zumo de naranja fresco
- 1,5 cucharadas de aceite de nuez de Macadamia o de semilla de uva
- 1,5 cucharadita de zumo de limón
- ½ taza de nueces picadas
- 8 tazas de rúcula
- ½ taza de arándanos frescos o frambuesas
- 2 pechugas de pollo deshuesadas y sin piel, cocidas y desmenuzadas

Precalienta el horno a 200 °C.

Mezcla los cubos de calabaza con el aceite y añade sal y pimienta al gusto. Extiende la calabaza en una bandeja y hornea 15 minutos. Remueve y continúa asando otros 15 minutos, hasta que estén blandos y ligeramente dorados. Deja enfriar la calabaza. Mientras tanto, mezcla el zumo de naranja, el aceite de Macadamia y el zumo de limón en un bol grande. Añade las nueces y la rúcula, removiendo para integrar la vinagreta. Salpimenta nuevamente. Incorpora las bayas, el pollo y la calabaza, y mezcla suavemente. Sirve.

Versión vegana

En lugar de pollo, usa quorn sin soja. También tienes la opción de tomar una porción extra de proteína en polvo con la cena.

Tarro de ensalada deliciosa

TIEMPO DE PREPARACIÓN: 10 MINUTOS
1 RACIÓN

Ésta es una ensalada simple, sana y deliciosa ¡y muy aparente! Es la comida perfecta, ya que puedes montarla rápidamente y salir por la puerta en un santiamén ¿Lo mejor? Está lista para servir. ¡Y puedes ser creativo! Si quieres usar arroz o patatas en lugar de garbanzos ¡adelante! Juega con los ingredientes pero haz que sean lo más coloridos posible.

- 2 cucharadas de aderezo a elegir
- 1 tarro con tapa de rosca
- 1 taza de uvas o tomates cherry
- ½ taza de garbanzos cocidos, escurridos y enjuagados
- 1 pimiento rojo asado, sin semillas
- 2 o 3 aceitunas pequeñas picadas
- 50 g de rúcula, lavada y seca
- 50 g de espinacas frescas, lavadas y secas
- 1 taza de pollo cocido rallado
- 3 o 4 nueces picadas

Vierte el aderezo en el fondo del tarro. Coloca los ingredientes encima en este orden: tomates, garbanzos, pimientos rojos asados, aceitunas, rúcula, espinacas, pollo y nueces. Puedes poner el aderezo en un recipiente pequeño por separado para añadirlo en el último momento. El tarro de ensalada puede durar 3 o 4 días, pero lo mejor es comerlo en 1 o 2 días.

Versión vegana

En lugar del pollo, puedes utilizar quorn sin soja o tofu extrafirme orgánico sin OGM. También tienes la opción de tomar una porción extra de proteína en polvo con la cena.

Ensalada de guisantes con eneldo, patatas, remolacha y zanahoria

TIEMPO DE PREPARACIÓN: 10 MINUTOS
TIEMPO DE COCCIÓN: 45 MINUTOS
2 RACIONES

Ésta es una ensalada para quienes siguen su propio ritmo. Está llena de excelentes verduras y es una forma fácil de preparar una comida sin tener que encender el fuego. El eneldo le da un toque especial. Puedes preparar las remolachas, las patatas y las zanahorias con anticipación; y como la ensalada se sirve fría, está lista para llevar.

- 2 remolachas medianas rojas o doradas, con el tallo y la cola recortados
- 3 patatas medianas
- 2 zanahorias medianas en trozos de 3 cm
- 1 taza de cebolla roja picada
- ½ taza de pepinillos naturales picados
- ¼ de taza de eneldo fresco picado
- ¼ de taza de aceite de Macadamia o aceite de semilla de uva
- ¼ de taza de vinagre de vino tinto
- 2 cucharaditas de mostaza a la antigua
- ½ cucharadita de sal de mar
- ¼ de cucharadita de pimienta negra recién molida
- ½ taza de guisantes
- 1 lata de sardinas, escurridas

Corta las remolachas por la mitad y cuécelas al vapor hasta que estén tiernas y entre bien la punta de un cuchillo; esto te llevará de 20 a 35 minutos, dependiendo del tamaño. Deja enfriar. Pélalas y córtalas a cubos de 2 cm.

Mientras tanto, coloca las patatas en una cacerola y cubre con agua. Lleva a ebullición y cuece hasta que estén casi blandas, unos 15 minutos. Añade la zanahoria y cuece 5 minutos más, hasta que las patatas estén tiernas y las zanahorias al dente. Escurre y deja enfriar. Pela las patatas y córtalas en cubos de 2 cm.

En un bol grande, combina las remolachas, las patatas, las zanahorias, la cebolla roja, los pepinillos y la mitad del eneldo. En otro bol pequeño, mezcla el aceite, el vinagre, la mostaza, la sal, la pimienta, y bate. Vierte el aderezo sobre las verduras, removiendo suavemente para combinar.

Servir a temperatura ambiente o bien frío. Justo antes de servir, coloca los guisantes sobre la ensalada, incorpora las sardinas por encima y espolvorea el eneldo restante.

Versión vegana

En lugar de sardinas, usa tofu orgánico sin OGM. También tienes la opción de tomar una porción extra de proteína en polvo con la cena.

Ensalada de gambas con quinoa

TIEMPO DE PREPARACIÓN: 15 MINUTOS
TIEMPO DE COCCIÓN: 10 MINUTOS
4 RACIONES

Las gambas y la quinoa son excelentes alimentos por sí solos, pero cuando se unen, se obtiene lo mejor de ambos mundos y un poco más. Esta ensalada fresca y ligera para la cena sale aún mejor con algunas verduras y tomates cherry. Es un plato rápido, fácil y lleno de sabor: exactamente lo que quieres para tu cena.

Para las gambas
- 1 cucharada de aceite de oliva
- 400 g de gambas grandes, limpias
- 2 dientes de ajo machacados
- Zumo de ½ limón
- Sal y pimienta
- Sriracha u otra salsa picante, al gusto (opcional)
- 1 cucharada de cilantro fresco picado

Para la ensalada
- 1 taza de quinoa cocida
- 1 taza de espinacas frescas picadas
- ¼ de taza de perejil fresco picado
- ¼ de taza de cilantro fresco picado
- ¼ de taza de cebolletas picadas
- 1 lata de garbanzos, escurridos y enjuagados

Para el aderezo
- Ralladura y zumo de ½ limón
- 1 cucharada de tahin
- 2 cucharadas de aceite de oliva
- Sal y pimienta
- 1 a 2 dientes de ajo machacados
- Sal y pimienta

HAZ LAS GAMBAS. Calienta el aceite en una sartén a fuego medio-alto. Añade las gambas, el ajo, el zumo de limón, la sal y la pimienta. Saltea aproximadamente 2 minutos, luego incorpora la salsa picante, si te gusta. Continúa salteando hasta que las gambas estén rosadas y opacas, aproximadamente 5 minutos. Espolvorea con cilantro.

HAZ LA ENSALADA. En un bol, mezcla la quinoa, las espinacas, el perejil, el cilantro, las cebolletas y los garbanzos.

HAZ EL ADEREZO. En un bol pequeño, combina el zumo y la ralladura de limón, el tahin, el aceite, el ajo, la sal y la pimienta.

Vierte el aderezo sobre la quinoa, incorpora las gambas y sirve.

Versión vegana

En lugar de gambas, usa tofu extrafirme orgánico y sin OGM, sazonado con 1 cucharadita de levadura nutricional. También tienes la opción de tomar una porción extra de proteína en polvo con la cena.

Sobras

Si te sobra ensalada, aprovecha para hacer un Tarro de ensalada deliciosa. Podrás cenar lo mismo otro día.

PLATOS ABUNDANTES

Pastel Shepherd

TIEMPO DE PREPARACIÓN: 10 MINUTOS
TIEMPO DE COCCIÓN: 40 MINUTOS
4 RACIONES

Ésta es una de mis recetas favoritas. Realmente define lo que viene a la cabeza cuando piensas en una «comida reconfortante». En lugar de una cobertura de puré de patatas, usaremos puré de coliflor. Es perfecto para el otoño o el invierno, y recalentado sabe igual de bien de un día para otro. ¿Cómo no te va a gustar?

- 1 cucharada de aceite de oliva
- 1 o 2 dientes de ajo picados
- 1 chalota grande en rodajas
- 1 cebolla blanca grande picada
- 1 kg de pavo picado
- ½ cucharadita de tomillo seco
- 2 tazas de zanahorias en rodajas
- ¼ de taza de apio en rodajas
- 1 calabacín grande en cubos
- ¼ de cucharadita de sal
- 3 tazas de coliflor cocida y chafada

Precalienta el horno a 175 °C.

Calienta el aceite en una sartén a fuego medio. Añade el ajo, la chalota y la cebolla, y saltea hasta que transparenten, aproximadamente 3 minutos. Incorpora el pavo, separándolo con una espátula, luego añade el tomillo, las zanahorias, el apio, el calabacín y la sal. Sigue cociendo hasta que las verduras estén tiernas; no tienen que estar completamente cocidas porque luego van al horno.

Coloca la mezcla en un molde alargado para hornear.

Extiende el puré de coliflor por encima de la mezcla de pavo y verduras. Hornea el pastel durante 30 minutos, o hasta que esté bien dorado por la parte superior y el relleno esté burbujeando un poco en los bordes. Cortar en 12 porciones y dejar enfriar un poco antes de servir.

Versión vegana

En lugar del pavo, usar tempeh desmenuzado, orgánico y sin OGM. También tienes la opción de tomar una porción extra de proteína en polvo con la cena.

Sobras

Cubre bien y guarda en la nevera las porciones sobrantes. Serán una comida perfecta al día siguiente, y se congelan excepcionalmente bien.

Col rellena dulce y sabrosa

TIEMPO DE PREPARACIÓN: 10 MINUTOS
TIEMPO DE COCCIÓN: 2 HORAS 10 MINUTOS
8 RACIONES

¿Tienes un poco más de tiempo para dedicarle a la cena? Esta receta no te decepcionará. Una combinación sabrosa y dulce, donde la col vehicula una selección de sabores sorprendentes, como las pasas orgánicas, por ejemplo.

- 1 col verde mediana
- Aceite de aguacate en spray
- ½ cebolla blanca mediana cortada en cubitos
- 3 dientes de ajo picados
- ¼ de taza de tomates secados al sol (opcional)
- 1 cucharadita de albahaca seca
- 400 g de carne picada de ternera (idealmente magra y alimentada con pasto)
- Paprika ahumada
- Sal y pimienta
- 6 zanahorias grandes ralladas
- ¼ de taza de pasas (orgánicas)
- 1 tarro de salsa de tomate

Precalienta el horno a 125 °C.

Ablanda la col. Puedes hacerlo de dos maneras: trocear la col y luego colocarla en el microondas durante 7 minutos, o cocerla a fuego lento en agua hirviendo hasta que las hojas se ablanden. Retira las hojas a medida que se ablandan y sumérgelas en un recipiente con agua helada. Seca las hojas, continúa ablandándolas hasta que consigas 8 hojas blandas y enteras para rellenar.

Pon el aceite en una sartén a fuego medio-alto y luego saltea la cebolla hasta que esté transparente, aproximadamente 3 minutos. Añade el ajo, los tomates y la albahaca. Sofríe de 1 a 2 minutos o hasta que suelte fragancia. Incorpora la carne picada rompiéndola con una espátula mientras se mezcla con la cebolla en la sartén. Sofríe de 3 a 4 minutos, hasta que esté ligeramente dorada. Añade la paprika, la sal y la pimienta al gusto; mezcla bien.

Extiende las hojas de col abiertas en la encimera y dispón un poco de mezcla en el centro de cada una. Añade las zanahorias y las pasas, repartiéndolas entre las hojas. Enrolla las hojas de col.

Extiende la salsa de tomate en una bandeja para horno con las 8 coles rellenas encima de la salsa; luego riega la salsa de tomate restante sobre la parte superior.

Cubre la bandeja con papel de plata y hornea 2 horas.

Extra

Si no quieres usar carne de res alimentada con pasto, sustitúyela por carne picada de cerdo o de pavo.

Versión vegana

En lugar de la carne picada, emplea tempeh desmenuzado orgánico y sin OGM o tofu extrafirme prensado y desmenuzado. Para hacer tofu prensado, corta el tofu en porciones de 1 cm, ponlo sobre una paño limpio y añade un peso, como una sartén pesada o una tabla para cortar verdura. Deja reposar 30 minutos. También tienes la opción de tomar una porción extra de proteína en polvo con la cena.

Sobras

Cubre la bandeja y refrigera para disfrutarla al día siguiente, que estará mucho más rica.

Risotto vegano de calabaza

TIEMPO DE PREPARACIÓN: 5 MINUTOS
TIEMPO DE COCCIÓN: 30 MINUTOS
6 RACIONES

Soy un fanático de las versiones veganas de recetas clásicas ¡y este risotto es una de ellas! La calabaza aporta un sabor dulce y único, perfecto para el otoño como plato vegetariano de Acción de Gracias o incluso para una cena un de un día cualquiera.

- 1 cucharada de aceite de oliva
- 1 cebolla blanca mediana en cubitos
- 2 tazas de arroz arborio (u otro grano corto)
- 1 taza de vino de cocina
- 4 tazas de caldo de verduras caliente
- 1 taza de puré de calabaza
- 1 cucharadita de jengibre fresco rallado
- 1 cucharadita de nuez moscada rallada
- 1 cucharada de albahaca fresca picada
- Sal y pimienta

Calienta el aceite en una sartén grande a fuego medio. Añade la cebolla y saltea hasta que esté translúcida, de 3 a 5 minutos. Incorpora el arroz y saltea de 1 a 2 minutos. Añade lentamente el vino y remueve. Una vez que se haya evaporado el alcohol, empieza a añadir el caldo, media taza cada vez. Deja que el arroz absorba el caldo antes de añadir la siguiente media taza. Remueve frecuentemente y deja que el risotto se cocine a fuego lento hasta que el caldo se haya absorbido por completo y los granos de arroz estén hinchados y traslúcidos, pero no blandos, aproximadamente 20 minutos.

Incorpora la calabaza, el jengibre, la nuez moscada y la albahaca. Sazona al gusto con sal y pimienta. Espera a que todo se caliente, luego sirve.

Consejo

Si eres alérgico al gluten, asegúrate de usar arroz arborio certificado sin gluten para evitar cualquier contaminación cruzada.

Asado de carne con verduras otoñales

TIEMPO DE PREPARACIÓN: 10 MINUTOS
TIEMPO DE COCCIÓN: 3 A 4 HORAS
6 RACIONES

Aunque vivo en el desierto, cuando empieza a hacer frío recurro a esta fantástica receta de carne. Lleva una buena colección de verduras que, a través de una cocción lenta y prolongada, realmente consigue absorber todos los sabores. Este plato te calienta, por dentro y por fuera.

- 1 cucharada de aceite de oliva virgen extra
- 1 cucharadita de sal de mar
- 1 cucharadita de pimienta negra recién molida
- 1 carne asada sin hueso, de 1 kg o 1,5 kg (orgánica)
- 2 cucharaditas de tomillo seco
- 1 cebolla mediana cortada en trozos
- 2 tazas de caldo de verduras (eco) o de puré de tomate
- 2 tazas de caldo de ternera (eco)
- 3 o 4 zanahorias grandes cortadas en trozos
- 4 o 5 patatas rojas cortadas en trozos grandes
- 1 colinabo o 1 boniato pelado y cortado en trozos grandes
- 3 tallos de apio en trozos
- Sal de mar o Herbamare

Precalienta el horno a 125 °C.

Calienta el aceite de oliva en un horno holandés o una cacerola grande a fuego medio-alto. Frota la sal y la pimienta sobre la carne por todos lados. Mete la carne en la cacerola y dórala unos minutos por cada lado. Añade el tomillo, la cebolla, el caldo de verdura y el de ternera.

Cubre y métela en el horno horneando durante 2 horas, o hasta que la carne esté firme pero empiece a ablandarse.

Incorpora las zanahorias, las patatas, el colinabo y el apio, luego devuelve la olla al horno y hornea 1 o 2 horas más, o hasta que la carne esté tan tierna que comience a deshacerse y las verduras estén cocidas. Deja enfriar un poco, luego sazona al gusto con la sal y sirve.

Versión vegana

En lugar de la carne de res, usa tempeh orgánico sazonado, sin OGM. También tienes la opción de tomar una porción extra de proteína en polvo con la cena.

Espárragos con boniatos

TIEMPO DE PREPARACIÓN: 5 MINUTOS
TIEMPO DE COCCIÓN: 25 MINUTOS
4 RACIONES

Las recetas que se hacen en sartén son de las comidas más fáciles y deliciosas que podemos preparar con rapidez. Repletos de fibra, ácido fólico, cromo, vitaminas A, C, E y K, los espárragos combinan con los boniatos para hacer una cena deliciosa y saludable, perfecta para compartir con amigos de visita.

- ½ kg de pechugas de pollo deshuesadas y sin piel
- Sal marina y pimienta negra recién molida
- 1 cucharada de aceite de oliva
- 3 dientes de ajo picados
- 1 boniato mediano, pelado y cortado en cubitos
- ½ taza de caldo de pollo o agua
- 200 g de espárragos frescos cortados en diagonal en tres trozos
- ½ cucharadita de pimienta roja

Pica el pollo y sazona con sal y pimienta.

Pon el aceite en una sartén a fuego medio. Añade el ajo, luego el pollo y saltea, removiendo de 7 a 10 minutos, o hasta que esté dorado. Reserva.

En la misma sartén, incorpora el boniato y el caldo. Cuece a fuego medio hasta que el boniato esté tierno, de 7 a 10 minutos.

Añade los espárragos y cuece 4 o 5 minutos, o hasta que estén blandos. Salpimenta y espolvorea por encima la pimienta roja. Sirve inmediatamente.

Sugerencias de servicio

Esta receta se vuelve aún más intensa cuando se sirve sobre un lecho de arroz negro.

Versión vegana

En lugar del pollo, usa quorn sin soja. Además, sustituye el caldo de pollo por caldo de verdura. También tienes la opción de beber una porción extra de proteína en polvo.

Sobras

Guarda en una fiambrera dentro de la nevera o congela para otro día.

Broccolini con pollo y arroz

TIEMPO DE PREPARACIÓN: 5 MINUTOS
TIEMPO DE COCCIÓN: 35 MINUTOS
4 RACIONES

Ésta es una receta supersimple para la cena, de la que seguramente disfrutarás una y otra vez. ¿Lo mejor? Que está más rica de un día para otro. Puedes añadir ¼ de taza de levadura nutricional a esta receta para darle un toque de sabor a queso.

- 2 cucharadas de aceite de oliva
- 1 taza de tomates cherry
- 200 g de salchichas de pollo (orgánicas) preferiblemente sazonadas sólo con sal y opcionalmente con cebolla o ajo en trocitos
- 2 racimos de broccolini picados
- Sal de mar y pimienta recién molida
- 2 dientes de ajo picados
- 1 taza de arroz negro
- 2,5 tazas de caldo de pollo

Calienta el aceite en una sartén grande (con tapa) a fuego medio-alto. Añade los tomates y saltea durante unos minutos. Incorpora las salchichas y dora uniformemente, aproximadamente 5 minutos. Reserva.

Añade el broccolini a la sartén. Sazona al gusto con sal y pimienta, y saltea hasta que esté verde intenso y casi tierno, aproximadamente 5 minutos.

Incorpora el ajo y el arroz, salteando hasta que desprendan fragancia, aproximadamente 1 minuto. Luego echa las salchichas y el caldo, dejando hervir el conjunto. Tapa, reduce a fuego lento y cuece hasta que el líquido se absorba y el arroz esté listo, aproximadamente 30 minutos. Sirve inmediatamente.

Versión vegana

En lugar de pollo, usa tempeh, tofu o edamame, siempre orgánicos y sin OGM. Otras opciones incluyen la espirulina o levadura nutricional. También tienes la opción de tomar una porción extra de proteína en polvo con la cena.

Sobras

Haz el doble de cantidad, luego congela las sobras en fiambreras y úsalas en días venideros.

Pollo cremoso con albahaca

TIEMPO DE PREPARACIÓN: 5 MINUTOS
TIEMPO DE COCCIÓN: 35 MINUTOS
4 RACIONES

¿Cuánto sabes sobre el valor potencial de la albahaca en tu vida? No sólo es un adaptógeno suprarrenal, sino que también proporciona polifenoles que protegen las mitocondrias. Y está deliciosa, aportando el sabor perfecto a este plato de pollo.

- 1 cucharadita de aceite de aguacate
- ½ taza de cebolla amarilla picada
- 400 g de pechugas de pollo deshuesadas y sin piel, cortadas a filetes
- 3 dientes de ajo
- 2 cucharadas de pipas de girasol
- 1 cucharada de levadura nutricional
- Sal y pimienta
- 2 ramitas de albahaca fresca
- 1 cucharada de aceite de oliva
- ½ cucharadita de algarroba en polvo
- ⅓ de taza de agua fría
- ½ taza de leche de coco
- 1 taza de tomates cherry cortados por la mitad

Calienta el aceite en una sartén grande a fuego medio hasta que crepite. Añade la cebolla y saltea de 3 a 4 minutos, hasta que esté transparente. Incorpora los filetes de pollo y dora durante 12 minutos por un lado, luego dales la vuelta y dora 13 minutos más por el otro lado, o hasta que estén hechos. Mientras tanto, prepara el pesto: coloca el ajo en una picadora hasta que esté bien picado. Añade las pipas de girasol y pica más. Incorpora la levadura nutricional, una pizca de sal y una pizca de pimienta. Por último, añade la albahaca y el aceite de oliva. La albahaca debe quedar bien picada; luego se bate todo para mezclar.

En un bol pequeño, deslee la harina de algarroba en el agua fría. Incorpora la leche de coco y luego añade el pesto. Vierte esta salsa sobre el pollo.

Cuece a fuego lento hasta que se caliente el conjunto. Al final, coloca los tomates cherry, remueve y cuece a fuego lento un par de minutos más, hasta que se calienten los tomates. Sirve inmediatamente.

Sugerencias de servicio

Este plato de pollo también se puede servir sobre un lecho de arroz integral.

Versión vegana

En lugar de pollo, utiliza tempeh, tofu o edamame, sin soja ni OGM. Otras opciones incluyen espirulina o levadura nutricional. También tienes la opción de tomar una porción extra de proteína en polvo con la cena.

Minestrone inmejorable

TIEMPO DE PREPARACIÓN: 15 MINUTOS
TIEMPO DE COCCIÓN: 35 MINUTOS
8-10 RACIONES

Esta sopa abundante no sólo es ideal para ti, sino que también es perfecta para compartir con familia y amigos. La receta es abundante, así que da para mucha gente. Está llena de sabor y tiene un bonito color, a los niños también les encantará. Es la cena perfecta para esas noches en las que te apetecen ingredientes deliciosos y calentitos, buenos para ti.

Esta receta se puede personalizar completamente; puedes añadir otras verduras o proteínas. Por ejemplo, incorpora una taza de pollo picado (o pescado blanco al vapor) para obtener más proteínas, más sabor y más beneficios nutricionales.

- 1,5 tazas de pasta (sin gluten)
- 2 cucharadas de aceite de oliva
- 6 dientes de ajo picados
- 2 zanahorias grandes picadas
- 3 tallos de apio picados
- 1 cebolla amarilla grande picada
- 1 cucharada de tomillo fresco picado
- 1 lata de judías pintas enjuagadas y escurridas
- 1 lata de judías blancas enjuagadas y escurridas
- 1 lata de garbanzos enjuagados y escurridos
- 1 lata de tomates cortados en cubitos, con su líquido
- 2 calabacines medianos picados
- 8 tazas de caldo de pollo o vegetal (orgánico)
- 2 cucharaditas de pimienta negra
- 1 cucharadita de sal

Cuece la pasta según las instrucciones del paquete hasta que esté al dente, luego escúrrela y mezcla con 1 cucharada de aceite de oliva.

En una sartén grande u olla profunda, a fuego medio, añade el aceite de oliva restante. Incorpora el ajo, los tomates cherry, las zanahorias, el apio y la cebolla. Saltea hasta que las verduras estén blandas, removiendo con frecuencia, aproximadamente 10 minutos. Añade el tomillo y sube el fuego al máximo. Echa las judías, los garbanzos, los tomates cortados a cubitos y el calabacín. Vierte el caldo y deja que arranque a hervir. Baja el fuego y cuece a fuego lento de 15 a 20 minutos, retirando la espuma que se forma en la parte superior. Sazona con pimienta y sal, luego añade la pasta. Calentar y luego servir.

Versión vegana

Para hacer esta receta vegana, reemplaza el caldo de pollo por caldo de verduras.

Pollo asado con salsa de moras

TIEMPO DE PREPARACIÓN: 25 MINUTOS (INCLUYE EL MARINADO)
TIEMPO DE COCCIÓN: 10 MINUTOS
4 RACIONES

Esta sabrosa comida es instantánea, especial para cuando tienes prisa. Es el plato perfecto para el verano, o incluso para cuando quieres recordar el verano. La salsa de mora es un toque especialmente original, ya que brinda un elemento dulce demasiado bueno como para ignorarlo.

- 2 cucharadas de aceite de oliva
- 1 cucharadita de sal, más o menos
- 1 cucharadita de comino molido
- 2 limas
- 4 pechugas de pollo (orgánicas)
- 1 taza de moras picadas en trozos grandes
- 1 taza (orgánica, sin OGM) de maíz
- 1 jalapeño en rebanadas finas, sin semillas
- 1 aguacate mediano
- Cilantro fresco picado

Calienta una parrilla al aire libre o una sartén a fuego alto.

Pon el aceite, la sal y el comino en una bolsa grande con cierre. Ralla finamente la cáscara de 1 limón y añádela a la bolsa junto con el zumo de la lima. Mezcla y luego mete las pechugas de pollo, cierra la bolsa, mezcla todo y déjalo marinando en la nevera 15 minutos o más.

Pon la ralladura y el zumo restante en un bol pequeño. Añade las moras, el maíz y el jalapeño. Pica el aguacate y añádelo también al bol. Sazona con una pizca de sal y combina.

Cuando la parrilla esté lista, saca el pollo de la marinada y colócalo en la parrilla. Asa hasta que el pollo esté bien hecho, de 6 a 8 minutos por cada lado. Retíralo de la parrilla, ponlo en una tabla para cortar, dejándolo reposar 5 minutos antes de cortarlo. Cubre las porciones con la salsa de mora y espolvorea cada una con un poco de cilantro.

Sugerencias de presentación

Para redondear los buenos carbohidratos y hacer de éste un plato verdaderamente deslumbrante y colorido, sirve junto con unas lentejas coral al vapor.

Versión vegana

En lugar de pollo, utiliza quorn sin soja o tofu orgánico y sin OMG. También tienes la opción de tomar una porción extra de proteína en polvo con la cena.

Gambas picantes con judías

TIEMPO DE PREPARACIÓN: 25 MINUTOS
TIEMPO DE COCCIÓN: 10 MINUTOS
4 RACIONES

¿Son saludables las gambas? La respuesta corta es sí, si tienes cuidado de elegir el tipo correcto. Las gambas salvajes están repletas de nutrientes, como triptófanos, B12, selenio, astaxantina, grasas omega-3 e incluso zinc. No es de extrañar que las gambas sean buenas combatiendo el envejecimiento cerebral y excepcionales para la salud ósea, por eso comparto esta receta.

- 2 cucharadas de aceite de oliva
- 400 g de gambas (salvajes) peladas
- ¼ de cucharadita de pimienta roja
- 2 dientes de ajo picados
- ¼ de taza de vinagre de manzana
- 2 latas de judías blancas escurridas y enjuagadas
- 1 puñado de tomates cherry en mitades
- Sal
- ¼ de taza de perejil fresco picado en trozos grandes
- 2 tazas de arroz integral de jazmín de grano largo

Calienta el aceite en una sartén grande (con tapa) a fuego medio-bajo. Añade las gambas y dora 2 minutos. Reservar.

Incorpora el ajo y la pimienta a la sartén y saltea hasta que despidan olor, aproximadamente 1 minuto. Vierte el vinagre y cuece a fuego lento un minuto más. Echa las judías y los tomates cherry, sazona la mezcla con sal al gusto.

Incorpora las gambas a la sartén y mezcla suavemente. Tapa y deja reposar hasta que las gambas estén bien cocidas, entre 3 y 5 minutos. Espolvorea con el perejil y sirve sobre un lecho de arroz.

Versión vegana

En lugar de gambas, usar tofu extra firme no OGM. Desmenúzalo a trocitos y añade media cucharadita de levadura nutricional al final de la cocción para obtener un poco de umami. También tienes la opción de tomar una porción extra de proteína en polvo con la cena.

Sobras

Duplica la cantidad de gambas y cocina según las indicaciones; luego guárdalas en la nevera para tener una cena ligera otro día.

La mejor sopa tailandesa de pollo con coco

TIEMPO DE PREPARACIÓN: 10 MINUTOS
TIEMPO DE COCCIÓN: 15 MINUTOS
4 RACIONES

Hay algo en la sopa que me hace sentir bien, especialmente cuando tiene la cantidad justa de especias. De eso se trata esta sopa de pollo con coco al estilo tailandés, que es muy simple. Todo lo que necesitas es un puñado de ingredientes y una olla normal de cocción lenta o un horno holandés, y disfrutarás de esta increíble cena en muy poco tiempo, bueno, ¡dentro 4 a 8 horas, en realidad! Sustituye el chile de Anaheim por el tailandés si no quieres tanto picante.

- 1 cucharadita de ralladura de limón
- ¼ de taza de zumo de limón fresco
- 1 cucharada de citronela picada
- 2 cucharadas de salsa tailandesa de pescado (Red Boat es una buena marca)
- ½ cucharadita de jengibre fresco picado
- ½ cucharadita de semillas picadas
- 1 chile tailandés fresco (opcional)
- 400 g de pechuga de pollo en trozos pequeños
- 1 lata de leche de coco
- 2 cucharadas de cilantro fresco picado

Combina la ralladura de limón, el zumo de limón, la citronela, la salsa de pescado, el jengibre y el chile en una olla grande a fuego medio. Baja a fuego lento y luego añade el pollo y la leche de coco. Cuece unos 10 minutos, o hasta que el pollo esté cocido y los sabores se hayan mezclado. Espolvorea con el cilantro y sirve inmediatamente.

Consejo

Como alternativa, puedes introducir estos ingredientes en una olla de cocción lenta y ponerla a tope durante 4 horas o a fuego lento de 6 a 8 horas.

Versión vegana

En lugar del pollo, usa Quorn sin soja o tempeh orgánico y sin OGM, cortados en trozos pequeños. Además, omite la salsa de pescado. La levadura nutricional es un buen sustituto vegano para conseguir ese mismo sabor umami. También tienes la opción de tomar una porción extra de proteína en polvo con la cena.

Carne con sésamo y brócoli

TIEMPO DE PREPARACIÓN: 20 MINUTOS (INCLUYE 10 MINUTOS DE REPOSO)
TIEMPO DE COCCIÓN: 20 MINUTOS
6 RACIONES

Ésta es una excelente receta cuando buscas una combinación simple de proteínas y verduras. La sorpresa está en la harina de algarroba. Es una harina sin gluten que hace un trabajo fantástico a la hora de espesar las salsas y consigue un rebozado sano para los alimentos fritos. También tiene almidón resistente, es alta en potasio, se alcaliniza, se digiere lentamente y es buena para la flora intestinal. ¿Cómo no vamos a adorarla? ¡Vamos a guisar!

- ⅓ de taza de tamari orgánico (sin trigo, sin OGM)
- ¼ de taza de harina de algarroba
- ¼ de taza de aceite de sésamo tostado
- 3 dientes de ajo picados
- 1 trocito de jengibre fresco rallado
- 1 kg de filetes de ternera (alimentada con pasto)
- 4 tazas de flores de brócoli
- 2 tazas de champiñones shiitake en mitades
- 2 cucharadas de aceite de oliva virgen extra

Precalienta el horno a 200°C y forra la bandeja del horno con papel de aluminio.

Mezcla el tamari, la harina de algarroba, el aceite de sésamo, el ajo y el jengibre en un bol pequeño. Saca un cuarto de taza del adobo y reserva. Frota el adobo restante por los filetes cubriendo bien ambos lados.

Extiende las flores de brócoli y los champiñones en la bandeja del horno, riega con el aceite de oliva y añade la marinada cubriendo las verduras. Asa hasta que estén tiernos, unos 10 minutos. Retira la bandeja del horno. Retira el brócoli y los champiñones hacia los bordes de la bandeja y coloca la carne en el centro. Echa la marinada restante sobre los filetes, mete la bandeja debajo de la parrilla y asa hasta que la carne comience a dorarse, de 3 a 5 minutos. Da la vuelta y asa por el otro lado, otros 3 minutos. Con estos tiempos, los filetes quedarán al punto; si te gustan más hechos, aumenta el tiempo de horneado.

Deja reposar la carne cubierta con papel de aluminio durante 10 minutos. Luego sirve junto con el brócoli asado y los champiñones.

Sugerencias de servicio
La carne y las verduras también se pueden servir con arroz integral o quinoa.

Versión vegana
En lugar de la carne, usa tempeh o tofu orgánico en rebanadas finas. Para un mejor sabor, deja marinar 20 minutos antes de asar. También tienes la opción de tomar una porción extra de proteína en polvo con la cena.

Pollo fácil de cocción lenta

TIEMPO DE PREPARACIÓN: 5 MINUTOS
TIEMPO DE COCCIÓN: 4 HORAS
4 RACIONES
EQUIPAMIENTO ESPECIAL: OLLA DE COCCIÓN LENTA

Ésta es una cena sencilla en la que siempre puedes confiar: ¡todo lo que necesitas es una cebolla, un pollo, una olla de cocción lenta y 4 horas!

- 1 cebolla grande en aros
- 1 pollo de 1,5 kg

Coloca las rodajas de cebolla en el fondo de una olla de cocción lenta. Mete el pollo entero, con las pechugas hacia abajo. Tapa y cuece a fuego alto durante 4 horas.

Sugerencias de servicio
Combina este pollo cocinado a fuego lento con una simple ensalada verde.

Sobras
Combina las sobras con arroz integral o quinoa para la cena del día siguiente.

Gambas al horno con limón y cebollino

TIEMPO DE PREPARACIÓN: 10 MINUTOS
TIEMPO DE COCCIÓN: 15 MINUTOS
4 RACIONES

¿Cuáles son los elementos de una comida verdaderamente perfecta? Es muy fácil si se tienen unos pocos ingredientes; debe ser rápida (especialmente si tienes prisa por cenar), y tiene que ser sana y deliciosa. ¡Estas gambas tienen todo eso y más! No me culpes si terminas deseando esta cena todas las noches.

- 1 kg de gambas (salvajes) peladas
- Zumo de 1 limón
- 1 cucharadita de sal
- Pimienta negra recién molida
- 1 cucharada de cebolletas frescas picadas

Precalienta el horno a 220 °C. Forra la bandeja del horno con papel de hornear.

Extiende las gambas en la bandeja asegurándote de que no se superponen. Riega con el zumo de limón y salpimenta. Hornea unos 15 minutos, o hasta que las gambas se vuelvan blancas. Añade las cebolletas y sirve.

Sugerencias de servicio

Combina esta receta de gambas con verduras y carbohidratos.

Versión vegana

En lugar de las gambas, usa edamame orgánico sin OGM. También tienes la opción de tomar una porción extra de proteína en polvo con la cena.

Fideos de calabacín con gambas y tomates al horno

TIEMPO DE PREPARACIÓN: 15 MINUTOS (INCLUYE EL TIEMPO DE ESPIRALIZACIÓN)
TIEMPO DE COCCIÓN: 15 MINUTOS
4 RACIONES
EQUIPAMIENTO ESPECIAL: ESPIRALIZADOR

Cuando se trata de cenar en casa ¡cuanta más verdura, mejor! Esta receta se basa en fideos frescos hechos de calabacín, que pueden conservar ese crujido perfecto o quedar bien blandos, como más te gusten. Las gambas añaden proteína de calidad y los tomates cherry proporcionan ese toque de color.

- 800 g de gambas (salvajes) peladas
- 4 cucharadas de aceite de aguacate
- Zumo de ½ limón
- ½ cebolla amarilla mediana, picada
- 3 dientes de ajo picados
- 400 g de tomates cherry cortados por la mitad
- ¼ de taza de albahaca fresca finamente picada
- 2 calabacines medianos espiralizados
- Sal y pimienta

Precalienta el horno a 200 °C. Forra la bandeja del horno con papel para hornear.

Dispón las gambas en la bandeja asegurándote de que no se superpongan. Riega con 2 cucharadas de aceite y el zumo de limón. Hornea 15 minutos, o hasta que las gambas se hayan vuelto blancas.

Mientras tanto, calienta las 2 cucharadas de aceite restantes en una sartén a fuego medio-alto. Incorpora la cebolla y saltea hasta que esté translúcida, aproximadamente 2 minutos. Añade el ajo, los tomates y la albahaca. Saltea y remueve ocasionalmente durante 10 minutos. Echa los fideos de calabacín a la sartén y remuévelos de vez en cuando hasta que estén cocidos con la consistencia preferida, desde al dente hasta suave. Añade sal y pimienta al gusto.

Sugerencias de servicio

Puedes disfrutar de esta receta con un algunos carbohidratos de acompañamiento.

Versión vegana

En lugar de las gambas, usa tempeh, tofu o edamame, utilizando productos orgánicos y no modificados genéticamente. Otras opciones incluyen espirulina o levadura nutricional. También tienes la opción de tomar una porción extra de proteína en polvo con la cena.

Sobras

Los fideos de calabacín están mejor si son frescos, pero si te sobran gambas puedes meterlas en la nevera para usarlas al día siguiente, tal vez con un nuevo lote de fideos de calabacín.

Cazuela de pavo con boniato

TIEMPO DE PREPARACIÓN: 10 MINUTOS

TIEMPO DE COCCIÓN: 1 HORA 10 MINUTOS

4-6 RACIONES

EQUIPAMIENTO ESPECIAL: ESPIRALIZADOR

Este plato es la comida perfecta para el confort, pero también es una gran cena sin ser pesada. Además, es una manera maravillosa de ingerir buenas proteínas y otros nutrientes. ¿Lo mejor de todo? ¡Es un plato perfecto para compartir y mejor aún si sobra de un día para otro!

- 1,5 cucharadas de aceite de oliva virgen extra, y un poco más de reserva
- 400 g de pavo picado (orgánico)
- 1 cucharada de ajo picado
- ¼ de taza de cebolla picada
- 1 lata de tomate triturado
- 1 lata de tomates pequeños cortados en cubitos escurridos
- 1 boniato mediano pelado y espiralizado
- 1 calabacín mediano en rodajas
- ½ cucharadita de sal marina
- ½ cucharadita de pimienta negra
- ¼ de cucharadita de chile en polvo
- ¼ de cucharadita de comino molido
- ⅛ de cucharadita de orégano seco
- ⅛ de cucharadita de cardamomo molido
- 1 cucharada de harina de almendra
- 1 cucharada de harina de coco
- 1 taza de leche de lino sin azúcar (o caldo de verduras)

Precalienta el horno a 175 °C. Pinta ligeramente la cacerola con un poco de aceite.

Calienta una sartén grande a fuego medio y mete el pavo picado, el ajo y la cebolla. Saltea hasta que estén ligeramente dorados, unos 5 minutos. Usa una espátula para separar la carne cuando se dore. Incorpora la salsa de tomate y los tomates en cubos, y mezcla con el pavo. Añade el boniato, cocinando hasta que esté ligeramente blando, unos 3 minutos.

Coloca el calabacín en un bol junto con la sal, la pimienta, el chile en polvo, el comino, el orégano y el cardamomo. Extiende la mezcla de calabacín en el fondo de la cazuela. Cubre con el pavo y el boniato. Mete la cacerola en el horno durante 15 minutos.

Pon una olla pequeña a fuego alto con el aceite de oliva y las harinas de almendra y coco. Remueve durante 1 minuto, hasta que espese. Reduce a fuego medio y añade lentamente la leche de lino, batiendo y cociendo la salsa a fuego lento otros 2 minutos más.

Retira la cacerola del horno y vierte la salsa. Sigue horneando otros 40 o 45 minutos, hasta que la parte superior esté ligeramente dorada. Deja enfriar un poco, luego haz de 4 a 6 trozos iguales y sirve inmediatamente.

Versión vegana
En lugar del pavo, usa tempeh orgánico o tofu extrafirme sin OGM. También tienes la opción de tomar una porción extra de proteína en polvo con la cena.

Sobras
Este tipo de recetas están aún mejor al día siguiente. Si tienes sobras, tápalas bien y métalas en la nevera para otro día.

Salmón salvaje con adobo de jengibre y lima

TIEMPO DE PREPARACIÓN: DE 45 MINUTOS A 2,5 HORAS (INCLUYE EL TIEMPO DE ADOBO)
TIEMPO DE COCCIÓN: 25 MINUTOS
4 RACIONES

¿Cómo no amar el salmón? Combina deliciosamente con este fabuloso adobo de jengibre y lima. De hecho, el sabor distintivo del jengibre, combinado con la acidez de la lima, hace que el salmón tenga un sabor extra. ¡Como para no dar saltos (río arriba) de alegría!

- 400 g de salmón salvaje
- ½ taza de tamari
- Zumo de 1 lima
- 1 cucharadita de jengibre fresco rallado
- De 2 a 4 dientes de ajo machacados
- 1 pizca de aceite de sésamo picante

Coloca la piel de salmón hacia arriba en una fuente de vidrio para hornear. Mezcla el tamari, el zumo de limón, el jengibre, el ajo y el aceite caliente en un bol pequeño, luego viértelo sobre el salmón. Cubre la fuente y deja marinar en la nevera de 30 minutos a 2 horas.

Cuando esté listo para hornear, precalienta el horno a 200 °C. Escurre el adobo del salmón y pon la piel del salmón hacia abajo. Mete la fuente en el horno y asa de 15 a 25 minutos, dependiendo del grosor del salmón (piensa en 10 minutos por cada 2,5 cm de grosor). Sírvelo.

Sugerencias de servicio
Este salmón combina perfectamente con ensaladas verdes.

Versión vegana
En lugar de salmón, usa tempeh, tofu o edamame, siempre productos orgánicos y sin OGM. Otras opciones incluyen espirulina o levadura nutricional. También tienes la opción de tomar una porción extra de proteína en polvo con la cena.

ENSALADAS

Bacalao salteado con patatas

TIEMPO DE PREPARACIÓN: 30 MINUTOS (INCLUYE LA PREPARACIÓN DE LAS VERDURAS)
TIEMPO DE COCCIÓN: 10 MINUTOS
4 RACIONES

¿Cómo disfrutar de las patatas conservando todo su almidón resistente? Muy fácil: ¡tómalas frías! La patata hervida conserva gran parte del almidón y cuando las patatas hervidas se enfrían, forman aún más almidón en un proceso llamado «formación de almidón retrógrado resistente». Con algún pescado que te guste, es una excelente comida para empezar o terminar la semana.

- 1 cucharadita de aceite de Macadamia o aceite de semilla de uva
- 400 g de filetes de bacalao
- 400 g de patatas baby hervidas 20 minutos y metidas en la nevera por la noche
- 400 g de judías verdes hervidas 10 minutos y metidas en la nevera por la noche
- ¼ de taza de cebolla roja cortada a cubitos
- 1 cucharada de veganesa

Calienta el aceite en una sartén grande a fuego medio-alto y sella el bacalao por ambos lados, de 6 a 8 minutos en total. Deja enfriar un poco y luego córtalo en trozos pequeños.

Corta las patatas y las judías y mezcla con la cebolla en una fuente grande. Añade la mayonesa, mezcla suavemente y coloca los trozos de bacalao por encima.

Versión vegana

En lugar del bacalao, usa una porción de edamame orgánico y no OGM como acompañamiento. También tienes la opción de tomar una porción extra de proteína en polvo con la cena.

Ensalada de tomate, pepino y judías verdes con aderezo de nueces

TIEMPO DE PREPARACIÓN: 75 MINUTOS
TIEMPO DE COCCIÓN: 6 MINUTOS
4 RACIONES

Esta ensalada de verdura seguramente será un éxito ¡y es buenísima para la salud! Por ejemplo, las judías verdes tienen un alto contenido de almidón resistente y el vinagre reduce la absorción de glucosa. La salsa de pescado aporta ese umami que convierte esta ensalada en un plato inolvidable. Y si quieres añadir proteínas a esta comida, ponle un poco de tofu ahumado. Le dará un toque ahumada y picante a la ensalada para un efecto diferente.

- 200 g de judías verdes cortadas a trozos de 3 o 4 cm
- ⅓ de taza de nueces picadas
- 1 diente de ajo picado
- 1 cucharadita de sal de mar gruesa
- 3 cucharadas de aceite de Macadamia
- 3 cucharadas de vinagre de manzana
- ½ kg de tomates pera (orgánicos) cortados por la mitad
- ½ taza de cebolla roja en rodajas finas
- ½ pepino mediano, pelado y en rodajas
- ¼ de taza de cilantro fresco picado bastamente
- ¼ de taza de eneldo fresco picado
- ¼ de taza de menta fresca picada
- ½ cucharadita de salsa de pescado tailandesa (Red Boat es una buena marca)

Cuece las judías en agua hirviendo con sal hasta que estén tiernas, de 4 a 6 minutos. Escurre bien, enjuaga con agua fría y seca con papel absorbente. Dejar enfriar durante 1 hora.

Mezcla las nueces, el ajo y la sal en una picadora y pica hasta que estén bien molidos. Echa la pasta obtenida en un bol e incorpora el aceite y el vinagre, batiendo hasta que estén bien mezclados.

Añade las judías, los tomates, la cebolla en aros, el pepino, el cilantro, el eneldo y la menta, luego incorpora la salsa de pescado y mezcla. Sirve inmediatamente.

Versión vegana

Para hacer esta receta vegana, omite la salsa de pescado.

Ensalada Niçoise sin huevo

TIEMPO DE PREPARACIÓN: 10 MINUTOS
TIEMPO DE COCCIÓN: 10 MINUTOS
4 RACIONES

Cuando se trata de guateques y fiestas, ésta es una de mis recomendaciones favoritas para llevar a casa de mis amigos. No sólo es eso, sino que también es una comida completa que te ayuda a mantenerte en el buen camino. Puedes personalizarla variando los ingredientes saludables que forman esta fantástica ensalada.

- 3 tazas de patatas Yukon Gold en cubos
- 2 cucharadas de aceite de oliva virgen extra
- 2 cucharadas de vinagre balsámico
- Sal y pimienta recién molida
- 1 pimiento en rodajas
- 1 cebolla roja mediana en rodajas
- 1 pepino mediano, pelado y en rodajas
- 2 tazas de pollo cocido picado
- 2 cucharaditas de cebolletas secas
- 4 tazas de lechuga picada

Pon agua a hervir en una cacerola. Mete las patatas y cuece de 8 a 10 minutos, o hasta que estén blandas pero firmes. Escurre y métalas en la nevera para enfriarlas.

En una fuente grande, mezcla el aceite de oliva, el vinagre, la sal y la pimienta. Añade la lechuga, luego el pimiento, la cebolla roja y el pepino. Mezcla con el aliño. Después incorpora el pollo y las cebolletas. Mezcla de nuevo y sirve.

Versión vegana
En lugar del pollo, usa quorn sin soja. También tienes la opción de tomar una porción extra de proteína en polvo con la cena.

Ensalada de patata y salmón

TIEMPO DE PREPARACIÓN: 15 MINUTOS (INCLUYE PREPARAR LOS ADEREZOS OPCIONALES)
TIEMPO DE COCCIÓN: 20 MINUTOS
4 RACIONES

¿Quieres saber lo bueno de las patatas rojas cocidas? Están envueltas con fibras resistentes, lo cual es excelente para tus glándulas suprarrenales. El salmón salvaje se puede tomar varias veces por semana, así que esta receta es una fantástica manera de incorporar ambos al mismo plato. ¡Hoy será con salmón enlatado! Disfrútalo para la cena y si te sobra lo guardas para otro día, es muy versátil. No te olvides de los ingredientes. Son una excelente manera de aumentar variedad en la dieta, que es lo que trata esta receta.

- 400 g de patatas rojas pequeñas en cuartos
- 2,5 cucharadas de vinagre de vino tinto
- 1 cucharadita de mostaza de Dijon
- Sal marina y pimienta negra recién molida
- ¼ de taza de aceite de oliva
- 400 g de judías verdes cortadas
- 2 latas de salmón envasado en agua y escurrido
- 1 cebolla roja pequeña picada
- 2 cucharadas de perejil fresco picado
- Lechuga de acompañamiento

Aderezos opcionales
- 1 aguacate mediano cortado en trozos pequeños
- 2 remolachas medianas en trozos pequeños y hervidas 10 minutos
- 200 g de coles de Bruselas hervidas durante 8 minutos

Poner agua a hervir en una olla con sal. Incorpora las patatas y cuece de 5 a 10 minutos, hasta que estén tiernas. Retira con una espumadera y coloca las patatas en una fuente grande. Reserva el agua de la cocción.

Mientras se cuecen las patatas, prepara la vinagreta: mezcla el vinagre, la mostaza, la sal y la pimienta en un bol pequeño. Añade lentamente el aceite de oliva mientras continúas batiendo, hasta que la vinagreta se emulsione. Reserva.

Vuelve a poner a hervir el agua de las patatas y mete las judías. Cuece unos 4 minutos, hasta que estén tiernas pero crujientes. Escurre bien.

Incorpora las judías a las patatas, junto con el salmón, la cebolla roja y el perejil. Salpimenta al gusto. Riega con la vinagreta y cualquier ingrediente adicional, luego mezcla y sirve sobre la lechuga que hayas escogido.

Versión vegana

En lugar del salmón, usa quorn sin soja o tofu no OGM, cortado en trozos pequeños. También tienes la opción de tomar una porción extra de proteína en polvo con la cena.

Sobras

Puedes cocer quinoa y maridarla con las sobras de la ensalada (sin la lechuga) para otro día.

Ensalada china de pollo con quinoa

TIEMPO DE PREPARACIÓN: 20 MINUTOS
TIEMPO DE COCCIÓN: 5 MINUTOS
4 RACIONES

Dependiendo de tu estado de ánimo, una buena ensalada de pollo puede marcar la diferencia a la hora de preparar la cena. Esta ensalada es perfecta para las personas con alergias, ya que es simple y totalmente personalizable. ¿Quién dijo que una ensalada no puede ser divertida?

Para la ensalada

- 3 tazas de quinoa cocida
- 2 tazas de pechuga de pollo cocida picada
- ½ taza de zanahoria rallada
- ½ taza de pimiento rojo picado
- 1 taza de espinacas frescas picadas
- 2 cebollas verdes picadas
- ¼ de taza de maní picado
- ½ taza de brócoli finamente picado

Para el aderezo

- 1 cucharada de manteca de cacahuete (orgánica) (o margarina Sunbutter)
- 2 cucharaditas de aceite de sésamo tostado
- 1 cucharadita de tamari (orgánico, sin OGM y sin gluten)
- 1 cucharadita de vinagre de arroz
- Zumo de ½ lima
- 2 a 3 cucharadas de agua

Combina todos los ingredientes de la ensalada, salvo el brócoli, en una fuente grande. Cuece el brócoli al vapor durante 2 minutos (o 40 segundos en un horno de microondas a máxima potencia) y colócalo en la fuente. Mezcla para combinar.

Mezcla los ingredientes para el aderezo y riega sobre la ensalada, mezclando nuevamente para que todo quede aliñado. Servir inmediatamente o guardar en la nevera hasta la hora de servir.

Versión vegana

En lugar del pollo, usa los nuggets de tofu orgánico o de quorn sin OGM, cortados en trozos pequeños. También tienes la opción de tomar una porción extra de proteína en polvo con la cena.

RECETAS ILIMITADAS

Chips de zanahoria

TIEMPO DE PREPARACIÓN: 5 MINUTOS
TIEMPO DE COCCIÓN: 30 MINUTOS
VARIAS RACIONES

Puede que te gusten las patatas fritas, pero ¿sabías que puedes hacer lo mismo con zanahorias? El uso de este alimento «ilimitado», que lo convierte en libre de toda culpa, es una excelente alternativa a la opción estándar de picoteo. Al horno, no fritas, y ligeramente doradas para que obtengan un sabor caramelizado, los chips de zanahoria son una gran oportunidad de probar algo diferente cuando se trata de picar entre horas. Ten en cuenta que a algunos hornos les puede llevar un poco más de tiempo asar las zanahorias, hasta 5 minutos más por cada lado.

◆ Aceite de aguacate en spray
◆ Sal
◆ Zanahorias

Condimentos opcionales
◆ Pimentón ahumado
◆ Romero
◆ Ajo en polvo
◆ Cebolletas secas picadas

Precalienta el horno a 200 °C. Pinta ligeramente la bandeja del horno con aceite en aerosol.

Corta la cantidad deseada de zanahorias en forma de «patatas fritas». Puedes hacerlo de una de las siguientes maneras: (1) usando un cuchillo, corta las zanahorias pequeñas a lo largo o corta las zanahorias normales por la mitad y luego córtalas en cuartos, o (2) usa una herramienta para picar verduras que corte los alimentos en forma de palitos.

Coloca las zanahorias en la bandeja sin que se toquen entre sí. Rocía ligeramente las zanahorias con el aceite, luego espolvorea con sal.

Hornea 15 minutos. Da la vuelta a las zanahorias y hornea otros 15 minutos. El objetivo es que se pongan doradas para que adquieran un sabor caramelizado.

Cuando las zanahorias estén listas, añade los condimentos opcionales. Mejor se sirven calientes, justo después de asar.

Chips de remolacha

TIEMPO DE PREPARACIÓN: 5 MINUTOS
TIEMPO DE COCCIÓN: 20 MINUTOS
4 TAZAS

Sinceramente, no se parecen en nada a los chips normales y corrientes. Son una merienda sana, perfecta y son fáciles de hacer. La remolacha contiene un aminoácido que combate las enfermedades del corazón, regula las hormonas y ayuda en la desintoxicación. Tener una mandolina en la cocina resulta útil en este caso, pero no es esencial. En términos de salud, el número adecuado de remolachas para comer es de ½ taza, cocida o en zumo, dos o tres veces por semana. Esta es una forma divertida de cumplir con la cuota de remolacha.

- 3 remolachas medianas o grandes, enjuagadas y peladas.
- Aceite de aguacate en spray
- Sal marina
- Pimienta negra recién molida
- 2 o 3 ramitas de romero picadas

Precalienta el horno a 180°C. Coloca la bandeja del horno en el centro. Fórrala con papel de hornear.

Corta las remolachas con una mandolina o con un cuchillo afilado para hacer rodajas lo más delgadas posible pero consistentes. Un buen consejo para saber si las estás cortando correctamente es ver si se doblan un poco cuando se cortan; eso ayuda a asegurar una cocción uniforme y crujiente.

Dispón las remolachas en rodajas sobre la bandeja y rocía con el aceite en aerosol. Añade una pizca de sal y pimienta.

Organiza las remolachas en una sola capa, asegurándote de que las rodajas no se toquen. Hornea de 15 a 20 minutos, o hasta que estén crujientes y ligeramente doradas. Observa con atención, ya que pueden quemarse rápidamente. Retira del horno, deja enfriar un poco, y a comer.

Zanahorias asadas con chile

TIEMPO DE PREPARACIÓN: 5 MINUTOS
TIEMPO DE COCCIÓN: 25 MINUTOS
SALEN 6 TAZAS O 4 RACIONES DE GUARNICIÓN

Además de rebosar de sabor, estas zanahorias son ricas en vitamina A, que es exactamente lo que tu cerebro necesita cuando ansía un aumento de energía. Son un superaperitivo, pero también son una excelente guarnición para pollo o cerdo a la parrilla.

- 1 cucharada de aceite de semilla de uva
- 1 cucharadita de chile en polvo
- 1 cucharadita de comino molido
- ½ cucharadita de sal marina
- 400 g de zanahorias en rodajas al biés
- 2 cucharadas de cilantro fresco picado
- 2 cucharadas de zumo de limón

Coloca la bandeja en el tercio inferior del horno. Precalienta el horno a 225°C. Cubre la bandeja con papel para horno.

Mezcla el aceite, el chile en polvo, el comino y la sal en un bol grande. Añade las zanahorias rebanadas y mezcla bien. Extiende las zanahorias en la bandeja y hornea removiendo de vez en cuando, hasta que estén tiernas y doradas, de 20 a 25 minutos.

Incorpora el cilantro y el zumo de limón a las zanahorias. Sirve inmediatamente.

Ensalada de arcoíris de pepino y pimienta

TIEMPO DE PREPARACIÓN: 5 MINUTOS
TIEMPO DE COCCIÓN: 10 MINUTOS
4 RACIONES

¿Cansado de las ensaladas con lechuga y anhelando algo con un poco de alegría y sabor? Tienes que intentar recuperar el entusiasmo con esta ensalada. Los garbanzos como carbohidrato, el aceite de oliva y aguacate para las grasas, y un poco de proteínas (pollo, por ejemplo) se unen para dar un toque sano y distinto a las ensaladas tradicionales. Añade aproximadamente 1 taza de pollo picado para obtener proteínas adicionales.

- 3 pepinos medianos pelados y picados
- 2 pimientos de diferentes colores picados
- 1 tomate grande maduro o 1 puñado de tomates cherry
- ½ aguacate mediano en trozos
- ¼ de cebolla mediana (opcional)
- 1 tarro de garbanzos enjuagados y escurridos
- Cilantro fresco picado (opcional)
- Zumo de 1 limón o de 1,5 limas
- 2 cucharadas de aceite de oliva
- Sal de mar y pimienta recién molida

En un bol grande, combina pepinos, pimientos, tomate, aguacate, cebolla y garbanzos. Espolvorea el cilantro y el zumo de limón con el aceite de oliva. Mezcla bien y condimenta a tu gusto con sal y pimienta.

Sobras
Como esta ensalada no tiene lechuga, se conserva bien en la nevera para otro momento.

Sopa de naranja asada picante

TIEMPO DE PREPARACIÓN: 10 MINUTOS
TIEMPO DE COCCIÓN: 25 MINUTOS
4 RACIONES

Esta receta se basa en el sutil pero delicioso sabor de los pimientos de color naranja. No sólo le dan a la sopa un grosor generoso, sino que también brindan un ligero sabor que a mí me encanta. Es una manera fácil de disfrutar una deliciosa sopa con los maravillosos alimentos «ilimitados». Esta sopa tiene una calificación media en lo referente al picante. Si no te gusta el picante, añade sólo media cucharadita de pimienta roja. Una batidora de inmersión es útil, aunque puedes utilizar una picadora o una batidora corriente.

- 1 cucharada de aceite de aguacate
- 1 cebolla dulce grande cortada en cubitos
- 2 cucharadas de ajo picado
- ½ o 1 cucharadita de pimienta roja
- 1 cucharadita de sal marina
- 4 tazas de caldo de verduras o de pollo (orgánico)
- 4 o 5 pimientos naranjas asados
- 4 tazas de tomates picados
- ¼ de taza de perejil fresco picado
- ¼ de taza de albahaca fresca picada

Calienta el aceite en una olla a fuego medio. Incorpora la cebolla, el ajo, los pimientos rojos y la sal. Saltea hasta que la cebolla esté translúcida, aproximadamente 3 minutos. Añade el caldo, los pimientos asados y los tomates. Baja el fuego, tapa y cuece 20 minutos, removiendo de vez en cuando.

Haz un puré con la sopa en la olla con una batidora de inmersión, o utiliza una batidora corriente. Luego devuelve el puré a la olla. Cuece a fuego lento durante 5 minutos, añade el perejil y la albahaca, remueve y cuece a fuego lento durante 5 minutos más. Ajusta los condimentos si fuera necesario.

Sobras
Esta sopa se conserva bien en la nevera, tapada, para el día siguiente.

Gazpacho fresco de primavera

TIEMPO DE PREPARACIÓN: DE 3 A 12 HORAS (INCLUYE EL REPOSO)
4 RACIONES

Este gazpacho es absolutamente perfecto para la primavera o el verano. El gazpacho se sirve tradicionalmente frío, lo que significa que es refrescante en los días calurosos. También es una forma de darle protagonismo a algunas de nuestras verduras favoritas. Conviene tener una batidora de inmersión, pero una batidora normal también funciona bien para hacer el gazpacho.

- 3 tomates maduros pelados y picados (aproximadamente 3 tazas)
- 1 pepino grande pelado y picado (aproximadamente 2 tazas)
- 1 pimiento rojo picado
- 1 cebolla blanca mediana picada
- 3 tazas de salsa de tomate natural
- 2 cucharadas de hierbas frescas picadas (estragón, tomillo, perejil)
- ¼ de taza de vinagre de vino tinto
- 2 dientes de ajo finamente picados
- Zumo de ½ limón
- Sal marina
- Una pizca de pimienta de cayena

Aparta 2 cucharadas de tomates, pepinos, pimientos y cebolla para el picadillo. Coloca el resto en un vaso alto. Incorpora la salsa de tomate, las hierbas, el vinagre y el ajo. Usa una batidora de inmersión para hacer el gazpacho. Si te queda demasiado espeso, añade un poco de agua hasta alcanzar la consistencia deseada.

Prueba y ajusta el condimento, añadiendo el zumo de limón, la sal y la cayena. Tapa y enfría al menos 3 horas, preferiblemente toda la noche. Cuando esté listo para servir, disponlo en tazones individuales y decora con el picadillo reservado.

Crema de remolacha e hinojo

TIEMPO DE PREPARACIÓN: 5 MINUTOS
TIEMPO DE COCCIÓN: 40 MINUTOS
4 RACIONES

¿Cuánto sabes sobre el hinojo? Esta verdura tiene un sabor interesante, con notas de regaliz que combinan perfectamente con el sabor terroso de la remolacha. Cuando los juntamos, maridan perfectamente para hacer esta gran sopa. Ésta es una de mis recetas favoritas y no puedo esperar para presentarla aquí y alegrarte la próxima cena.

◆ Aceite de oliva
◆ 4 remolachas rojas medianas peladas y en cubitos
◆ ¼ de taza de agua
◆ ½ cucharadita de canela molida
◆ ½ cucharadita de chile en polvo
◆ 4 tazas de caldo de pollo (orgánico)
◆ 1 taza y ¾ de hinojo picado, con las hojas reservadas para decorar
◆ 1 cucharada de miel suave (orgánica)
◆ ½ cucharadita de sal marina
◆ ⅓ de cucharadita de pimienta blanca recién molida

Vierte un poco de aceite de oliva en una cacerola grande a fuego medio-alto. Añade las remolachas, el agua, la canela y el chile en polvo, y saltea hasta que las remolachas estén blandas, aproximadamente 5 minutos.

Incorpora el caldo, el hinojo picado y la miel. Deja hervir, reduce el fuego y cuece a fuego lento durante 40 minutos, o hasta que todo esté blando.

Deja que la sopa se enfríe un poco, luego vierte en una batidora y haz una crema o usa una batidora de inmersión para hacer la crema en la olla misma. Añade sal y pimienta y vierte en los tazones para servir. Adorna los tazones con unas hojas de hinojo picadas.

Versión vegana

Para hacer esta receta vegana, sustituye el caldo de pollo por el de verduras y omite la miel.

Sobras

La sopa se congela bien, así que la puedes meter en la nevera o congelarla para otro día.

Ruedas sabrosas de berenjena

TIEMPO DE PREPARACIÓN: 25 MINUTOS
TIEMPO DE COCCIÓN: 20 MINUTOS
4 RACIONES

Este plato de berenjenas al horno es perfecto para acompañar otros platos, pero también es una buena comida familiar. Las porciones están ya repartidas de antemano porque cada rueda proporciona una sabrosa mezcla de berenjena con su salsa. Advertencia: como las manzanas, las berenjenas se oscurecen un poco después de cortarlas, por lo que debes cortarlas justo antes de cocinarlas o sumergirlas en zumo de limón. Necesitarás una sartén para esta receta.

- Aceite de aguacate en spray
- 1 cebolla amarilla mediana picada
- 2 pimientos rojos, amarillos o naranjas, cortados a tiras anchas
- 3 dientes de ajo picados
- 1 bolsa de espinacas baby
- ½ taza de vinagre balsámico
- 2 cucharadas de alcaparras escurridas
- 2 puñados de tomates cherry cortados en cuartos o 3 tomates grandes y maduros cortados en cubos
- Una pizca de paprika
- Sal marina
- 2 berenjenas medianas cortadas en rodajas de 1 cm

Precalienta el horno a 220 °C. Forra la bandeja con papel de hornear.

Calienta una sartén a fuego medio-alto y échale un chorrito de aceite de aguacate. Añade la cebolla y saltea hasta que esté transparente, de 2 a 3 minutos. Incorpora los pimientos y saltea hasta que estén blandos, aproximadamente 15 minutos, removiendo con frecuencia. Si se secan demasiado, añade un poco de agua para evitar que se peguen a la sartén. Pon el ajo y las espinacas en la sartén, saltea de 2 a 3 minutos y reserva.

Rocía ligeramente las rodajas de berenjena con aceite de aguacate y, usando una sartén o una parrilla, dora las rodajas rápidamente por cada lado, de 10 a 15 minutos en total. Cuando las rodajas estén doradas, colócalas en la bandeja del horno. Cuando todas las rodajas de berenjena estén en la bandeja, échales la pimienta por encima. Hornea 20 minutos, hasta que la berenjena esté blanda.

Deja hervir el vinagre en un cazo y cuece a fuego lento hasta que se reduzca a la mitad. Incorpora las alcaparras, luego los tomates y cuece a fuego alto de 3 a 5 minutos; debe formarse una salsa espesa.

Cubre las berenjenas asadas con la salsa de tomate balsámico, luego espolvorea con paprika y una pizca de sal. Sirve caliente.

Caldo asiático

TIEMPO DE PREPARACIÓN: 5 MINUTOS
TIEMPO DE COCCIÓN: DE 2 A 3 HORAS
4 RACIONES

¿Buscando un buen caldo? Pues haz el tuyo propio. Este caldo asiático utiliza deliciosos champiñones shiitake como base, junto con citronela y pimienta roja. Es una excelente receta por sí sola, pero puede servir de base para muchos platos.

- 6 tazas de caldo de pollo o vegetal (orgánico)
- 6 tazas de agua
- 2 cebollas medianas en trozos
- 1 cabeza de ajo partida por la mitad
- 1 pieza de 2 cm de jengibre fresco en rodajas
- 3 tallos de apio picados
- 3 zanahorias medianas picadas
- 3 o 4 tazas de champiñones shiitake picados
- 1 tallo de citronela picada
- 1 cucharadita de pimienta roja
- 1 o 2 cucharaditas de sal marina

Coloca todos los ingredientes en una olla grande. Lleva a ebullición, tapa la olla y reduce a fuego lento. Cuece así de 2 a 3 horas.

Cuela el caldo en un bol grande. Sirve inmediatamente o mete en la nevera hasta 7 días o congela para períodos más largos.

Fideos de calabacín con albahaca

TIEMPO DE PREPARACIÓN: 25 MINUTOS (INCLUYE EL ADOBO Y LA ESPIRALIZACIÓN)
TIEMPO DE COCCIÓN: 5 MINUTOS
4 RACIONES

Hay muchos alimentos fantásticos que puedes espiralizar, pero estos fideos de calabacín están entre los mejores. Esta «pasta» sustituye muy bien a los fideos tradicionales de forma divertida y gustarán a toda la familia. Para una comida completa, añade una proteína magra (como pollo a la parrilla).

- 2 tomates de pera en cubitos
- ¼ de cebolla amarilla mediana en cubitos
- 3 a 5 cucharadas de vinagre balsámico
- ¼ de taza de aceite de oliva
- ¼ de cucharadita de albahaca fresca finamente picada
- 3 calabacines verdes medianos
- Sal de mar y pimienta recién molida

Mezcla los tomates, la cebolla, el vinagre, el aceite y la albahaca en un bol y deja marinar en la nevera durante 15 minutos, removiendo de vez en cuando.

Mientras tanto, usa un espiralizador para hacer los fideos de calabacín.

Calienta una sartén grande a fuego medio-alto. Añade los fideos de calabacín y cuece suavemente 5 minutos manteniéndolos firmes. Cubre con el adobo de la nevera. Sazona al gusto con sal y pimienta. Mete los fideos y sirve inmediatamente.

Judías verdes con salsa miso y sésamo

TIEMPO DE PREPARACIÓN: 5 MINUTOS
TIEMPO DE COCCIÓN: 10 MINUTOS
4 RACIONES

Piensa en esta receta como una alternativa a la tradicional cazuela de judías verdes. Las judías son ricas en clorofila, al igual que las hojas verdes, y tienen un alto contenido en silicatos naturales, que hacen que el cabello y la piel estén más sanos y bonitos. También son una gran fuente de fibra. Entonces ¿a qué esperas? Combinadas las judías con el miso, que es un alimento superfermentado en sí mismo, este plato es un gran complemento para casi cualquier comida. Y es perfecto como refrigerio en cualquier momento en que tengas hambre.

- 2,5 cucharadas de semillas de sésamo blanco
- ¼ de taza de vinagre de arroz sin sal
- 2 cucharadas de pasta de miso blanco (orgánico, naturalmente fermentado, sin OGM)
- 400 g de judías verdes finas cortadas
- 1 cucharadita de sal marina

Muele 2 cucharadas de semillas de sésamo en un molinillo de especias, o mételas en una bolsa de plástico y pásales un rodillo hasta que se conviertan en polvo.

Mezcla sésamo con el vinagre y el miso en un bol pequeño, y bate hasta que estén bien mezclados. Reserva esta salsa.

Llena una cacerola grande con tres cuartos de litro de agua y deja que arranque a hervir. Incorpora las judías y la sal, y cuece hasta que estén tiernas, de 6 a 8 minutos.

Escurre las judías y colócalas en un bol para servir. Vierte la salsa y adorna con las semillas de sésamo restantes (y disfruta de las ventajas antimicrobianas y de los fitosteroles del sésamo).

Verduras salteadas con limón

TIEMPO DE PREPARACIÓN: 5 MINUTOS
TIEMPO DE COCCIÓN: 5 MINUTOS
4 RACIONES

¿Cuándo fue la última vez que comiste hojas de mostaza? Son perfectas para hacer un buen lote, porque se conservan bien hasta tres días en la nevera. Sin embargo, más allá de eso, aportan un empujón sutil, como la mostaza misma, y son deliciosas cuando se sirven calientes. Prepáralas con tu aderezo favorito para disfrutar de una comida rápida. Lo mejor de todo es que son crucíferas, lo cual significa que con ellas estás reduciendo el riesgo de cáncer y protegiendo tu tiroides. Con ellas ganas de todas todas.

- 2 manojos de hojas de mostaza, sin tallos
- 2 cucharadas de aceite de Macadamia
- ¼ de cucharadita de sal marina
- ¼ de cucharadita de pimienta negra
- Una pizca de pimienta de cayena

Mezcla las hojas en un bol con 1 cucharada de aceite y la sal, la pimienta negra y la pimienta de cayena.

Calienta el aceite restante en una sartén grande a fuego alto. Añade las hojas por tandas, removiendo frecuentemente, y saltea hasta que se marchiten un poco, aproximadamente 2 minutos. Sirve caliente.

Sobras
Las hojas de mostaza cocidas se mantienen bien en la nevera, tapadas, hasta 3 días.

CAPÍTULO NUEVE

Mantenimiento

Ahora que ha mejorado tu función hepática, tu metabolismo funcionará mejor. Tienes la oportunidad de empezar un nuevo capítulo de tu vida durante el cual tu peso se cuidará solo mientras respetes algunas reglas para mantener tu metabolismo sano. Este capítulo te enseña cómo hacerlo.

¿QUÉ SIGNIFICA «NO PROCESADO»?

Sin duda, se te recomendó que consumieras alimentos integrales o no procesados, ya que mantienen el metabolismo a buen ritmo. Pero ¿qué significa eso exactamente? Aparte de las bayas silvestres que arrancas y te zampas durante un paseo por el bosque, toda la comida debe procesarse de alguna manera. ¿Es una naranja pelada un alimento no procesado?

Los investigadores han propuesto diferentes definiciones para este término y algunos favorecen los intereses de los fabricantes de alimentos sin tener en cuenta la salud. El sistema de categorización de alimentos en el que se refleja mejor y que considera que lo que más importa es la salud proviene del trabajo del Dr. Carlos Monteiro.

El Dr. Monteiro ha propuesto tres tipos de alimentos: mínimamente procesados, procesados y ultraprocesados. Al desarrollar los grupos, se evaluaron las dietas de varias poblaciones diferentes en términos de qué porcentaje de la dieta proviene de qué grupo. Cuando se lo considera en condiciones reales, su modelo se sostiene y la conclusión es clara: cuanto más alimentos no procesados, según la definición del Dr. Monteiro, come una persona, menos propensa será a la obesidad y a la enfermedad crónica.[1]

Alimentos no procesados

El Dr. Monteiro originalmente llamó a estos alimentos «mínimamente procesados». Estos alimentos han tenido la menor modificación posible de su estado original para hacerlos comestibles. Los métodos de procesamiento involucrados incluyen limpieza, brote, enfriamiento, fermentación, exprimido, reducción de grasa, envoltura, congelación, envasado al vacío, secado y pasteurización. Estos alimentos generalmente tienen una vida útil corta y, por lo general, requieren más preparación antes de comerlos.

Los alimentos no procesados incluyen:

- Alimentos fermentados naturalmente, mezclados sólo con sal, hierbas y especias; los ejemplos incluyen miso, kimchi, tempeh, chucrut y chutney
- Aves frescas y congeladas
- Carne fresca y congelada
- Fruta fresca y congelada
- Frutos secos sin cáscara y crudos
- Hierbas y especias culinarias en su estado natural, liofilizadas o molidas; por ejemplo jengibre, cúrcuma, ajo, comino, pimienta negra y sal sin aditivos químicos
- Huevos y claras de huevo
- Leche, yogur y requesón enteros, sin sabor, con bajo contenido en grasa o sin grasa
- Legumbres enteras y en puré, como judías, lentejas, garbanzos, etc.

---

1. Monteiro, Carlos Augusto, Renata Bertazzi Levy, Rafael Moreira Claro, Inês Rugani Ribeiro De Castro, y Geoffrey Cannon. «A New Clas-sification of Foods Based on the Extent and Purpose of Their Processing». *Cadernos de Saúde Pública* 26, n.º 11 (2010), 2039-49. doi:10.1590/s0102-311x2010001100005.

- Pescados y mariscos frescos y congelados
- Semillas enteras intactas y fracciones de semillas que no sean cáscara, como avena cortada al acero, trigo bulgur y sémola de maíz
- Verduras frescas y congeladas

Los alimentos no procesados no tienen inconvenientes: cuanto más desarrolles tu dieta con ellos, mejor. Sí, es posible consumir en exceso, pero no es muy probable. Todos estos alimentos son bastante abundantes. ¿Cuándo fue la última vez que te escabulliste en la cocina por la noche para acabar con la col de la nevera? Lo cierto es que no son los alimentos que se prestan a comer en exceso o al picoteo sin sentido. Su contenido en combustible es lo suficientemente bajo como para que el tiempo que se tarda en comerlos sea lo bastante lento para que puedas sentirte lleno. Los frutos secos pueden ser la única excepción: si se usan como pica-pica, es posible pasarse.

Alimentos procesados

Éstos incluyen alimentos extraídos de alimentos no procesados. Se extraen para concentrar ciertas partes de ellos o para prolongar su vida útil. Estos alimentos se procesan mediante molienda, refinación, hidrogenación o hidrólisis. Se pueden usar enzimas o aditivos. La mayoría de ellos no se comen solos, sino que se usan como ingredientes, a menudo junto con alimentos no procesados. Si bien suelen constar de un solo ingrediente, tienen una mayor densidad de combustible que los alimentos de los que se derivan.

Cuando se usan de manera consciente, los alimentos procesados pueden ser parte de una dieta saludable. Sin embargo, para muchas personas, pueden ser los culpables del aumento de peso y las enfermedades crónicas. Son menos abundantes que los alimentos sin procesar. Según esta definición, los alimentos procesados probablemente no te harán desearlos si no tienes hambre. Sin embargo, una vez que los comes, es fácil ir más allá del punto de saciedad. Su densidad de combustible es lo suficientemente alta como para que sea posible comer en exceso antes de darte cuenta que estás lleno. A diferencia de la siguiente categoría –los alimentos altamente procesados–, los alimentos procesados son menos propensos a provocar antojos cuando no hay hambre, pero son fáciles de consumir en exceso durante las comidas.

Una regla simple es permitirse una porción adicional de alimentos no procesados, especialmente vegetales, pero evitar porciones adicionales de alimentos procesados, como:

- Aceites vegetales
- Azúcar
- Cereales sin azúcar para el desayuno
- Crema
- Edulcorantes, incluyendo miel, melaza y jarabe de arce
- Extractos de proteína de leche
- Fideos y pasta
- Frutos secas
- Harina que contenga gluten, y todos los derivados de la harina
- Harina sin gluten y todos los productos sin gluten
- Jarabe de maíz
- Lactosa
- Manteca de cerdo
- Mantequilla
- Margarina
- Queso

Alimentos altamente procesados

Éstos son, generalmente, una mezcla de alimentos procesados y sin procesar. Tienen una larga vida útil. Se pueden procesar al hornear, freír o saltear. Muchos contienen aditivos químicos no alimentarios, potenciadores del sabor y conservantes.

Los alimentos altamente procesados tienen una fuerte tendencia a activar los centros de recompensa del cerebro y alterar las papilas gustativas, haciendo que los consumidores los prefieran. ¿Has escuchado este lema: «¡Apuesto a que no puedes comerte uno solo!»? También son los menos aptos para saciar, especialmente aquellos en forma líquida. Después de comerlos, se sigue teniendo hambre y seguimos comiendo hasta ingerir mucho más de lo que necesitamos.

Los que gozan de una excelente salud no se ven perjudicados por comer algunos de estos alimentos ocasionalmente. Sin embargo, los que sufren de adiposidad deben evitarlos todo lo posible. A mucha gente le parece que cuando evita estos alimentos por completo, su apetito se vuelve mucho más manejable. Ejemplos:

- Bacon
- Barritas de cereales
- Bebidas azucaradas
- Caramelos
- Carnes ahumadas y curadas
- Comida rápida
- Donuts
- Embutidos
- Frituras
- Galletas
- Helados
- Nuggets de pollo
- Palitos de pescado
- Pan
- Pasteles
- Patatas fritas
- Pizzas congeladas
- Refrescos azucarados
- Salchichas de Frankfurt
- Salsas
- Sopas enlatadas
- Tartas
- Tortas

Durante la fase de reset, enfocaste la dieta hacia alimentos no procesados y evitaste los alimentos altamente procesados. Muchas personas con fuertes antojos y adicción a la comida opinan que es más fácil eliminar completamente los alimentos altamente procesados que reducirlos. Por supuesto, este consejo sigue siendo válido después de la fase de reset, pero la mayoría también opina que cuando sus hígados están más sanos, es poco probable verse envueltos en un ciclo de ansias por caprichos.

COMER MUCHAS CATEGORÍAS DE ALIMENTOS

Como en la mayoría de discusiones, parece que las dietas de moda necesitan tener un enemigo. Dichas dietas de moda se contradicen entre sí en cuanto a quién es el enemigo, pero están totalmente de acuerdo en que todas nuestras enfermedades son el resultado de un enemigo particularmente odioso. ¡Qué miedo!

Así las cosas, las personas generalmente evitan al enemigo después de haber sido aleccionadas acerca de su maldad. Luego, son recompensadas con todo lo bueno: pérdida de peso, salud vibrante y la confianza de saber que han encontrado el camino de la Verdad. Este proceso tarda algunos días en iniciarse y, por lo general, dura desde unas pocas semanas hasta un año, como máximo. Pero luego los beneficios parecen disminuir, por lo que las personas duplican sus esfuerzos. Sea quien sea ese enemigo, no parecen evitarlo lo suficiente. Sospechan de algunas fuentes ocultas, o tal vez es más poderoso de lo que imaginaron e incluso los pequeños fragmentos que se consideran inofensivos son suficientes para arrebatarnos la Tierra Prometida. Después, empieza un nuevo ciclo, aunque probablemente durará menos de la mitad que el primero. Se hace obvio que el concepto ya no funciona, y se rinden abandonando la dieta. Han cedido ante el enemigo de la comida y lo pagan caro.

En ese momento, las personas continúan comiendo más o menos como lo hacían antes de empezar la dieta. Apelan a su memoria para seguir creyendo que la dieta era buena pero que ellos han fallado en algo.

Casi todo el razonamiento detrás de las dietas «antienemigos» se basa en experimentos de pensamiento, estudios en probeta y pruebas en animales, lo que demuestra que los resultados son más que cuestionables. Otro enfoque es presentar ejemplos de personas que han tenido reacciones claras, pero poco comunes, a ciertos alimentos. Sólo porque alguien pueda tener una mala reacción a un alimento en particular no significa que sea malo para todos. Yo soy terriblemente alérgico a la caspa de caballo, sin embargo, eso no significa que la actividad ecuestre sea mala para todo el mundo.

Eso sí, algunas personas se ven perjudicadas por ciertos alimentos. Otros tienen alergias anafilácticas drásticas, como con los cacahuetes, o reacciones prolongadas al gluten en el caso de celíacos o a la lactosa en el caso de los intolerantes, y otros tienen sensibilidades que pueden aparecer y desaparecer. Si sospechas de una mala reacción personal a ciertos alimentos, trabaja con tu médico para identificar qué alimentos son los culpables y si puedes revertir las reacciones. La mayoría de las sensibilidades e intolerancias son reversibles.

Como omnívoros, podemos subsistir con una variedad de alimentos desconcertante. Y mientras más amplio sea el rango de nuestra dieta, más prosperaremos. Cuando eliminamos categorías enteras de alimentos de nuestras dietas, comenzamos a perder la capacidad de tolerar esos alimentos en particular. Cuantas más categorías eliminemos, menos diversa se vuelve nuestra flora. Los ciclos subsiguientes implican intolerancias alimenticias reales pero nuevas, riesgos para las deficiencias de micronutrientes y oportunidades perdidas de los beneficios de los fitonutrientes.

Si has caído en la trampa del «malo de la comida», todavía hay esperanza. Empieza con cantidades muy pequeñas y busca alimentos de cada categoría con los que te vaya bien. Cada vez que compres, busca un alimento que no hayas comido durante un tiempo y continua expandiendo tu menú.

COME PARA SACIARTE

Cuantos más alimentos sin procesar incluya tu dieta, más te llenarás con una menor cantidad de alimentos. Si realmente quieres encontrar una estrategia al respecto, busca los datos que demuestren que dentro de la categoría de alimentos sin procesar, unos son más satisfactorios que otros. Se demostró que esto es cierto en una investigación llamada «Índice de saciedad de alimentos comunes», dirigido por la Dra. Susanne Holt. Hasta la fecha, éste es el único estudio publicado que ha probado el concepto y descubierto lo saciantes que son algunos alimentos.

En dicho estudio, los voluntarios fueron alimentados con 38 alimentos diferentes. Recibieron cada alimento en una porción controlada que equivalía a 240 calorías, servida bajo una campana que bloqueaba la luz para reducir los posibles efectos del atractivo visual de la comida, y todas aproximadamente del mismo tamaño y a la misma temperatura. Tras consumir cada alimento, los investigadores pidieron a los voluntarios que calificaran su nivel de hambre. Dos horas más tarde, se les permitió comer cualquier comida que quisieran, en la cantidad que eligieran, de un bufet. Podían repetir todo lo que quisieran. Los científicos trabajaron entre bambalinas para medir exactamente cuánta comida comía cada participante. También controlaron sus niveles de hambre después de cada ingesta (cada 15 minutos).

Así es como lo fueron anotando todo: si una ingesta de 240 calorías hacía que los pantalones empezaran a apretar y obligaba a los participantes a comer menos en el bufet, dicha ingesta se consideraba saciante. Si otra ingesta de 240 calorías los dejaba con hambre y tenían que tirar del bufet, se consideraba menos saciante. El pan blanco recibió una puntuación arbitraria de 100 y otros alimentos se clasificaron de acuerdo a esta puntuación de referencia.

Aparecieron entonces algunos conceptos generales. La fibra, la proteína, el agua y el almidón fueron los alimentos que más saciaban, mientras que el azúcar y la grasa fueron los menos saciantes. Los croissants fueron los alimentos que menos llenaron en este estudio, seguidos de cerca por los pasteles, con puntuaciones de 47 y 65, respectivamente. Las patatas hervidas fueron el alimento saciante por antonomasia en relación con sus calorías, con una puntuación de 323. (No es coincidencia que sean la fuente de alimento más alta de almidón resistente). El segundo alimento más saciante fue el bacalao con 225, seguido de la harina de avena con 209.

Las patatas son un gran caso de estudio sobre el poder de los alimentos procesados. En el estudio de Holt que se menciona en la página 263, los alimentos hervidos fueron los más abundantes. Otros estudios han analizado la densidad máxima de calorías por peso de los alimentos, mientras que otros han explorado en qué medida un determinado alimento de la dieta predice el aumento de peso.

Por suerte, esos estudios se han llevado a cabo de forma independiente en relación con la misma comida, que resulta ser la peor: las patatas fritas. Entonces ¿las patatas son buenas o malas? Depende: se trata del procesamiento. Cuando se cortan y se hierven, las patatas son uno de los mejores alimentos que podamos encontrar. Cuando se secan por atomización, se tratan químicamente, se laminan y se fríen, son lo peor.

Aquí están los alimentos menos procesados del estudio en el orden de mayor a menor poder saciante:

• Patatas hervidas — 323	• Pasta integral — 188
• Palomitas de maíz — 154	• Arroz integral — 132
• Cereales de salvado — 151	• Carne de res — 176
• Bacalao — 225	• Plátanos — 118
• Avena — 209	• Judías al horno — 168
• Huevos — 150	• Muesli — 100
• Naranjas — 202	• Uvas — 162
• Queso — 147	• Yogur (con sabor) —88
• Manzanas — 197	• Pan integral — 157
• Lentejas — 133	• Cacahuetes — 84

Si luchas contra el hambre, céntrate en alimentos no procesados y haz que las patatas hervidas y la harina de avena sean tus alimentos básicos diarios.[1]

---

1. Holt, Susanne H. A. y Janette Brand Miller. «Increased Insulin Responses to Ingested Foods Are Associated With Lessened Satiety». Appetite 24, n.º 1 (1995):,43-54. doi:10.1016/s0195-6663(95)80005-0.

¡COME VERDURA!

Nunca ha habido debate: las verduras ofrecen muchos nutrientes útiles que la mayoría de nosotros no consumimos. Las verduras nos ayudan de tres maneras principales. Una es suministrando directamente las vitaminas y minerales esenciales necesarios para todas las reacciones metabólicas del cuerpo. Muchos de ellos, como el folato, la vitamina K, el magnesio, el potasio, el betacaroteno y la vitamina C, rara vez se encuentran en dietas bajas en verdura. La segunda forma es facilitando fitonutrientes que alimentan la flora intestinal. Los científicos saben que la flora está más sana cuando las dietas contienen mucha verdura y frutas diferentes. Dichos fitonutrientes trabajan colectivamente de una manera que apenas estamos empezando a comprender. Algunos de los fitonutrientes activos que se encuentran en los vegetales incluyen catequinas, licopeno, luteolina, sulforafano, ácido elágico, flavonoides, fitoestrógenos, glucosinolactos y polifenoles. La forma más sencilla de cubrir todas estas necesidades es introducir al menos una verdura de cada uno de los siguientes grupos todos los días:

- ◆ Verduras verdes: espinacas, acelgas, col rizada, lechuga romana, coles
- ◆ Crucíferas: brócoli, coles de Bruselas, bok choy, col, rúcula
- ◆ Allium: cebollas, ajos, puerros, cebolletas, chalotes
- ◆ Apiáceas: zanahorias, apio, chirivías, perejil, cilantro
- ◆ Hongos comestibles: champiñones, shiitake, enoki, portobello, setas

Para obtener suficientes verduras, haz que tus ingestas contengan aproximadamente la mitad de verduras por volumen de comida.

COME PENSANDO EN LA DIVERSIDAD DE LA FIBRA

Tu flora intestinal ayuda a que todo funcione mejor. Y la flora necesita variedad para mantenerse saludable tanto como tú. Se alimenta de fibra y hay fibra de muchos tipos. De hecho, no pienses en la fibra como una sola cosa. La fibra comprende una amplia gama de cosas. Las siguientes son algunas de las categorías más importantes de fibra, a qué ayudan y en qué alimentos se encuentran.

Cuando veas todos estos tipos de fibra y sus beneficios, comprenderás por qué las mejores dietas abarcan la gama de alimentos más amplia posible. Las dietas bajas en carbohidratos y paleo pueden suministrar solo 10 de los 17 tipos de fibra esencial.

Las dietas cetogénicas suministran 4 de los 17 a lo sumo. En resumen, las dietas que excluyen categorías enteras de alimentos conducen inevitablemente a una flora intestinal menos diversa y menos resistente. La dieta que te dará el mejor resultado incluirá granos enteros intactos, legumbres, frutos secos, setas, verduras, semillas, tubérculos y frutas.

TIPO DE FIBRA	CATEGORÍA DE ALIMENTOS	ALIMENTOS ESPECÍFICOS	BENEFICIOS
Celulosa	Fruta, verdura, legumbres, cereales, frutos secos, semillas	Manzanas, plátanos, frambuesas, zanahorias, remolacha, brócoli, acelgas, espinacas, alcachofas. Judías pintas, judías blancas, judías negras, garbanzos. Almendras, pipas de calabaza, semillas de lino, nueces.	Incrementa la longitud del colon, asociada con la protección contra la DSS. Disminución de la severidad en las colitis agudas y crónicas.
Hemicelulosas (hexosa, pentosa)	Granos enteros	Avena cortada al acero, avena integral, arroz integral, trigo integral.	Incrementa la regularidad intestinal y la hidratación, reduce la absorción de colesterol.
Lignina	Tubérculos, verduras y bayas	Semillas de lino, semillas de sésamo.	Mejora la integridad intestinal, reduce el riesgo de cáncer, tiene propiedades antioxidantes.

TIPO DE FIBRA	CATEGORÍA DE ALIMENTOS	ALIMENTOS ESPECÍFICOS	BENEFICIOS
Pectina	Manzanas, cítricos, legumbres, frutos secos	Piel de limón, naranjas, manzanas Royal Gala, manzanas Braeburn, orejones.	La pectina de las manzanas baja los niveles de colesterol en ratas y disminuye el colesterol total en humanos. Estudios contradictorios sobre la pectina informan sobre efectos nulos sobre la tasa de colesterol.
Hidrocoloides (resinas)	Agentes adelgazadores naturales	Xantana, guar, goma arábiga, goma de acacia, carboximetil de celulosa, agar-agar, glucomanano de konjac.	Capacidad para bajar el colesterol, reducir la adiposidad y la esteatosis hepática, alivia el dolor abdominal en pacientes con síndrome de colon irritable.
Betaglucanos de avena	Avena, cebada, centeno	Avena sin gluten, avena cortada al acero, avena integral, avena entera, cebada perlada, centeno integral	Reducción del LDL hasta el 16,5 %, disminución de la glucosa en sangre, mejora en la cicatrización de heridas.
Betaglucanos de hongos	Hongos culinarios y medicinales	Avena sin gluten, avena cortada al acero, avena entera, avena integral, cebada perlada, centeno entero.	Anticancerígenos, antivirales, inmuno-moduladores, disminuye las citoquinas IL-4 y IL-5, incrementa IL-12, disminuye las infecciones postquirúrgicas.

TIPO DE FIBRA	CATEGORÍA DE ALIMENTOS	ALIMENTOS ESPECÍFICOS	BENEFICIOS
Inulina	Ciertas raíces	Raíz de dandelión, raíz de achicoria, alcachofas de Jerusalén.	Reduce la incidencia de tumores originados por componentes carcinogénicos como el azoximetano (AOM) y la dimetilhidracina. Rebaja los triacilgliceroles del plasma.
Fructooligo-sacáridos (FOS)	Ciertos vegetales y frutas	Cebolla, achicoria, ajo, espárragos, plátanos, alcachofas y otras verduras.	Puede prevenir el cáncer colorrectal. Se asocia con la reducción de la inflamación de mucosas y de las lesiones en ratas con colitis y reducción de peso en humanos, provoca saciedad, incrementa la producción de IL-10 en las células dendríticas intestinales en la enfermedad de Crohn.
Galactooligo-sacáridos (GOS, galactanos)	Legumbres	Lentejas, garbanzos, judías, guisantes, habas, alubias carillas.	Mejoran el nivel de glucosa en sangre, bajan el colesterol, mejoran la función hepática. Pueden jugar un papel en la prevención del cáncer colorrectal, o frenar su progresión. Aumentan la absorción de calcio y puede mejorar los síntomas de IBS.

TIPO DE FIBRA	CATEGORÍA DE ALIMENTOS	ALIMENTOS ESPECÍFICOS	BENEFICIOS
Rafinosa Oligosacáridos (ROS)	Legumbres	Alubias carillas, habas, alubias rojas.	Disminuye el riesgo de infecciones bacterianas gramnegativas y la proliferación de levaduras.
Estaquiosa verbascosa	Verduras crucíferas	Col, coles de Bruselas, brócoli, espárragos.	Alivio del estreñimiento, mejora de los procesos hormonales.
Almidón resistente (AR1)	Semillas y legumbres sin procesar, granos enteros, granos poco molidos	Cuscús, judías rojas, avena cortada al acero, judías pintas, judías blancas.	Disminuye el riesgo de cáncer colorrectal incrementando la SCFA, disminuye el pH fecal y el tiempo de tránsito, incrementa la sensibilidad a la insulina.
Almidón resistente (AR2)	Almidón de guisante alto en amilopectina, almidón de maíz alto en amilosa, patata cruda, plátano con piel	Almidón de guisante AR2 en Batido Reset Original (véase pág. 149), harina de plátano verde, almidón de patata no modificado.	Reduce el apetito, mejora el peso corporal, baja la glucosa, incrementa el metabolismo de las grasas, incrementa el GLP1.
Almidón resistente (AR3)	Patatas frías, arroz, pasta	Patatas cocidas y refrigeradas, arroz frío.	Mejora el metabolismo basal, mejora la flora intestinal.
Manitol	Variedad de plantas y hongos	Sandía, setas y champiñones, coliflor, apio, boniatos.	Incrementa la absorción y la retención de calcio y magnesio.
Sorbitol	Variedad de vegetales	Manzanas, peras, melocotones, ciruelas.	Previene la obesidad, mejora la absorción de calcio.

No LLENES EL DEPÓSITO DE COMBUSTIBLE

¿Conoces el famoso debate sobre qué debemos comer para mantenernos flacos: grasas, cetonas o carbohidratos? Tu hígado desconoce la diferencia. La regla es: demasiado combustible lo obstruye y lo daña, sin importar de dónde venga.

La mejor dieta no se define por lo que evitas. Se define por lo que le proporcionas a tu cuerpo mediante alimentos sin procesar, sin sobrecargar el almacén de combustible. Entonces ¿cómo satisfacer las necesidades de combustible?

Come proteínas óptimas

Las calorías provienen del combustible y de las proteínas. Como expliqué anteriormente, adelgazarás cuando consigas una ingesta óptima de aproximadamente un gramo de proteína por cada kilogramo de peso corporal. Para la mayoría de las personas, esto significa que las proteínas constituyen entre un cuarto y un tercio de sus calorías totales. El resto debe provenir, principalmente, de la combinación de grasas y carbohidratos.

Esta cantidad de proteína es más alta que la necesaria para prevenir las enfermedades por carencia proteica. Para conseguirlo, toma al menos tres porciones diarias de alimentos que contengan más de 20 gramos de proteína por porción. Las ventajas de las dietas con proteínas óptimas incluyen una desintoxicación más efectiva, mayor facilidad para perder grasa, menos apetito, mayor tasa metabólica y un mejor crecimiento muscular.

La proteína de calidad se puede encontrar en fuentes vegetales seleccionadas, productos lácteos, huevos, mariscos, aves y carne. Lo mejor es sacarlas de muchas fuentes distintas, pero aquellos que optan por evitar las categorías de alimentos con proteínas, pueden satisfacer las necesidades de su organismo por otras vías. Por ejemplo, tomando un batido de proteínas con el desayuno y una porción de alimentos ricos en proteínas para el almuerzo y la cena.

El desayuno es una comida única. Los batidos son la mejor opción porque suministran de 23 a 35 gramos de proteína y son rápidos de preparar. Muchos alimentos para el desayuno «ricos en proteínas» en realidad no contienen tanta proteína como dicen. Dos huevos sólo pesan 12 gramos.

Las salchichas o el bacon rara vez llegan a los 8 gramos por porción. Los cereales y la leche suelen tener sólo 9 gramos de proteína.

Además de contener proteínas de calidad, los batidos facilitan la obtención de almidón resistente y otras fibras de calidad. Siendo así, los batidos para el desayuno son una estupenda opción, y luego te preparas un almuerzo y una cena sólidas en torno a tres elementos: proteínas, carbohidratos y verduras.

Come grasas saludables

Incluye todas las otras partes de la dieta, todas. Las grasas no son ningún veneno que deba evitarse, ni tampoco un elixir mágico que puedas consumir en cualquier cantidad. Las grasas contienen ácidos grasos esenciales que no podemos producir nosotros solos. De éstos, el omega-6 es fácil de encontrar, y casi todas las fuentes de grasa lo contienen. Cualquier dieta que incluya aunque sólo sea un puñado de nueces y frutos secos al día como fuente de grasa te proporcionará una cantidad adecuada de omega-6.

Las grasas omega-3 se encuentran en menos alimentos, por lo que es probable acabar teniendo deficiencia. Hay tres subtipos de omega-3 y cada uno de ellos es importante: ALA, EPA y DHA. Las fuentes vegetales de omega-3 como el lino, el cáñamo, la chía y la canola son ricas en ALA. La mayoría de los veganos y vegetarianos que toman estos alimentos pueden obtener suficiente ALA y, por lo general, pueden convertirlo en EPA. Si sus dietas son bajas en alimentos omega-6, también pueden convertir el ALA en DHA. Sin embargo, los veganos y los vegetarianos cuyas dietas tienen más grasas, presentan deficiencias de DHA porque los omega-6 pueden sobrecargar la enzima que convierte el ALA en DHA. Los veganos pueden solucionarlo si reducen su consumo de omega-6 o si añaden un suplemento de DHA derivado de algas. Aquellos que comen pescado o mariscos varias veces por semana obtienen suficiente EPA y DHA, pero aún así deben consumir fuentes de ALA derivadas de las plantas.

Una vez que se ha satisfecho la necesidad de grasas esenciales, las grasas pueden convertirse fácilmente en una fuente de combustible adicional innecesario. Esto es especialmente cierto en las versiones procesadas de grasas, como aceites vegetales, mantequilla, margarina, tocino, helados y manteca de cerdo. Desafortunadamente, muchos expertos han confundido las grasas útiles con las grasas esenciales. Hay muchas grasas que tu cuerpo utiliza para llevar a cabo reacciones esenciales como la reparación de las células cerebrales o la producción de hormonas. De hecho, algunas de estas funciones son tan útiles que la evolución le ha dado a nuestro cuerpo la capacidad de producir grasas, como las grasas saturadas y el colesterol, cuando las necesitamos, por eso no están clasificadas como grasas esenciales, aunque sean necesarias.

Dado que somos capaces de producir estas grasas naturalmente, no es necesario consumirlas de fuentes externas. Y dado que los alimentos que las contienen, como la mantequilla, la manteca de cerdo o la carne roja, son tan densos en combustible, se convierten en fuentes de combustible inútiles.

Si tu objetivo es estar delgado, evitar las enfermedades crónicas y mantener el cerebro sano, tu enfoque con las grasas será muy simple. Cada día deberás incluir grasas mínimamente procesadas y de fuentes diversas; puedes ingerir entre una y tres porciones de grasas no procesadas, tales como:

- Almendras
- Semillas de lino
- Aguacates
- Nueces

- Semillas de chía
- Pipas de girasol
- Salmón

Al menos dos veces por semana, incluye mariscos o fuentes altas en omega-3 como las semillas de lino. No utilices los frutos secos como pica-pica. Del mismo modo, evita las grasas procesadas como el aceite vegetal, la mantequilla y la margarina tanto como sea posible. El único aceite con efectos saludables probados es el de oliva virgen extra. Úsalo como aceite principal, pero con moderación.

El aceite termoestable con mayor cantidad de evidencias de que promueve la salud, en función de más de 270 estudios en humanos, es el aceite de canola.[2] Sin embargo, muchos expertos en salud han advertido acerca

2. Lin, Lin, Hanja Allemekinders, Angela Dansby, Lisa Campbell, Shaunda Durance-Tod, Alvin Berger, y Peter J. Jones. «Evidence of Health Benefits of Canola Oil». *Nutrition Reviews* 71, n.º 6 (2013), 370-85. doi:10.1111/ nure.12033

de sus peligros. Las preocupaciones sobre el ácido erúcico no son relevantes, ya que el aceite de canola moderno no contiene más que otras verduras crucíferas.[3] Las preocupaciones sobre los OGM y la extracción de solventes son válidas, como lo son para los demás aceites. Por lo tanto, selecciona un aceite de canola orgánico de primera prensada. En cualquier caso, hay que utilizarlo con moderación. Usa un aerosol casero o pinta ligeramente la sartén para saltear los alimentos.

Come buenos carbohidratos

Lo que los expertos opinan acerca de los carbohidratos suele ser todo lo contrario de lo que opinan sobre las grasas. Estos dos nutrientes están estrechamente vinculados entre sí porque ambos son fuentes principales de combustible. Si una dieta te obliga a ser estricto con uno de ellos, te permitirá, por defecto, consumir el otro con mayor libertad. Ambos son partes importantes de la dieta, pero con ambos se tiende al consumo exagerado.

A diferencia de las grasas, los carbohidratos no contienen ningún nutriente que nuestro cuerpo no pueda sintetizar. No hay carbohidratos «esenciales». Sin embargo, no significa que tengas que evitar los carbohidratos por completo o que sean insanos por naturaleza. Los componentes de estos alimentos pueden ser importantes y útiles sin entrar en la categoría de «esenciales».

La mayoría de los lectores son ahora conscientes de que una flora intestinal saludable es necesaria para tener un correcto peso corporal, un sistema inmunológico fuerte y una función cerebral rápida. Los carbohidratos son, para la flora intestinal, lo que el agua es para las flores. Las grasas, las cetonas y el alcohol no tienen efectos positivos en la flora intestinal, sólo los carbohidratos.

Como hemos discutido precedentemente, el almidón resistente es, hasta la fecha, el ingrediente alimentario mejor documentado para mejorar los tipos de flora que reducen el riesgo de cáncer, mejoran la combustión de las grasas y estabilizan el azúcar en la sangre. Los alimentos más altos en

3. Knutsen, Helle Katrine, Jan Alexander, Lars Barregård, Margherita Bignami, Beat Brüschweiler, Sandra Ceccatelli, Michael Dinovi, Lutz Edler, et al. «Erucic Acid in Feed and Food». *EFSA Journal* 14, n.º 11 (2016). 173 pp. doi:10.2903/j.efsa.2016.4593.

almidón resistente incluyen patatas hervidas, legumbres y plátanos. Por lo tanto, incluye cada día dos o tres porciones de carbohidratos no procesados, tales como:

- ◆ Patatas hervidas
- ◆ Arroz integral
- ◆ Boniatos
- ◆ Judías pintas
- ◆ Ñames
- ◆ Judías negras

- ◆ Avena cortada al acero
- ◆ Lentejas
- ◆ Harina de alforfón
- ◆ Calabaza
- ◆ Trigo
- ◆ Chirivías

Trata de que al menos uno de ellos sea un alimento con alto contenido de AR, como legumbres o patatas, o incluya un suplemento de AR.

¿Debería favorecer las grasas o los hidratos?

Me gustaría quitarte de la cabeza la idea de identificar tu dieta como «baja en grasas» o «baja en carbohidratos». Los estudios han demostrado que cualquiera de los dos enfoques puede conducir a la pérdida de grasa, pero solamente si hay una reducción en la ingesta total de combustible. Cualquiera de los dos enfoques funciona bien por un tiempo porque, al reducir el consumo de grasas o carbohidratos, también se reduce la ingesta de combustible.[4] Los inconvenientes de reducir ambos niveles son que acabas: (1) consumiendo pocos nutrientes esenciales y (2) que te aburres al comer y te amargas con tan pocas opciones.

Por lo tanto, asegúrate de ingerir una porción de combustible total en cada comida. Eso significa: una porción de carbohidratos, una porción de grasas, y, ocasionalmente, una copa de vino. Por ejemplo, puedes hacerte una ensalada de salmón para el almuerzo para que lleve la proteína del pescado, lechuga como verdura y aceite de oliva virgen extra como grasa. Otro día, puedes hacerte un sándwich de pan integral como carbohidrato,

---

4. Johnston, Bradley C., Steve Kanters, Kristofer Bandayrel, Ping Wu, Faysal Naji, Reed A. Siemieniuk, Geoff D. C. Ball, Jason W. Busse, Kristian Thorlund, Gordon Guyatt, Jeroen P. Jansen, y Edward J. Mills. «Comparison of Weight Loss Among Named Diet Programs in Overweight and Obese Adults». *Jama* 312, n.º 9 (2014), 923. doi:10.1001/jama.2014.10397.

pollo desmenuzado hecho en casa como proteína y lechuga, tomates, cebolla y brotes de brócoli como verdura.

La cena podría constar de un plato de «pasta» de fideos de calabacín, una salsa de tomate cocido a fuego lento como parte de verdura, y un tempeh ligeramente salteado con aceite de oliva extra virgen para la proteína y el combustible. En alguna ocasión especial, puedes elegir el vino como combustible para la cena y servirlo con unas vieiras salteadas, como parte de proteína, y espinacas al vapor como parte de la verdura.

Sugiero limitar el alcohol únicamente al vino y a la cerveza, y no consumir más de unas copas a la semana, en total. En el pasado, muchos pensaban que una o dos copas de alcohol al día podrían resultar beneficiosas para la salud, pero ahora sabemos que se basa en una información engañosa. Las personas que no beben pueden parecer menos sanas que las personas que toman bebidas ligeras sólo si ignora el hecho de que muchos de los que evitan el alcohol lo hacen por razones médicas que afectan directamente a su salud. Por ejemplo, hay gente que no bebe pero ya tiene un historial de alcoholismo, enfermedad hepática o toman medicamentos incompatibles con el alcohol. Sin embargo, cuando se compara la salud de quienes no beben por elección con la de bebedores ligeros y moderados, los que no beben nada por decisión propia tienen las tasas más bajas de mortalidad.[5]

¡No picotees combustible entre horas!

Sería ideal evitar el picoteo entre horas como un hábito. Ésta es una costumbre reciente, particularmente en occidente, y las personas que la han ido adoptando en otras partes del mundo acaban con problemas de obesidad.

Hubo un tiempo en que se pensaba que las comidas frecuentes y poco abundantes ayudaban a perder grasa. Ahora sabemos que esta idea de perogrullo no resiste el escrutinio. Si mantenemos el hígado sano e ingerimos alimentos apropiados, dejamos de desear picar con tanta frecuencia.

---

5. Stockwell, Tim, Jinhui Zhao, Sapna Panwar, Audra Roemer, Timothy Naimi, y Tanya Chikritzhs. «Do "Moderate" Drinkers Have Reduced Mortality Risk? A Systematic Review and Meta-Analysis of Alcohol Consumption and All-Cause Mortality». *Journal of Studies on Alcohol and Drugs* 77, n.º 2 (2016), 185-98. doi:10.15288/jsad.2016.77.185

Si sientes hambre entre comidas, echa un vistazo a los alimentos ilimitados que aquí se han propuesto. Al igual que durante la fase de reset, los alimentos ilimitados son excelentes opciones en cualquier momento. Otra opción es guardar un poco de la comida hasta más tarde. Es decir, si a media tarde empiezas a sentir hambre, reserva un poco del almuerzo para entonces.

Esta estrategia funciona incluso mejor cuando incluyes algunos alimentos ilimitados para alargar más el almuerzo. Por ejemplo, supongamos que has comido salmón como proteína, arroz integral como combustible y una taza de brócoli como verdura. Puedes guardar un tercio de cada uno de estos alimentos y reservarlos para la merienda.

EJERCICIO

Hemos visto que en el caso de adiposidad, el hígado pierde su capacidad para almacenar combustible extra. Cuando el hígado no está obstruido, puede utilizar la musculatura como almacén para cualquier combustible extra. Hay un receptor de glucosa especial en los músculos, llamado glut-4, que es en gran parte responsable de la capacidad de los músculos para coger y almacenar combustible.

Imagina los músculos y la grasa corporal como personas que están haciendo cola en una cafetería. Cuando el glut-4 está activo, el músculo se salta la cola, se pone el primero y se lleva toda la comida. Por lo tanto, la clave para los receptores de glut-4 saludables es el ejercicio. Cuanto más varíes el ejercicio en cuanto a tipo, duración e intensidad, más hambre tendrán los músculos.

Ejercicios de mantenimiento

Dado que durante la fase de reset se limita el ejercicio a caminatas y microentrenamientos ¿qué funcionará mejor en la fase de mantenimiento?

Con el objetivo de mantener el metabolismo sano, intenta hacer algún tipo de ejercicio suave todos los días. Muchos expertos alientan a hacer ejercicio algunos días a la semana, principalmente porque temen que si dicen más, nadie se animará en absoluto. He visto con mis ojos que la planificación de tres a cinco días por semana suele acabar traduciéndose en tres a cinco días por mes. Piensa en el ejercicio como un hábito diario y planifica los días de acuerdo con esto. Una vez que entras en una rutina y te acostumbras, es mucho más fácil mantenerse. Si por alguna razón pierdes un día, no pasará nada, continúa al día siguiente sin preocuparte.

Algunos días la rutina es bastante fácil. Si estás agotado o agobiado por el tiempo, da un paseo informal o una sesión de yoga. Márcate un objetivo mínimo de 30 minutos de movimiento de algún tipo, el que sea.

Cuando estés sano y tu metabolismo funcione bien, no te sorprenda si el ejercicio se convierte en una adicción saludable. Los peligros del sobreentrenamiento son reales, pero las personas que corren realmente riesgo son los «guerreros del fin de semana»: aquellos que son sedentarios toda la semana y se matan con actividades de alta intensidad el fin de semana. Es normal tener más tiempo para divertirse el fin de semana, pero hay que estar activo la semana entera para que el cuerpo se acomode y se beneficie.

Los principales beneficios del ejercicio incluyen un mejor estado de ánimo, un metabolismo más sano, menor riesgo de enfermedad crónica, mayor calidad del sueño y una mejor función cerebral. Estos beneficios comienzan a aparecer con tan sólo 20 minutos de ejercicio al día. Y se vuelven realmente espectaculares con 40 minutos diarios, y luego siguen mejorando exponencialmente cuando se llega a los 90 minutos. ¿Cuándo se vuelve dañino el ejercicio regular? En un grupo de 600.000 adultos, 200 minutos diarios no parecían causar daño.[6]

Una vez que obtengas algo de impulso, incluye una combinación de entrenamiento de fuerza, entrenamiento de flexibilidad, actividades de agilidad y equilibrio, cardio de baja intensidad y cardio de alta intensidad.

Recuerda, la mayoría de nosotros pasamos varias horas por la noche en actividades poco esenciales, ya sea viendo la tele, en las redes sociales, jugando, chateando o navegando por el ciberespacio. Si reduces este tiempo a la mitad, puedes hacer algo de actividad física antes de cenar y aún así acostarte lo suficientemente temprano para poderte levantar a tiempo para hacer ejercicio.

¿Cómo es el programa de ejercicios definitivo? Hay que asumir que el objetivo es la salud general y el rendimiento, y no un tipo específico de competencia atlética. Sería algo parecido a la siguiente tabla.

---

6. «Get Moving to get Happier, Study Finds». *ScienceDaily*, 04/04/2018. www.sciencedaily.com/releases/2018/04/180404163635.htm

DÍA	ACTIVIDADES		
	MAÑANA	TARDE	ANTES DE ACOSTARSE
LUNES	Caminar 10 mil pasos	Intervalos de 10 min.	5 min. de estiramientos
MARTES	30 min. corriendo	15 min. calistenia	5 min. de estiramientos
MIÉRCOLES	30 min. pesas	Tenis recreativo	5 min. de estiramientos
JUEVES	Clase de Spin	Bici por el vecindario	5 min. de estiramientos
VIERNES	Clase de Yoga	Paseo de 10 mil pasos	5 min. de estiramientos
SÁBADO	2 horas de senderismo	Proyectos en casa	5 min. de estiramientos
DOMINGO	Sesión larga de gym	Proyectos en el jardín	5 min. de estiramientos

No te sientes aún

Es posible que hayas escuchado frases como «sentarse es el nuevo hábito de fumar». Parece que la inmovilidad prolongada puede anular los beneficios del ejercicio. Si tu trabajo es sedentario por naturaleza, busca algún método que te permita moverte de 5 a 10 minutos de cada hora.

Una de las formas más simples es a través de la hidratación óptima. Si te acostumbras a beber 8 vasos de agua al día, tendrás un recordatorio de movimiento automático incorporado en tu vejiga. También puedes utilizar cualquiera de los numerosos relojes de fitness. He usado relojes de Apple y relojes Garmin. Ambos me avisaban para que me moviera si me quedaba sentado más de 50 minutos seguidos. También puedes usar una simple alarma cada hora en un reloj normal o con un temporizador de cocina. Intenta caminar al menos 100 pasos cada hora y, si puedes, haz algunos círculos de hombros y rotaciones del cuello.

Nada de lo expuesto en este capítulo es difícil, ni extraño ni demasiado extremo, ¿verdad? Una vez que completes tu reset, estos hábitos básicos to ayudarán a mantenerte delgado y con energía sin necesidad de hacer dieta.

CAPÍTULO DIEZ

Preguntas frecuentes

Es difícil dar el mismo consejo a diferentes personas. Tu salud es una característica única que tiene que ver con tu genética, tu entorno social, tu educación, tus patrones hormonales, tus creencias, tus compañeros y la suerte. Los pasos que ayudaron a otra persona a recuperar su salud pueden no valerte a ti y requerir de alguna modificación personalizada.

Afortunadamente, somos más iguales que diferentes en muchos más aspectos, y las diferencias que existen entran en patrones predecibles. Después de guiar a decenas de miles de personas a través de este proceso de reset, mi equipo y yo hemos desarrollado este programa de una manera que responde a la mayoría de las preguntas antes de que se hagan. No obstante, hay algunas preguntas importantes que surgen con mucha frecuencia y que vale la pena abordar directamente.

Si tu pregunta no se encuentra entre éstas, o no se responde con suficiente detalle, no desesperes. Visita el grupo de soporte de Metabolism Reset en www.metabolismresetdietbook.com/support. Puedes buscar entre cientos de preguntas o hacer tus propias preguntas directamente. Entre nuestra comunidad seguro que obtendrá una buena respuesta en poco tiempo.

CIRCUNSTANCIAS ESPECIALES

Menopausia

¿Funciona el programa reset si estoy en etapa menopáusica o premenopáusica?

Sí. No sólo puede funcionar sino que puede ser la mejor opción. Muchas mujeres han experimentado un aumento repentino de peso en la mitad inferior del cuerpo durante la menopausia que parece no variar con ningún nivel de esfuerzo.

En la menopausia, el metabolismo cambia porque el hígado también sufre los cambios correspondientes.[1] De hecho, algunos llaman a este proceso «hepatopausia».

La medicina define la menopausia como la ausencia de menstruación durante un año. La mujer promedio tiene su último período a la edad de cincuenta años y 3 meses. Sin embargo, hay una gran variación en este indicador de edad, absolutamente normal. La perimenopausia se define como irregularidades menstruales o síntomas como sofocos que comienzan en los años previos a la menopausia. La mayoría de las mujeres tienen algunos signos de perimenopausia para cuando llegan a los cuarenta años, otras no tienen síntoma alguno.

Durante la perimenopausia, los niveles de estrógenos pueden subir y bajar. Si una mujer es propensa a ganar peso, estos cambios pueden hacer que el aumento de peso se concentre en las partes del cuerpo donde los tejidos adiposos tienen la mayoría de los receptores de estrógenos: las caderas, los muslos y los pechos. Cuando una mujer pierde peso, estas áreas pueden ser las últimas en demostrarlo. Tanto en la perimenopausia como en la menopausia, las mujeres a menudo tienen una disminución de las hormonas an-

1. Brady, Carla W. «Liver Disease in Menopause». *World Journal of Gastroenterology* 21, n.º 25 (2015), 7613. doi:10.3748/wjg.v21.i25.7613.

drogénicas como la testosterona y la DHEA. Esta caída de hormonas las hace más propensas a perder tejido muscular, especialmente durante la dieta.[2]

En etapas posteriores de la menopausia, los niveles de estrógenos disminuyen, lo que hace que la reparación del colágeno sea menos efectiva. La pérdida de colágeno puede causar celulitis y la piel flácida. También puede pasar que las mujeres además sean menos capaces de formar grasa subcutánea. Parece que sea algo bueno, pero no lo es. Cuando las células de grasa subcutánea no pueden crecer, envían combustible de reserva para almacenarse en lugares más peligrosos, como alrededor de los órganos.

La buena noticia es que no sólo puede funcionar el programa reset, sino que, debido a su funcionamiento, es la mejor opción para las mujeres que se encuentran cerca de la edad de la menopausia. Al proporcionar cantidades abundantes de fibra y AR, el programa ayudará al hígado y a la flora intestinal a amortiguar los cambios hormonales. Al mantener los músculos estimulados a través de proteínas óptimas y microentrenamientos, puedes prevenir la pérdida muscular que lleva a recuperar el peso perdido con una dieta. Finalmente, al proporcionar fitonutrientes y mejorar la eficiencia de la fase 2 del hígado, muchas mujeres notan que los sofocos y los sudores nocturnos se reducen considerablemente durante el programa.

Veganos

¿Puedo hacer el reset si soy vegetariano o vegano?

Sí que puedes. Los veganos y los vegetarianos no tienen que preocuparse por una deficiencia de proteínas *(véanse* las páginas 33 y 56). Ten en cuenta que cuando tu consumo de combustible es bajo, como ocurre durante el

---

2. Bopp, Melanie J., Denise K. Houston, Leon Lenchik, Linda Easter, Stephen B. Kritchevsky, y Barbara J. Nicklas. «Lean Mass Loss Is Associated with Low Protein Intake during Dietary-Induced Weight Loss in Postmenopausal Women». *Journal of the American Dietetic Association* 108, n.º 7 (2008), 1216-20. doi:10.1016/j.jada.2008.04.017

reset, el cuerpo puede descomponer fácilmente una gran cantidad de tejido muscular, lo cual permite ganar más peso del que se ha perdido. Para evitarlo, el programa reset proporciona un gramo de proteína por cada kilogramo de peso corporal. Esto es fácil de conseguir en una dieta vegetariana, pero requiere un poco más de planificación cuando se tiene en cuenta el hecho de que estás limitando los carbohidratos y las grasas. Muchos alimentos tienen proteínas y pueden prevenir deficiencias, pero no son densos en proteínas y no pueden ayudarte a alcanzar el nivel óptimo de una dieta baja en combustible. Para las personas que hacen todas las dietas, tenemos muchas menos opciones de alimentos con proteínas densas que las grasas, los carbohidratos o las verduras.

Las judías son una fuente maravillosa de proteínas, pero si confías en ellas como tu fuente principal de proteínas durante el reset, obtendrás demasiado combustible de los carbohidratos. Del mismo modo, las nueces, las semillas y el queso también tienen proteínas, pero si comes lo suficiente para satisfacer tus necesidades de proteínas, pasarás por encima de tu objetivo de grasa.

Si eres vegano, tus mejores alimentos densos en proteínas incluyen proteínas en polvo, tempeh, tofu, edamame y seitán. Si eres vegetariano, también puedes incluir huevos, claras de huevo, requesón, yogur islandés y yogur griego; escógelos sin grasa y sin azúcar.

Si evitas los alimentos de origen animal por razones de salud, considera que la mayoría de los pioneros de los movimientos vegetarianos modernos, incluidos John Robins[3] y Joel Fuhrman,[4] ahora han reconocido que los productos del mar pueden proporcionar más beneficios que detrimentos. Otros líderes veganos, como John Mackay,[5] han reconocido que se obtienen los mismos beneficios para la salud si incluyes hasta el 10 %

---

3. Levin-Epstein, Amy. «Two Scoops of Quinoa». *Best Life*, October 2006, 66.

4. «The Benefits of Omega-3 Fatty Acids on Brain Health». *DrFuhrman.com*. 31/05/2016 www.drfuhrman.com/learn/library/articles/73/the-benefits-of-omega-3-fatty-acids-on-brain-health

5. Mackey, John, Alona Pulde, and Matthew Lederman. *The Whole Foods Diet: The Lifesaving Plan for Health and Longevity*. New York: Grand Central Life & Style, 2017

de las calorías provenientes de alimentos animales seleccionados conscientemente.

También hay muchos veganos que han elegido conscientemente comer moluscos.[6] Las ostras, las almejas y los mejillones carecen del aparato neurológico necesario para experimentar sufrimiento. También pueden tener un impacto neto positivo en el medio ambiente cuando se cultivan correctamente. Además, como fuentes ricas en EPA, DHA, vitamina B12, hierro y zinc, tienen un equilibrio perfecto de nutrientes que pueden faltar en una dieta basada sólo en verdura.

Turno nocturno

¿Puedo hacer el reset si trabajo el turno de noche?

Sí, y aquí hay algunas estrategias. El sueño es una de las partes más importantes de la flexibilidad metabólica. Parece que su ritmo circadiano diario está entretejido en la capacidad del cuerpo para quemar la grasa almacenada como combustible. Puedes mejorar la salud si trabajas en el turno de noche, pero se necesita un poco más de planificación.

En los días laborables, el objetivo es simular el horario de un día normal tanto como sea posible. Por ejemplo, digamos que trabajas desde las 10 de la noche a las 6 de la mañana. Así es como programaría tu día para mantener el ritmo circadiano: cuando termines de trabajar a las 6, querrás que tus próximas horas sean como una tarde. Haz tu ingesta sólida en este momento. Debes dejar que transcurran varias horas tras la jornada laboral para poder dormir un poco. Durante la última hora antes de acostarte, oscurece la casa tanto como sea posible. Vale la pena invertir en herramientas como cortinas oscuras y un antifaz para dormir. También ayuda

---

6. Cox, Christopher. «Consider the Oyster». *Slate. 07/04/2010* www.slate.com/articles/life/food/2010/04/consider_the_oyster.html

tener una lámpara con una bombilla roja o gafas de color ámbar para imitar los patrones de luz del atardecer. Además, trata de evitar la visualización de cualquier pantalla durante esa última hora.

Elige un lugar para dormir donde no te molesten y trata de dormir ocho horas completas. En nuestro ejemplo, puedes dormir de 10 de la mañana a 6 de la tarde. Cuando te despiertes, exponte a luces brillantes. Si todavía hay luz del día, pasa al menos 30 minutos al aire libre durante tu primera hora de vigilia y toma el desayuno a esta misma hora. Si no hay luz solar cuando te despiertas, considera invertir en luces SAD.

El momento del batido del almuerzo debe ser equidistante entre el desayuno y la cena. Por ejemplo, si haces la primera comida cuando te levantas a las 7 de la tarde y tu última comida es a las 7 de la mañana, antes de la hora de acostarte, el almuerzo debería ser a las 2 de la mañana, en el trabajo. Aún así, podrás comer alimentos ilimitados según sea necesario si el hambre se vuelve demasiado intensa.

Si trabajas tres noches por semana o menos, mantén un horario normal en tus días libres. Si trabajas cuatro o más noches, sigue el horario nocturno incluso en los días libres.

De viaje

¿Puedo hacer el reset si estoy de viaje?

Sí, de hecho, mucha gente me ha dicho que se sorprende al descubrir que viajar es el momento más fácil para hacer un reset. Gran parte del estrés de viajar proviene de intentar encontrar tiempo y lugar adecuado para comer. Una vez que aprendes las opciones de reemplazo de comidas de los capítulos 4 y 5, es posible que las utilices cada vez que viajes.

Todo lo que debes hacer es llevarte los ingredientes secos del batido en una bolsa y tu botella coctelera, no te los lleves ya líquidos. Puedes llevarte estas cosas en el equipaje de mano o facturarlo. Cuando pases por el escáner, seguridad puede detenerte para inspeccionarlo visualmente. Mi mujer y yo a menudo dejamos nuestras bolsas abiertas con los ingredientes del batido visibles para ahorrarles tiempo.

La única comida principal sólida no es demasiado difícil de hacer en restaurantes. Empieza con una ensalada o verduras al vapor. Asegúrate de que contengan aceite, queso y aderezo. Luego añade una proteína magra como pescado, pollo, carne magra o tempeh. Y algunos carbohidratos buenos. Cuando comas fuera de casa, las patatas al horno, los platos de judías o el arroz integral suelen ser los más fáciles de encontrar.

Los microentrenamientos son perfectos para hacer en la carretera, ya que no necesitas ningún equipo para ellos. Aunque parezca extraño, la única trampa puede ser caminar demasiado. Si terminas haciendo más de 20.000 pasos en un día, es posible que necesites añadir una porción adicional al batido. Sólo debes saber que si conviertes este truco en una estrategia diaria, tu reset será menos eficaz.

Las vacaciones

¿Qué pasa si mi reset coincide con el período de vacaciones?

Evita la tentación entre los primeros días de reset y los principales días festivos si es posible. Si estás haciendo un reset durante una temporada de vacaciones y tienes que ir a fiestas, la mejor opción es concentrarse en proteínas magras y verduras de guarnición en la comida festiva. Los carbohidratos buenos son la parte más difícil de una comida reset cuando se come en las fiestas. Recuerda que el hecho de que sean vacaciones no significa que te saltes tus hábitos diarios. Siempre que puedas negociar los eventos festivos, podrás mantener tus rutinas igual que lo harías sin vacaciones.

AIP

¿Puedo hacer un reset si sigo una dieta Paleo Autoinmune?

¡No hay problema! Puedes hacer el reset del metabolismo la mar de bien. Tendrás una lista más corta de alimentos con almidón resistente (AR) para elegir y tendrás que evitar las verduras inflamatorias por la noche, pero ninguna de estas adaptaciones es difícil.

Ten en cuenta que no existe una única lista universal de alimentación Paleo Autoinmune (AIP), pero las sugerencias que siguen se adhieren a la mayoría. Otra consideración general es que ninguno de los que proponen AIP lo recomienda como una dieta a largo plazo. Todos los expertos en nutrición están de acuerdo en que las dietas saludables no eliminan una gran cantidad de categorías de alimentos para siempre. También piensa que muchas personas han tenido recaídas, ya que las enfermedades autoinmunes coinciden con otros cambios en la dieta, que incluyen alimentos crudos, dietas veganas, dietas mediterráneas, dietas paleo menos estrictas y dietas sin grasa. Dado que las dietas contradictorias pueden llevar a los mismos resultados, me hace pensar que los resultados se correlacionaron con las dietas, pero no fueron causados por las dietas en sí mismas, o fueron causados por cosas que incluían las dietas, en lugar de por cosas excluidas por las mismas.

¿Qué incluyen todas estas dietas? Altas cantidades de verdura. Quizás el problema está más en lo que añades que en lo que excluyes.

Las principales categorías de alimentos excluidas en el AIP son semillas, legumbres, nueces, cereales, hongos, verdura por la noche y la mayoría de los aceites vegetales. Aquí hay algunas fuentes de nutrientes críticos, aprobados por AIP, para el reset del metabolismo.

CATEGORÍA DE ALIMENTO	OPCIONES APROBADAS AIP
AR	Harina de plátano verde, plátanos
LEGUMBRES	Guisantes, judías verdes (también las francesas), habas
ACEITES	Aceite de oliva virgen extra, aceite de aguacate
BUENOS HIDRATOS	Boniatos, nabos, chirivías y calabaza

Caso de estudio: Sally

Sally se enteró por Internet de la dieta reset del metabolismo y pensó que la ayudaría con sus problemas digestivos, con la ventaja adicional de perder algunos kilos de más. Había estado siguiendo un protocolo Paleo Autoinmune durante los últimos años. Aunque la dieta era altamente restrictiva, al principio parecía ayudar a disminuir los anticuerpos tiroideos. Al cabo de un tiempo, parecía que sus anticuerpos se elevaban nuevamente y empezó a ganar peso.

Además, aparecieron más problemas con su digestión y se le había diagnosticado un crecimiento excesivo de levaduras intestinales. A pesar de que su dieta ya era limitada, parecía que la lista de alimentos que podía digerir bien disminuía cada semana.

Sally había visto varios de mis vídeos hablando sobre almidón resistente y se preguntaba si parte de su problema se debía a su muy baja ingesta de fibra y carbohidratos, por lo que estaba matando de hambre a sus bacterias buenas. Empezó un reset como una campeona exactamente como se indica. Sabiendo que era sensible a muchos alimentos, se permitió una semana con aproximadamente la mitad de las dosis recomendadas de almidón resistente para que su cuerpo se aclimatase.

Al final de las cuatro semanas, apenas se fijó en su cintura de lo emocionada que estaba al verse el vientre plano, a pesar estar comiendo muchos alimentos que no había tolerado durante meses. Un año después de terminar su primer reset, los anticuerpos contra la tiroides se encontraban en su punto más bajo y la variedad de alimentos en su dieta estaba en su punto más alto. A pesar de parecer que toleraba más alimentos, siguió ateniéndose mayoritariamente a los alimentos sin procesar. Se sentía muy bien, y finalmente consiguió el nivel de salud que siempre pensó que sería posible.

Sobre la dieta

Carbohidratos

¿Cómo puedo perder peso mientras como carbohidratos? Pensaba que los carbohidratos aumentaban la insulina y que la pérdida de peso es imposible cuando la insulina está alta.

Esta idea se denomina «hipótesis de la obesidad por carbohidratos». La suposición del funcionamiento que hay detrás de esto es que el aumento de peso es, únicamente, consecuencia de que los carbohidratos elevan la insulina y la insulina hace que las células de grasa crezcan. Hay algo de verdad en este concepto, pero no en sus conclusiones. En un extraño ejemplo, una de las dietas mejor estudiadas para la obesidad mórbida no involucraba nada más que arroz y frutas, todo carbohidratos. Debido a que es un régimen demasiado restrictivo, no lo aconsejaría, pero funcionó en su día. La Universidad de Duke documentó con detalle aproximadamente 18.000 casos de personas curadas de obesidad severa, presión arterial alta, diabetes e incluso de insuficiencia renal.[7] Si los carbohidratos y la insulina fueran el enemigo, esto no hubiera funcionado.

Aquí expongo algunos detalles sobre por qué la hipótesis de que los carbohidratos favorecen la obesidad ha sido rechazada: los carbohidratos aumentan la insulina y la insulina puede promover el crecimiento de las células grasas. Pero estas afirmaciones no son verdades absolutas. Las células grasas pueden crecer a partir de cualquier exceso de combustible, independientemente de si son carbohidratos, grasas o incluso cetonas.[8] Todo el

---

7. Klemmer, P., C. E. Grim, y F. C. Luft. «Who and What Drove Walter Kempner?: The Rice Diet Revisited». *Hypertension* 64, n.º 4 (2014), 684-88. doi:10.1161/hypertensionaha.114.03946

8. Kersten, Sander. «Mechanisms of Nutritional and Hormonal Regulation of Lipogenesis». *EMBO reports* 2, n.º 4 (2001), 282-86. doi:10.1093/embo-reports/kve071.

combustible se descompone en acetil CoA (CoA). Si el cuerpo necesita energía para quemar, la CoA se quema. Si las reservas de energía del cuerpo en el hígado y los músculos son bajas, la CoA se almacena allí. Después de abastecer las principales necesidades, cualquier extra se almacena en forma de grasa.

En cuanto a la insulina, en una dieta baja en carbohidratos o cetogénica, puede hacer que se aumente de peso cuando se tienen niveles bajos de insulina y si el nivel de combustible total está por encima de las necesidades del cuerpo. La insulina provoca que entren más carbohidratos en las células adiposas, pero también causa que más carbohidratos entren en el hígado y en los músculos. Cuando necesitas más combustible en estos lugares y acabas de ingerir algunos carbohidratos, eso es apropiado. ¿Pero qué pasa si tienes demasiado combustible en las células adiposas o en el hígado? Entonces éstas ignoran la insulina a propósito. Esto se llama «resistencia a la insulina» y es una característica, no un problema técnico. Tu cuerpo mantiene el combustible en circulación porque no tiene a dónde ir. Este efecto también ocurre con grasas como los triglicéridos circulantes e incluso con las cetonas. Cuando no hay espacio para el combustible, el cuerpo se resiste a ellos a propósito.

Adaptación a la grasa

¿No necesito comer más grasa para quemar las que tengo?

La idea es que si comemos mucha grasa dietética, nuestros cuerpos entrarán en una reacción en cadena que se saldrá de control y quemarán gran cantidad de tejido adiposo. Muchos han pensado que el simple hecho de comer más grasa hará que sus cuerpos quemen más grasa (tejido adiposo). Pero la confusión es, en gran parte, un problema semántico. La frase «quemar grasa» significa dos cosas diferentes. Quemar grasa de la dieta –como combustible– se llama «betaoxidación», mientras que quemar tejido adiposo almacenado en el cuerpo es un proceso completamente diferente llamado «lipólisis».[9]

Cuando el hígado está bloqueado, tanto la betaoxidación como la lipólisis son más difíciles.[10] Recuerda que el problema principal es que el hígado no puede gastar el combustible tan rápido como lo recibe, y no puede quemar los triglicéridos almacenados debido a la falta de glucógeno. Cualquier combustible adicional que añadas sólo empeorará el embotellamiento. No importa si ese combustible proviene de los carbohidratos, de las grasas o incluso de las cetonas: todo es combustible para el hígado.[11] Y punto.

Irónicamente, no podemos quemar grasa como combustible (betaoxidación) cuando nuestra dieta es muy alta en grasa porque la betaoxidación requiere un compuesto llamado oxaloacetato (OAA), que está sólo en los carbohidratos o en las proteínas. Cuando alguien come más grasa, sí que quema más grasas: ¡las que se acaba de comer! Los estudios han demostrado que cuando dos grupos de personas ingieren la misma cantidad de calorías y un grupo come más grasas que el otro, el grupo alto en grasa quema más grasa de la dieta, mientras que el grupo con menos grasa, quema más grasa del cuerpo.[12]

9. Houten, Sander M., Sara Violante, Fatima V. Ventura, y Ronald J.A. Wanders. «The Biochemistry and Physiology of Mitochondrial Fatty Acid β-Oxidation and Its Genetic Disorders». *Annual Review of Physiology* 78, n.º 1 (2016), 23-44. doi:10.1146/annurev-physiol-021115-105045.

10. Gan, Seng Khee y Gerald F. Watts. «Is Adipose Tissue Lipolysis Always an Adaptive Response to Starvation?: Implications for Non-Alcoholic Fatty Liver Disease». *Clinical Science* 114, n.º 8 (2008), 543-45. doi:10.1042/cs20070461

11. Manninen, Anssi H. «Metabolic Effects of the Very-Low-Carbohydrate Diets: Misunderstood "Villains" of Human Metabolism». *Journal of the International Society of Sports Nutrition* 1, n.º 2 (2004), 7. doi:10.1186/1550-2783-1-2-7.

12. Hall, Kevin D., Thomas Bemis, Robert Brychta, Kong Y. Chen, Amber Courville, Emma J. Crayner, Stephanie Goodwin, Juen Guo, Lilian Howard, et al. «Calorie for Calorie, Dietary Fat Restriction Results in More Body Fat Loss than Carbohydrate Restriction in People with Obesity». *Cell Metabolism* 22, n.º 3 (2015), 427-36. doi:10.1016/j.cmet.2015.07.021

Dieta cetogénica

¿No necesito hacer una dieta cetogénica para perder peso?

Primero, tenemos que distinguir la cetosis metabólica de la cetosis provocada por una dieta cetogénica. Cada vez que tu consumo de combustible disminuye y te quedas sin glucógeno, el hígado ya no puede quemar grasa corporal. Lo que hace es coger la grasa de la dieta y convertirla en cetonas, que él no puede usar pero que otras partes del cuerpo sí podrán. Esto es una cetosis metabólica y puede ocurrir en cualquier dieta baja en combustible, independientemente de si es alta o baja en carbohidratos, grasas o proteínas. La cetosis metabólica produce leves cantidades de cetonas, que pueden ser útiles ya que pueden hacer que no se tenga tanta hambre ni se esté mentalmente confuso.

En una dieta cetogénica, los carbohidratos y las proteínas se limitan y el 80 % o más de las calorías provienen de las grasas. Muchos prefieren comer tanta grasa como sea necesario para sentirse llenos, siempre y cuando los carbohidratos y las proteínas se mantengan en un nivel suficientemente bajo. En estos casos, el cuerpo no puede quemar grasa como combustible, por lo que todo se convierte en cetonas. Pero en la cetosis avanzada, hay más cetonas de las que el cuerpo puede quemar y aparece la resistencia a las cetonas. Ésta es la única circunstancia en la que las cetonas se elevan a niveles altos en la orina o la sangre. No están allí porque el cuerpo esté quemando cetonas, sino porque tiene demasiado combustible y está rechazando las cetonas.

Estas cetonas circulantes se convierten finalmente en triglicéridos y se almacenan en las células grasas, igual que pasa con el exceso de carbohidratos y grasas. Las investigaciones han demostrado que las dietas cetogénicas, cuando se combinan con combustible, son incluso menos eficaces para inducir la pérdida de grasa que las dietas altas en azúcar.[13]

---

13. Hall, Kevin D., Kong Y. Chen, Juen Guo, Yan Y. Lam, Rudolph L. Leibel, Laurel Es Mayer, Marc L. Reitman, Michael Rosenbaum, Steven R. Smith, Timothy Walsh, y Eric Ravussin. «Energy Expenditure and Body Composition Changes After an Isocaloric Ketogenic Diet in Overweight and Obese Men». *American Journal of Clinical Nutrition* 104, n.º 2 (2016), 324-33. doi:10.3945/ajcn.116.133561.

La dieta reset del metabolismo induce una cetosis nutricional leve, que es en parte la razón por la que se hace más fácil después de los primeros días y también de que una ingesta de combustible más pronunciada y breve pueda ser más fácil que un déficit de combustible prolongado pero moderado. Éste último puede no provocar la formación de cetonas que supримen el apetito. Sin embargo, no es la presencia de cetonas lo que causa la pérdida de peso, y las dietas que causan la formación de altos niveles de cetonas son más propensas a causar aumento de peso.

Proteína de sobrecarga

Pensaba que no necesitábamos tanta proteína. Me han enseñado que las dietas altas en proteínas son peligrosas. ¿Es eso cierto?

Si definimos «necesidad» como la cantidad necesaria para prevenir una enfermedad por deficiencia, entonces no, no necesitamos mucha proteína. Mientras tengas suficiente combustible, es difícil que tengas un déficit de proteínas. Incluso si reduces la comida dramáticamente durante varias semanas, no tendrás deficiencia de proteínas porque tu cuerpo romperá los músculos para usarlos como una fuente de respaldo de proteínas. A veces, esta pérdida muscular causa incluso una cantidad dramática de kilogramos perdidos. El inconveniente de perder músculo es que daña el metabolismo.

El reset del metabolismo no es una dieta alta en proteínas. Es una dieta suficiente en proteínas. Las cantidades de proteína que proporciona son buenas para retener la masa muscular, reducir los antojos de alimentos y mantener la tasa metabólica. Las necesidades de proteínas se hacen más pronunciadas cuando la ingesta total de combustible de grasas y carbohidratos disminuye. Esto no significa que el cuerpo necesite más proteínas, significa que es importante obtener tanta proteína como en una dieta normal, a pesar de la reducción de combustible. Se requiere que la proteína sea una prioridad para lograr este objetivo, pero un metabolismo saludable sin duda vale la pena.

Las dietas yo-yo

Si pierdo peso y luego vuelvo a mis viejos hábitos ¿habré hecho dieta yo-yo?

No. El participante promedio pierde 5 kg de grasa durante cada reset y recupera aproximadamente ½ kg en los siguientes seis meses. La fase de mantenimiento no fomenta la dieta, pero sí fomenta hábitos que disminuyen el riesgo de recuperar peso.

Las dietas yo-yo deben evitarse. Se definen como dietas que causan una pérdida rápida de peso, principalmente del músculo. En estos casos, las personas que hacen dieta terminan más flacas pero con menos flexibilidad metabólica porque han acabado con sus reservas de glucógeno. Después de diversos ciclos de pérdida muscular y recuperación de peso, a menudo terminan más gordos que nunca y con menos masa muscular, además. Lamentablemente, esto los pone en riesgo de sufrir todos los problemas de adiposidad posibles: cardiopatías, diabetes, hígado graso, cáncer, envejecimiento cerebral y mortalidad temprana.

Cuando la pérdida rápida de grasa se realiza de manera segura, es algo bueno, no algo malo. En el contexto de un programa saludable, la pérdida rápida de grasa se relaciona con mayores posibilidades de pérdida total de grasa y también con mayores posibilidades de pérdida de grasa a largo plazo. Como ejemplo, un estudio realizado con diabéticos demostró que aquellos que perdieron peso más rápido tenían las mayores probabilidades de volverse no diabéticos. Esta tendencia incluso se mantuvo cuando se consideraron a aquellos que recuperaron su peso inicial.[14]

---

14. Díaz-Zavala, Rolando G., María F. Castro-Cantú, Mauro E. Valencia, Gerardo Álvarez-Hernández, Michelle M. Haby, y Julián Esparza-Romero. «Effect of the Holiday Season on Weight Gain: A Narrative Review». *Journal of Obesity* 2017 (2017), 1-13. doi:10.1155/2017/2085136

DOLENCIAS CRÓNICAS

Enfermedad de tiroides

¿Puedo hacer un reset si tengo una enfermedad de tiroides como la de Hashimoto o hipotiroidismo?

El programa de reset del metabolismo es seguro para las personas con enfermedad tiroidea. Pero, por favor, controla tus niveles en sangre antes y después de embarcarte en el programa y sigue todos los tratamientos recomendados por el médico.

Muchas personas que toman medicamentos para corregir sus niveles de tiroides descubren que pueden necesitar menos medicamentos después de completar el programa. Cuando tu hígado se reinicia, la tiroides puede funcionar mejor y tu cuerpo puede utilizar mejor las hormonas tiroideas.

Diabetes

¿Puedo hacer un reset si soy diabético? ¿Qué pasa si estoy tomando medicamentos para la glucosa?

El programa de reset es especialmente útil para los diabéticos. Sin embargo, es posible que se requiera un control estricto de las personas que toman medicamentos hipoglucémicos o insulina. Habla con tu médico y establece un ritmo de control diario del azúcar en sangre. Pídele al médico pautas para seguir en caso de que tu nivel de glucosa en sangre baje más de lo necesario durante el reset.

En nuestra clínica, hemos visto a cientos de personas diabéticas y prediabéticas completar el programa y dejar de necesitar medicamentos para la diabetes. El peligro aparece cuando una persona que ya no necesita medicamentos pasa de tener niveles de azúcar elevados a niveles peligrosamente bajos debido a los cambios positivos provocados por el programa. Esta complicación es fácil de evitar trabajando estrechamente con el médico e informándole de que estás siguiendo un programa que puede hacer que necesites menos medicación. Si estás tomando medicamentos para la diabetes, es importante que durante el reset controles tu nivel de azúcar en sangre diariamente.

Caso de estudio: María

María vino a nosotros en estado de desesperación. Con sólo treinta y tres años, ya estaba tomando medicamentos para la presión arterial, el azúcar en sangre y los altos niveles de colesterol. Trágicamente, había visto a su madre sufriendo un derrame cerebral con sólo cincuenta años. Fue tan grave que ya nunca pudo vivir de manera independiente. María tenía miedo a morir, creía que a ella le pasaría lo mismo que a su madre porque ésta ya tomaba medicamentos antes de sufrir el derrame. María no tenía fe en los medicamentos que no protegieron a su madre.

Cuando vino a ver a mi equipo por primera vez, no tenía ninguna experiencia previa con la medicina naturista. Esperaba recibir hierbas o suplementos para sustituir los medicamentos, pero se sorprendió gratamente cuando los médicos le dieron una dieta en lugar de más pastillas.

En cuanto pudimos supervisarla directamente, le pedimos que dejara de tomar todos sus medicamentos el primer día del reset del metabolismo. Sus primeros análisis de sangre se realizaron dos semanas después de terminar su primera ronda del programa de cuatro semanas. Por primera vez en su vida, sus análisis de sangre resultaron perfectos, sin medicamentos, y su presión arterial estaba bien. Sus análisis de sangre se repitieron varias veces durante su primer año y todos mostraron los mismos resultados: estaba bien y ya no necesitaba medicación.

Síntomas digestivos

¿Puedo resetearme si tengo intolerancias alimentarias?

Sí. El reset del metabolismo evita la mayoría de las intolerancias alimentarias comunes. Si sabes que eres sensible a los alimentos que se usan en ciertas recetas, cámbialos por otros de la misma categoría, o utiliza recetas que incluyan alimentos que toleres mejor. Por ejemplo, si eres alérgico a las almendras, utiliza cantidades iguales de nueces, avellanas u otra semilla que sí toleres. Si eres alérgico a los mariscos, trata de usar otros tipos de frutos del mar o utiliza aves de corral. Si tienes intolerancias, se aplican las mismas reglas. Una vez que finalizas el reset, puedes intentar una prueba para ver si todavía tienes la misma intolerancia en menor medida, suponiendo que tus reacciones no hayan sido nunca graves.

Soy propenso al estreñimiento. ¿Empeorará esto en el reset?

Muchas personas padecen estreñimiento como un efecto secundario de la reducción en la ingesta de alimentos. Para aquellos que ya son propensos al estreñimiento, esto puede ser aún más significativo. Una persona sana hace una evacuación intestinal completa por lo menos una vez al día. Además, debe tardar entre 18 y 24 horas para que los alimentos se muevan a lo largo de su tracto intestinal. Esto se conoce como «tiempo de tránsito» del intestino. Puedes saber cuál es tu tiempo de tránsito observando cuánto tiempo después de comer remolachas necesitas para ver el rojo en las heces. Si el tiempo de tránsito de tu intestino es mayor a 30 horas, se reabsorberán más desechos en el hígado. En ese caso, el riesgo de cáncer colorrectal aumenta, aunque hay cierto debate sobre si esto causa cáncer o si está asociado con él.[15] Si es bastante menos de 18 horas, es menos probable que tu cuerpo pueda absorber todos los nutrientes esenciales. de la dieta. Esto puede provocar deficiencias en ciertos nutrientes, especialmente hierro, vitamina B12 y zinc.

Si notas que durante el reset el estreñimiento es un problema, aquí tienes algunas soluciones. Primero, recuerda tu consumo de agua. ¿Estás bebiendo todos los vasos recomendados a diario? Tu colon extrae el agua de las heces para reciclarla para otros usos del cuerpo. Si estás un poco deshidratado, aunque sólo sea un poquito, el colon tiene que eliminar tanta agua de las heces que éstas pueden tener dificultades para transitar. Durante el

---

15. Bourassa, Megan W., Ishraq Alim, Scott J. Bultman, y Rajiv R. Ratan. «Butyrate, Neuroepigenetics and the Gut Microbiome: Can a High Fiber Diet Improve Brain Health?» *Neuroscience Letters* 625 (2016), 56-63. doi:10.1016/j.neulet.2016.02.009.

reset, dado que el volumen de alimentos disminuye, no es raro que los intestinos tengan menos heces para empujar. Esto no debería durar más de unos días.

La siguiente consideración es la ingesta de fibra. Muchos de los que siguen dietas de exclusión que omiten categorías enteras de alimentos como legumbres, tubérculos o granos enteros pueden correr el riesgo de consumir muy poca fibra en total o muy pocos tipos de fibra en general. Si éste fuera el caso, considera pasar a una dieta menos restrictiva, aunque sólo sea durante el reset.

Si el estreñimiento sigue siendo un problema después de estos pasos, puedes considerar un suplemento de magnesio. La mayoría de las personas pueden tener movimientos intestinales regulares nuevamente con unos cuantos miligramos de magnesio como suplemento diario.

¿Se puede hacer el reset si tengo un intestino permeable?

En ese caso, el reset del metabolismo será ideal para ti tal cual es. La dieta tiene un alto contenido de almidón resistente, que es el componente alimentario mejor documentado para revertir un intestino permeable. De hecho, los estudios han demostrado que el almidón resistente cura el intestino permeable a través de diversos mecanismos diferentes.

Por ejemplo, el almidón resistente aumenta los bacteroidetes, uno de los tipos más importantes de bacterias buenas del que las personas con intestino permeable tienden a carecer. Disminuye las bacterias gramnegativas dañinas y proporciona la fuente más rica de butirato, el combustible principal que permite un nuevo crecimiento de las células que recubren el colon.

Algunos incorporan mantequilla (clarificada) a sus dietas en un intento de aumentar el butirato en heces. Sin embargo, aunque estos alimentos contienen butirato, las cantidades que contienen son insignificantes. La mantequilla suele tener de 3 a 4% de butirato.[16] Esto significa que una cu-

---

16. «Does Drinking Cold Water Burn More Calories Than Warm Water?» *UAM-SHealth*, January 28, 2017. https://uamshealth.com/healthlibrary2/medicalmyths/doescoldwaterburnmorecalories/

charadita de mantequilla que pesa alrededor de 5 g contiene aproximadamente 150 mg de butirato. Los estudios que usaron butirato oral, encontraron que se necesitaban 8.000 mg para provocar un cambio clínico en la flora del colon.

Junto con el almidón resistente, el reset del metabolismo es rico en una amplia variedad de fibras que mejoran la capacidad del hígado para conjugar desechos. Esta mejora disminuye el flujo de sustancias nocivas en el tracto intestinal, el cual daña la flora y causa la fuga intestinal.

Tengo SIBO (crecimiento excesivo de bacterias intestinales pequeñas) y tengo que evitar muchos alimentos. ¿Puedo hacer el reset?

Si estás en una etapa activa de tratamiento con antibióticos, consulta con tu médico para ver qué es lo mejor para ti. Muchos de los que han sido tratados por SIBO en el pasado han descubierto que el reset del metabolismo les ayuda a recuperarse y tolerar más alimentos nuevamente.

Tengo cándida, ¿los carbohidratos la pueden empeorar?

El reset del metabolismo evita los azúcares procesados y es una excelente aproximación para alguien propenso a la cándida. Ha habido confusión sobre cómo los diferentes alimentos pueden afectar a la candidiasis. Los que sufren de crecimiento de levaduras, mejoran claramente cuando evitan el alcohol y el azúcar procesado. Sin embargo, los carbohidratos no son inherentemente problemáticos.

Algunos autores recomiendan evitar todos los alimentos que contengan levaduras y los alimentos fermentados como el vinagre y el chucrut. El crecimiento excesivo de levaduras es un problema del colon. Puede parecer lógico pensar que los alimentos que contienen levaduras o que están hechos de levaduras puedan empeorar el problema. Sin embargo, cualquier levadura que ingieras, primero pasará por el estómago, donde se digerirá mucho antes de llegar al colon.

A pesar de que los alimentos fermentados utilizan levaduras en su producción, no causarán un crecimiento excesivo de la levadura. De hecho, la mayoría puede ayudar. El vinagre es un poderoso antifúngico tópico, tanto que los médicos están capacitados para prescribir gotas de ácido acético al 3 % para el crecimiento excesivo de levaduras en el oído. Y el ácido acético es lo mismo que el vinagre blanco destilado.

Aunque las dietas de cándida deberían excluir los azúcares procesados, se puede empeorar el problema con las dietas demasiado bajas en carbohidratos saludables como la fibra. A menudo es confuso que los químicos utilicen la palabra azúcar para referirse a cualquier tipo de carbohidrato, desde la Coca-Cola hasta los garbanzos. En realidad, las versiones procesadas de azúcar, como el azúcar blanco y la fructosa cristalina, son las que realmente tienen que evitar aquellos que sufren de cándida.

PREGUNTAS SOBRE EL PROCESO DE RESET

Duración

¿Puedo permanecer haciendo el reset más de cuatro semanas?

Mucha gente se siente tan bien durante el reset que piensan que podrían continuar para perder más kilillos y centímetros. Puedes hacer más resets, pero como estamos pensando a largo plazo para un mejor metabolismo, te recomiendo aumentar tu consumo de combustible durante al menos dos semanas antes de resetearte otra vez. Puedes hacer este descanso incorporando un batido extra, almorzando más o añadiendo una comida adicional durante el día. Los estudios han demostrado que si el consumo de combustible es bajo durante seis semanas seguidas o más, puede empezar a disminuir la tasa metabólica.

La opción que recomiendo para quienes intentan revertir la diabetes, el colesterol alto o la presión arterial alta es hacer un reset cada tres meses, esto es, un total de cuatro en el primer año. En casi todos los casos, esto es suficiente para que las personas dejen de necesitar medicamentos o de presentar riesgos en sus analíticas.

Resets futuros

¿Debo resetearme en el futuro, incluso después de alcanzar mi peso ideal?

Sí, pero no lo hagas más de una vez al año. Incluso si eres delgado, el proceso de reset puede hacer un buen trabajo manteniéndote estable indefinidamente. Además, produce muchos beneficios aparte de la pérdida de peso.

Dichos beneficios incluyen: mejorar en los cambios relacionados con los genes y las mitocondrias, aumentar la capacidad del hígado para desintoxicar el organismo, permitir la reparación del tracto digestivo, estimular el crecimiento de nuevas células cerebrales y proporcionar una mejor regulación de los niveles hormonales. Los estudios sobre la función mitocondrial han demostrado que los ayunos modificados que ahorran proteínas pueden aportar a largo plazo muchos de los beneficios derivados de la restricción calórica. Este proceso hace que las mitocondrias se dañen menos por el estrés de los radicales libres y sean más capaces de trabajar en una gama más amplia de disponibilidad de combustible. Esto significa que serás más capaz de mantener estables el peso y los niveles de energía a pesar de las fluctuaciones normales en la ingesta de alimentos.

El reset del metabolismo puede mejorar la función del hígado incluso si tienes un tamaño corporal saludable. Esto es importante porque el hígado es esencial para protegerte de las toxinas y asegurar que tu cuerpo tenga un suministro constante de nutrientes vitales necesarios para la función cerebral y muscular. También significa que tu hígado será más capaz de ajustar sus niveles de hormonas circulantes, lo que hará que los síntomas de la perimenopausia y la menopausia sean mucho menos significativos.

El tracto digestivo funcionará especialmente bien con el ciclo regular de resets. Las células que forman el revestimiento intestinal se reparan cada pocos minutos. La mayoría de las veces, este ciclo de reparación se compara con la velocidad a la que las células se desgastan debido a la digestión de los alimentos. El beneficio de una restricción de alimentos temporal es que el proceso de reparación tiene tiempo para adelantarse al juego.

Este ciclo también es válido para las porciones del tracto intestinal que secretan fluidos digestivos, como el estómago y el páncreas. Cuando le das a estos órganos un descanso regular, se vuelven más capaces de digerir una gama más amplia de alimentos.

Es especialmente gratificante ver a alguien que completa un ciclo y recupera un estado que le permite más flexibilidad en la elección de alimentos. Todos tenemos momentos en que por razones sociales no podemos comer los alimentos perfectos que queremos: comemos los mismos alimentos que comen nuestros seres queridos. ¿No sería fantástico si pudieras desviarte en alguna ocasión y no tuvieras que pagar un precio después? Es posible comer bien en casi todos los casos y tener un tratamiento ocasional sin salirse del camino correcto.

Las células del cerebro también se benefician de un reset. En la última década, tuvo lugar uno de los hallazgos más revolucionarios de toda la neurología. Ahora sabemos que las células cerebrales adultas pueden regenerarse.

Los «milagros» metabólicos

He escuchado que puedo aumentar mi metabolismo mediante la ingesta de extracto de té verde en dosis altas, beber agua fría o añadir pimienta de cayena a mis comidas. ¿Esto es verdad?

Lo siento, pero no. Hay innumerables trucos, atajos, suplementos y malabarismos extraños que se suponen revolucionarios y que prometen aumentar tu metabolismo. Para ser honesto, el término «milagroso» me deprime cuando se aplica a la salud. Para mí, la palabra suena ridícula, beata e irracional. No se puede hacer un milagro en un jardín: puedes cuidarlo bien o dejarlo que se pudra.

La idea de que puedes engañar a un ser vivo para que produzca algún resultado en particular ignora el hecho de que somos sistemas con grados de regulación interna alucinantes, la mayoría de los cuales son ajenos a nosotros. Muchos de los milagros, si hacen algo, terminan con el cuerpo resistiéndose al cambio y haciendo lo contrario. El otro problema es que incluso si pudiéramos obtener un resultado determinado a corto plazo ¿quién sabe lo que pasaría en el futuro? Fin de la discusión.

Dicho esto, la mayoría de las soluciones milagrosas dependen de los efectos del frío o de los suplementos que actúan como estimulantes o que impiden que absorbas calorías. Primero, en cuanto al frío: sí, es verdad. Si bebes 8 vasos de agua helada con el estómago vacío, tu cuerpo gasta calorías en el proceso de calentar el agua a temperatura ambiente. Para ser específico, quema aproximadamente 8 calorías, lo que te permitiría disfrutar de 9 arándanos.

El frío se ha utilizado de muchas otras formas, como los baños de agua helada y pasar tiempo en climas más fríos. Pasar frío hace que el cuerpo trabaje más para mantenerse caliente, pero también aumenta el apetito y estimula el crecimiento de grasa subcutánea. Los mamíferos árticos como las ballenas, las focas y los osos polares no son precisamente esbeltos. Yo crecí en el norte de Minnesota. Cada día de invierno, el informe meteorológico nacional decía que mi ciudad natal era el lugar más frío del país. Si el frío hiciera lo que cree la gente, todos podríamos ser supermodelos en bikini durante el verano. ¡Pero no lo somos!

Los estimulantes como el café, el té, la efedra y la hierba mate aumentan la tasa metabólica en un pequeño porcentaje, pero también aumentan los receptores alfa2 de las células adiposas. O sea, que las células de grasa se cuelan delante de las células musculares cuando el torrente sanguíneo está perdiendo combustible. Los bloqueadores de la absorción hacen que el tracto intestinal absorba menos grasa o menos carbohidratos. Ninguno bloquea más que un miniporcentaje de lo que come, pero pueden causar una mala absorción de nutrientes e incontinencia fecal –también conocida como no planificada. Tienden a aumentar el apetito el doble de lo que bloqueas. Por cada 20 calorías que bloquean, terminarás comiendo 40 calorías más.

CAPÍTULO ONCE

Solución de problemas

LOS ANTOJOS DE ALIMENTOS

¿Cómo pasar por el reset del metabolismo si te mueres de hambre todo el tiempo y los antojos están fuera de control? Puede parecer que los antojos son completamente abrumadores e imposibles de resistir. Sin embargo, los que aparecen intensa y reiteradamente siempre responden a razones bioquímicas. Una vez que descubras la razón, podrás recuperar la libertad.

Resetea las papilas gustativas. Si anhelas ciertos sabores, tus papilas gustativas pueden ser las culpables. Los alimentos procesados y ultraprocesados, como las harinas, los zumos y los aperitivos, pueden adormecer el paladar y hacerlo insensible a sabores que se encuentran en los alimentos no procesados. Incluso cuando comes lo suficiente para satisfacerte, tu lengua no registra los sabores lo suficientemente bien como para eliminar el deseo de otros alimentos.

Las papilas gustativas funcionan a través de receptores. Si saboreas algo bastante dulce, algunos de los receptores dulces se apagan. Ya no podrás apreciar sabores dulces más sutiles. Lo mismo pasa con los alimentos salados. Por ejemplo, si no comieras nada más que azúcar blanco puro, tus papilas gustativas se volverían tan adormecidas al sabor dulce que frutas dulces como el mango te parecerían amargas. Esto exactamente le pasó a una mujer del programa «*Freaky Eaters*» de mi amigo JJ Virgin. Para ella fue todo un desafío comer algo más que azúcar blanco, pero tras una semana evitándolo por completo, desarrolló papilas gustativas normales.

Cuanto más limites la exposición a sabores poderosos como el dulce y el salado, más receptores crecerán en tus papilas gustativas y más apreciarás los sabores suaves. Al concentrarte en los alimentos mínimamente procesados durante el reset del metabolismo, pronto descubrirás que la avena, las patatas, las lentejas y las frutas satisfacen con sabor dulce. También verás que las verduras, los champiñones y los mariscos tienen, naturalmente, suficiente sabor salados y resultan sabrosos sin ningún condimento o con muy poco.

Con el tiempo, las papilas gustativas se vuelven a calibrar pero, afortunadamente, hay algunas formas de acelerar el proceso. Aquí hay un par de opciones basadas en los alimentos que más deseas.

Si eres de dulces

Evita todas las cosas de sabor dulce durante 48 horas. Incluso los edulcorantes seguros como la Stevia y el xilitol pueden ser los culpables. Evita los sabores dulces concentrados, como los refrescos light y los chicles. Además, no uses edulcorantes en tus bebidas durante esta etapa.

Otras fuentes de azúcar y sabor dulce que pueden introducirse inadvertidamente en el reset incluyen frutas y sustitutos de leche azucarada que algunas personas incorporan erróneamente a su batido. Si estás tratando de resetear tus papilas gustativas dulces, considera la opción del Batido Reset Original (consulta la página 149) e intenta hacerlo sólo con agua.

Ésta es la opción estrella para los antojos de azúcar. Hay una hierba ayurvédica llamada gurmar, que significa el «destructor del azúcar». Su nombre en latín es *Gymnema sylvestre*. Si la mantienes en contacto con tu lengua durante un minuto, tus papilas gustativas se apagan por completo. Es una experiencia inofensiva aunque rarita, que dura unas pocas horas. Puedes usar gurmar de dos maneras. Una es metértela en la boca varias veces al día. La otra es usarla para hacerte reacio a algún alimento que parece tener control sobre ti. Mientras que tus papilas gustativas dulces están adormecidas, sigue adelante y come lo que tanto te apetece. ¡Adelante, inténtalo! Tuvimos un poco en casa una vez y mi hija quería ver cómo afectaría a su obsesión por los caramelos. Años después, sigue sin poder soportar la idea de comerse uno. Lo que notarás es que la comida casi no tiene sabor; parece que estés comiendo tierra o cartón.

Éste es el modo de empleo: compra cápsulas de gurmar o su forma en polvo. Mezcla media cucharadita de polvo (o el polvo de cinco cápsulas de 500 mg) disueltas en media taza de agua. Haz gárgaras con el agua durante dos minutos, luego escúpela. Puedes repetir según sea necesario para combatir los antojos de dulces, pero la mayoría reconoce que con unas pocas veces se les pasan las ganas.

Si eres de salados

Es posible seguir las pautas del reset del metabolismo y pasarte con la sal en la cocina o en la mesa. Afortunadamente, los sabores salados se pueden eliminar más rápido que los gustos dulces. Cuanto menos sal uses, menos sal desearás. Durante los primeros días, te parecerá que la comida es sosa, insípida e incluso dulzona, pero pronto notarás el cambio e incluso un poquito de sal te parecerá demasiado.

Para acelerar el proceso, puedes añadir cloruro de potasio a la comida después de guisarla. La sal de mesa es cloruro de sodio, pero tanto las ansias como los efectos nocivos de la sal están más relacionados con el sodio que con el cloruro. El cloruro de potasio carece de este problema y permite que se reinicien los receptores del sabor. La mayoría de las tiendas de alimentación tienen sal de potasio.

Los alimentos de sabor intenso también pueden reducir los antojos de sal y los antojos en general. Los sabores intensos, también llamados umami, están controlados por un sabor que ejerce un efecto en dos fases sobre el apetito. En la primera fase, los alimentos umami aumentan el disfrute de la comida. Esta respuesta es útil porque te sentirás más saciado con alimentos simples y mínimamente procesados. Tendrás menos impulso por los alimentos azucarados, salados o con alto contenido en grasa.

En la segunda fase, los alimentos umami te hacen sentir saciado por más tiempo y no necesitarás tanta comida. Dan sensación de saciedad y por lo tanto comes menos. Una de las versiones más interesantes de sabor umami es el sabor del glutamato monosódico. Afortunadamente, muchos alimentos naturales contienen formas seguras y naturales de glutamato que brindan el mismo beneficio umami sin las preocupaciones asociadas con el glutamato monosódico. Algunos ejemplos incluyen los tomates secos, los champiñones shiitake, la salsa de pescado tailandesa o vietnamita, las patatas, la levadura nutricional, el té verde y el tamari o salsa de soja sin trigo.

Los tomates secos, especialmente los que no están conservados en aceite, son fáciles de cortar y añadir a casi cualquier plato de verduras. Los champiñones shiitake secos son uno de mis alimentos favoritos. Son económicos y tienen una vida útil larga. Y junto con el sabor umami, los champiñones shiitake también son excelentes tónicos inmunológicos y adaptógenos. Puedes remojar los champiñones secos en agua tibia durante 20 minutos y usarlos como champiñones frescos en cualquier plato. También puedes picarlos e incorporarlos a las legumbres o a los cereales. Un gran truco es moler los champiñones shiitake en polvo con una picadora o un molinillo de café. Añade varias cucharaditas de este polvo y un poco de agua en las fases finales de un salteado de verdura. Terminarás con una delicada y sabrosa salsa que recuerda a la ubicua crema enlatada de sopa de champiñones utilizada en tantas recetas menos saludables.

¿Té verde en la cocina? Sí, una de las aplicaciones más fáciles es añadir tres bolsas de té verde a un poco de agua, cocer a fuego lento durante dos minutos y usarla para escalfar pescado o aves.

La levadura nutricional es otro gran potenciador natural del sabor. Junto con el sabor, también proporciona proteínas de calidad, vitamina B y minerales, incluido el zinc y el selenio. Una consideración es encontrar levadura nutricional que no esté reforzada con vitamina B sintética. La mayoría de las marcas lo están y el gran problema es que contienen ácido fólico sintético, que puede aumentar el riesgo de ciertos tipos de cáncer en muchas personas con variaciones genéticas comunes.

La levadura nutricional tiene un sabor similar al queso parmesano. Me gusta añadir una cucharadita a un salteado al final de la cocción. Empieza con pequeñas cantidades, ya que es fácil pasarse y arruinar el sabor del plato.

Si eres de grasas

Muchos entusiastas de las dietas bajas en carbohidratos han descubierto que tienen un «diente especial para la grasa» que es difícil de arrancarse. Se aplica la misma idea: lo perderás cuando empieces a comer menos. Una de las formas más fáciles de reducir los antojos de grasa es la antigua práctica del raspado de la lengua. La medicina ayurvédica ha recomendado esta práctica durante miles de años para mejorar la salud y la digestión en general.

La ciencia moderna nos dice que la lengua contrae bacterias de los residuos de alimentos y los retiene durante días. Muchas personas se cepillan la lengua; sin embargo, esta práctica sólo remueve tales partículas de alimentos de un lado a otro y no las elimina.

Busque un raspador de lengua online o en tiendas de dietética grandes. Estos rascadores están hechos de porcelana, acero o plástico. Evita el plástico, pero la porcelana o el acero están bien, aunque la porcelana puede romperse con el tiempo. Los raspadores tienen la forma de una letra U. Sostén los extremos con los dedos, coloca el raspador en la porción posterior de la lengua y ráspala suavemente avanzando hacia la punta. Repite una o dos veces, o hasta que el material blanquecino ya no sea visible en el raspador.

Junto con la reducción de tus ansias por la grasa, esto también puede reducir el deseo de alimentos dulces, te proporciona una mejor respiración y mejorará la digestión. Esta práctica también previene la pérdida de sensibilidad a los sabores que mucha gente desarrolla con la edad.

NO PIERDES PESO

¡Socorro! Lo estás haciendo todo bien, pero no bajas ni un centímetro. ¿Qué pasa? Estudia todas las posibilidades antes de asumir que no pueden aplicarse a ti. Algunos de estos escollos son realmente contradictorios y me he sorprendido al ver lo que puede conseguir una persona después de cambiar algo que no parecía importante.

Muchos hábitos parecen no ser relevantes, porque han formado parte de la vida durante años. Sin embargo, éste es un caso en el que un actor aparentemente inofensivo podría ser un culpable oculto. Esa cosa que hacías a diario y que pensabas que no importaba podría ser lo que ha estado frenando tu progreso. Incluso si piensas que uno de estos hábitos no se te puede aplicar, intenta abordarlo de todos modos y a ver qué pasa luego. Si nada cambia, lo sabrás con seguridad. Si las cosas mejoran repentinamente, tendrás más control sobre tu salud.

Revisa tus glándulas

Tiroides

De todos los problemas médicos que dificultan la pérdida de peso, ninguno tiene tanto éxito como la enfermedad de la glándula tiroides. Las estimaciones actuales son que la enfermedad de tiroides afecta al 25 % de los adultos estadounidenses. De estos, sólo alrededor del 5 % han sido diagnosticados y están en tratamiento, pero sólo aproximadamente un pequeño porcentaje ha conseguido controlar los síntomas mediante tratamientos.

Curar la tiroides es importante para mantener el metabolismo sano, incluso si nunca has sospechado tener dicha enfermedad, o si ya estás en tratamiento, o si te han confirmado que tienes la tiroides perfectamente. Los problemas de tiroides son más comunes entre mujeres adultas y con frecuencia aparecen después del embarazo o alrededor de la menopausia. Junto con un metabolismo lento, puede causar fatiga, pérdida de cabello, dolor muscular, sequedad de la piel y síntomas digestivos, aunque rara vez todos al mismo tiempo. La mayoría de las personas con problemas de tiroides tienen dos o tres de los síntomas nada más. Es más sospechoso cuando los síntomas aparecen en un período de tiempo concreto.

Las hormonas tiroideas controlan directamente la cantidad de combustible que el cuerpo convierte en energía y la cantidad de combustible que el cuerpo destina al almacenamiento. Ésta es la razón por la que tantas personas con enfermedad de tiroides combinan aumento de peso y cansancio. Se almacena demasiado combustible, lo que lleva a la retención de grasa, y se quema poco combustible, lo que lleva a la fatiga. La buena noticia es que la enfermedad tiroidea es tratable. Para muchos, es posible restaurar la función normal de la tiroides. Casi todos los síntomas de tiroides se pueden revertir con un tratamiento seguro y natural.

Hace muchos años, creé una prueba gratuita que puede ayudarte a ver si tu tiroides es responsable de alguno de tus síntomas. Lo puedes encontrar en thethyroidquiz.com Incluso si nunca se te ha ocurrido que puedas tener problemas de tiroides, o si crees que ya tienes un tratamiento eficaz para la misma, vale la pena realizar el cuestionario. Si tu puntuación es elevada, el cuestionario te dará sugerencias sobre cómo encontrar un buen médico con quien trabajar y qué debes hacer para ayudar a la tiroides a mejorar.

Caso de estudio: Margaret

Margaret era una mujer de cuarenta y cuatro años que vino a verme por su tiroides. Ella había estado en tratamiento con Synthroid durante más de cinco años y nunca perdía el peso que aumentó cuando su tiroides dejó de trabajar bien, hace unos seis años. Primero, guié a Margaret a través de un cambio en la medicación y en el tratamiento de su autoinmunidad. Dichos cambios la ayudaron con la fatiga y la pérdida de cabello, y también la ayudaron a perder aproximadamente 6 de los 10 kg que había ganado.

Aunque al principio recomendé el reset, Margaret quería ver cuánto mejoraba sólo con el tratamiento de la tiroides. Una vez que sus niveles se habían estabilizado, accedió a resetearse durante cuatro semanas. Al final de las cuatro semanas, se sorprendió por haber perdido otros 4 kg. Ahora estaba a ½ kg de su peso ideal.

Inmediatamente después del reset, le pedí a Margaret que volviera a controlar sus niveles de tiroides porque, en muchos casos, las personas necesitan menos medicamentos dado que sus cuerpos son mucho más ligeros, o bien porque su propia función tiroidea ha mejorado. El cambio en los niveles de tiroides de Margaret fue dramático. Necesitó varias reducciones en su dosis medicamentosa y en los meses posteriores a la dieta, pudo mantenerse con la mitad de la dosis que necesitaba antes.

¿Cómo es esto posible? Los triglicéridos atrapados dentro del hígado pueden tener efectos dañinos para el sistema inmunológico e incluso pueden desencadenar la autoinmunidad. En el caso de Margaret, parecía que fueron uno de los principales desencadenantes de su enfermedad tiroidea autoinmune.

Las suprarrenales

Las glándulas suprarrenales producen una hormona llamada cortisol, que controla a qué parte del cuerpo se envía el combustible. El cortisol se hace a un ritmo distinto a lo largo del día, llamado «pendiente de cortisol». Las personas sanas producen la mayor cantidad de cortisol del día justo cuando se despiertan y luego dejan de producirlo cuando se relajan y se preparan para dormir.

Con el estrés crónico, dicha pendiente de cortisol puede alterarse de tres formas principales, que van a través de un espectro desde la más leve a la más significativa. En la forma más leve, «Estresado», los altos niveles de cortisol matinal persisten durante toda la noche. En la forma intermedia, «Cansado», el cortisol matutino se reduce, mientras que los niveles nocturnos se elevan. En la forma más grave, «Roto», el cortisol no se eleva por la mañana y permanece bajo durante todo el día. Hasta la fecha, miles de estudios han demostrado que esta pendiente de cortisol es un importante detonante de retención de grasa, enfermedad física, enfermedad mental y muerte temprana. De hecho, en el estudio Whitehall II, se demostró que los no fumadores con una pendiente anormal de cortisol eran más susceptibles a la muerte temprana que los fumadores que mantienen bien la pendiente normal de cortisol. También se vio que era un desencadenante más importante de muerte temprana que el colesterol, el azúcar en la sangre, el peso corporal o la presión arterial. Sí, es un gran problema.

A fines de la década de 1990, muchos terapeutas alternativos llamaron a este fenómeno «fatiga suprarrenal» y afirmaron que era el resultado de una debilidad de las glándulas suprarrenales por exceso de trabajo. Sin embargo, en el caso de una pendiente anormal de cortisol, no es que las glándulas suprarrenales no puedan producir cortisol. Más bien se trata de que el eje hipotalámico-hipofisario desacelera intencionadamente la producción de cortisol para que el cuerpo tenga la oportunidad de descansar y repararse.

Los defensores de la fatiga suprarrenal acertaron al identificar muchos síntomas de una pendiente anormal de cortisol y muchos factores de la dieta y el estilo de vida que pueden contribuir a que se vuelva anormal. Debido a que el término «fatiga suprarrenal» implica una situación que no es cierta, la mayoría de los médicos convencionales y los endocrinólogos no consideran que éste sea un diagnóstico válido. Sin embargo, los problemas de una pendiente anormal de cortisol y sus efectos sobre la retención de grasa son muy reales.

Cuando los niveles de cortisol son saludables, se envía más combustible al tejido muscular. Cuando los niveles de cortisol no son saludables, el cuerpo puede entrar más fácilmente en el modo de lucha o huida. Esta respuesta de lucha o huida también tiene otra «h» que la acompaña: el hambre. El estrés crónico señala escasez de alimentos. El cuerpo se preocupa de almacenar el combustible en forma de grasa visceral y se vuelve reacio a quemar combustible que no necesita... pero que «podría necesitar». De hecho, en un estado de estrés crónico, la grasa visceral también produce más cortisol, lo que lleva a un círculo vicioso.

Una pendiente anormal de cortisol puede causar muchos síntomas, como fatiga general, insomnio, ansiedad, calambres musculares y mareos. Cualquier persona que tenga estos síntomas debe sospechar anomalías en la inclinación del cortisol. Debido a que las glándulas suprarrenales cambian su función a lo largo del día, se pueden sospechar anomalías suprarrenales con síntomas que previsiblemente mejoran o empeoran en momentos predecibles cada día. Es decir, que cada tarde te agotas y sientes la necesidad de tomar café o azúcar, o bien que cada noche, alrededor de las 2 o 3 de la madrugada, te despiertas y tu mente está acelerada. El momento específico de ambos síntomas hace que sea más probable que sean causados por las glándulas suprarrenales. Debido a que las glándulas suprarrenales ayudan a controlar los niveles de azúcar en la sangre, pueden estar involucrados con muchos síntomas de hipoglucemia, como cansancio, cambios en el estado de ánimo antes de las comidas, o tener ansias de azúcar. Debido a que las glándulas suprarrenales controlan los niveles de electrolitos en la sangre, también pueden desencadenar síntomas de ansiedad por la sal, mareos al detenerte de repente o calambres en las piernas durante la noche.

Qué hacer si sospechas de una función suprarrenal anormal. Hay anomalías en la pendiente del cortisol y existen enfermedades suprarrenales manifiestas, como la enfermedad de Addison y el síndrome de Cushing. La mayoría de los médicos y endocrinólogos pueden identificar enfermedades suprarrenales, pero no pueden identificar anomalías en la pendiente del cortisol. Si sospechas que tus glándulas suprarrenales no están funcionando correctamente, es mejor analizar las anormalidades en la pendiente de cortisol y las posibles enfermedades suprarrenales.

Los análisis de sangre son buenos para la primera ronda de pruebas cuando se trata de evaluar las enfermedades suprarrenales. Las pruebas de saliva son mejores para identificar anomalías en la pendiente del cortisol porque permiten ver cómo cambia el cortisol a lo largo del día. Un análisis de sangre no puede hacerlo tan bien porque generalmente sólo se realiza una vez al día y porque el estrés de tener un análisis de sangre puede sesgar los niveles de cortisol.

Incluso sin ver a un médico, puedes tener buena idea de la probabilidad de tener anormalidades en la pendiente del cortisol con una simple encuesta sobre tus síntomas. Primero, escoge una semana para anotar cualquier síntoma inusual que notes, su nivel de intensidad y la frecuencia con que lo notas. Una vez que lo tengas todo anotado, responde a la encuesta gratuita de www.adrenalquiz.com

He recopilado los resultados de muchas pruebas de pendiente de cortisol junto con los síntomas descritos por cientos de pacientes y he podido descubrir qué síntomas predicen mejor tal o cual anomalía en la pendiente de cortisol. Al realizar la prueba, aprenderás lo probable que es que tus glándulas suprarrenales estén causando los síntomas y, de ser así, en qué nivel se encuentran en este momento.

Qué hacer si tiene una pendiente anormal de cortisol. Las anomalías de cortisol se pueden curar. Incluso las peores no tardan más que unos meses en volver a la normalidad. Hay muchas estrategias para ayudarte que incluyen ejercicios de relajación, hierbas medicinales, acupuntura y reducción del estrés. Mis tres recomendaciones principales son los ciclos de carbohidratos, las terapias de luz (o fototerapias) y el diario.

El ciclo de carbohidratos funciona porque los carbohidratos saludables pueden reducir el cortisol. Si tu dieta es muy baja en carbohidratos, el cuerpo produce más cortisol para convertir el tejido muscular en azúcar para la sangre. Recuerda que una pendiente de cortisol saludable implica niveles más bajos de cortisol por la noche. Debido a eso, la noche es un buen momento para ingerir carbohidratos saludables. Los que funcionan mejor para reducir el cortisol son los mismos que se usan en el reset del metabolismo: patatas, legumbres, almidones vegetales como la calabaza y granos enteros intactos como el alforfón. El ciclo de carbohidratos es el concepto principal detrás del éxito de la dieta de reset suprarrenal. En un ensayo clínico, se demostró que esta aproximación mejora la pendiente del cortisol en más del 50 % en un plazo de 30 días.

Las fototerapias funcionan porque la luz solar natural de la mañana es el acicate principal que establece tu ciclo de cortisol durante todo el día. Aunque siempre encendemos las luces para prepararnos por la mañana, la luz interior no es lo suficientemente brillante ni tiene la misma longitud de onda que la luz solar. *Véase* más sobre las fototerapias en la sección sobre el insomnio del capítulo 6.

Hacer un diario es un hábito poderoso que puede mejorar la pendiente del cortisol, así como su respuesta total al estrés. Funciona porque el acto de convertir sentimientos en palabras los saca fuera de las áreas del cerebro en las que se quedan atrapados y los lleva a partes del cerebro que permiten resolverlos. Un hábito efectivo es reservar cinco minutos cada noche para anotar cualquier pensamiento aleatorio que se te ocurra. Cuando tenemos algo que nos ronda, es posible que no lo resolvamos ni disipemos la influencia emocional que tiene sobre nosotros. Pero cuando lo convertimos en lenguaje, pierde su carga y disminuye nuestros niveles crónicos de estrés. Lo fascinante es que no parece importar si alguien oye o lee nuestras palabras, sólo importa el proceso.

¿Limitar lo ilimitado?

¿Qué significa exactamente «ilimitado»? Para la mayoría de las personas, en la mayoría de los casos significa eso, que no tiene límites. Sin embargo, si te has puesto morado con grandes cantidades de alimentos ilimitados y no has hecho ningún progreso, puede que seas sensible al volumen de alimentos.

Éste es un problema raro, pero algunas personas me han dicho que se acostumbraron a comer montones de alimentos ilimitados durante todo el día. En algún momento, la pequeña cantidad de combustible de los alimentos ilimitados puede empezar a sumarse. También existe un fenómeno por el cual si estiras demasiado el estómago, puedes activar los receptores alfa que hacen que tu hígado se vacíe de glucosa en el torrente sanguíneo.

Limita los alimentos ilimitados, por paradójico que parezca. Intenta mantener cada pica-pica en 2 tazas de volumen.

SÍNTOMAS DE DESINTOXICACIÓN

No ignores tus síntomas. Podrías tener algún contratiempo médico que no tenga nada que ver con el reset, así que no los ignores. Algunos síntomas de desintoxicación pueden aparecer, pero en caso de duda, consulta a tu médico.

Durante los primeros días, puedes esperar que aparezcan algunos síntomas a medida que tu hígado se está reseteando. Éstos pueden incluir antojos de comida, dolores de cabeza leves, sueño de mala calidad, cambios de humor, fatiga y, en algunos casos, dolores musculares. Por favor, no te alarmes por estos síntomas si aparecen. No durarán y son señales de progreso.

Ocurren porque el hígado está eliminando los triglicéridos atrapados que le impiden funcionar. Cuanto peor te sientas durante la desintoxicación, más la necesitarás y mejor estarás después. Para la mayoría de la gente, estos síntomas de desintoxicación disminuyen considerablemente a partir del tercer día y, por lo general, no son significativos a finales de la primera semana.

La clave está en planificar las cosas para que ocurran, si es posible, en momentos poco significativos del día. Por ejemplo, no planees un viaje maravilloso en los dos primeros días de reset, ni reuniones importantes o una gran presentación durante la primera semana de reset.

Gases e hinchazón

El reset del metabolismo proporciona un promedio de más de 40 gramos de fibra por día, salidas de una amplia gama de categorías. Éstas son una parte importante para ayudar al hígado a funcionar mejor, mejorar la glucosa en sangre y reducir los antojos de alimentos. Las personas que empiezan el programa después de hacer las populares dietas paleo o bajas en carbohidratos, a menudo no han comido legumbres, patatas o cereales integrales durante un tiempo. Una dieta tan restrictiva conduce a la falta de diversidad en la flora intestinal. Afortunadamente, la flora puede rebotar rápidamente con la introducción de una variedad más amplia de alimentos saludables ricos en fibra. Sin embargo, a veces esta mejora en la flora tiene el costo de algunos síntomas de reajuste inicial. Esto sucede porque las especies de flora inactivas emiten metano y otros subproductos. Este gas adicional puede causar hinchazón y otros síntomas asociados.

¿Cómo hacer el reset más fácil? Bueno ¿cómo te gusta quitarte las tiritas? Si te gusta hacerlo rápido y terminar con el problema, no hagas nada; estos síntomas desaparecerán por sí solos, generalmente de tres a diez días. Si prefieres quitarte la tirita lentamente, introduce gradualmente los alimentos ricos en fibra, en especial las legumbres.

Las legumbres suelen ser la categoría de alimentos con los mayores beneficios para la salud y, por lo tanto, tienen mayor tendencia a causar síntomas cuando no estás acostumbrado a ellas. Muchas personas cometen el error de pensar que son intolerantes o incapaces de digerir las leguminosas, lo que probablemente no sea cierto. Intenta añadir una sola cucharada de judías a tu dieta todos los días durante dos semanas. Es tan poco que casi nadie experimenta ningún síntoma o efectos secundarios. Después deberías poder comer legumbres en casi cualquier cantidad y frecuencia.

Intolerancias alimentarias

El principal culpable de los nuevos síntomas digestivos, cuando hay un cambio en la dieta, son las intolerancias alimentarias. Éstas son principalmente de dos tipos: de inicio inmediato y de inicio retrasado. Hay muchos debates sobre si las intolerancias deben clasificarse como alergias, sensibilidades o reacciones. Las diferencias en estas etiquetas pueden ser relevantes para los médicos o investigadores, pero no son relevantes para el que las sufre.

Las reacciones de inicio inmediato son las más evidentes y, por lo general, se resuelven en etapas tempranas de la vida. Estas reacciones causan síntomas dramáticos como erupciones, dificultad para respirar o hinchazón del cuerpo. Están impulsadas por anticuerpos IgE, que se encuentran en el intestino y en la piel, por lo que pueden detectarse mediante pruebas cutáneas. Estas reacciones también son las menos propensas a cambiar con el tiempo. La mayoría de las personas que las han tenido, siempre las tendrán y son conscientes de ellas desde el principio. Algunos alimentos son más propensos a convertirse en intolerancias inmediatas que otros. Los culpables más comunes incluyen los cacahuetes, mariscos, fresas, cebollas y productos de soja. Si crees tener una reacción inmediata, evita por completo el alimento sospechoso hasta que puedas consultar con el médico y comprender los síntomas. Incluso si estas reacciones parecen leves, es posible que puedan volverse graves e incluso potencialmente mortales con la exposición repetida.

La otra categoría principal de reacciones de los alimentos es la de inicio retrasado. Estas reacciones pueden tardar horas, días o semanas en causar síntomas, y éstos suelen ser más vagos y nebulosos. Los síntomas comunes de las reacciones tardías incluyen gases, diarreas, dolores de cabeza, dolor en las articulaciones, irritabilidad, desconcierto y fatiga. Algunos de los alimentos culpables más comunes incluyen trigo, productos lácteos, huevos, almendras y arándanos. A diferencia de las reacciones inmediatas, estos tipos de reacciones tardías pueden cambiar con el tiempo. Es común que las personas las desarrollen sin haberlas tenido en el pasado, pero también pueden mejorar a medida que mejora la función digestiva. Estas intolerancias tardías están impulsadas por varios anticuerpos, incluyendo IgG, IgA e IgD. Debido a que estos no se encuentran en la piel, las pruebas cutáneas no predicen las reacciones. Y como tardan un poco en aparecer, incluso los análisis de sangre pueden no mostrarlas. La enfermedad celíaca es un ejemplo de una intolerancia tardía impulsada por anticuerpos IgA. Como a otros tipos, los análisis de sangre pueden no identificarla. Sin embargo, a diferencia de otras intolerancias tardías, es poco probable que mejore con el tiempo. La mayoría de estos culpables son alimentos con cadenas de proteínas largas y complejas. Cuando estas cadenas de proteínas no se digieren bien, pueden circular y desencadenar una respuesta inmunitaria gradual. También puede ocurrir que las personas sientan reacciones a los alimentos simplemente porque no lo han consumido a menudo en el pasado reciente.

Es tan importante evitar la comida basura procesada como comer la mayor diversidad posible de alimentos naturales. Muchas dietas populares se basan en evitar categorías completas de alimentos como legumbres, nueces, mariscos, productos lácteos, cereales integrales, frutas y verduras con alto contenido de fitonutrientes. Tales restricciones alimentarias conducen inevitablemente a riesgos por deficiencia de nutrientes y a un tracto digestivo «perezoso».

La fatiga

¿Qué pasa si te sientes inusualmente cansado después de la primera semana del programa? Esto puede suceder por razones que encajan en dos grandes categorías: (1) se ha hecho más evidente alguna causa subyacente de la fatiga, o (2) no estás haciendo parte del programa.

Hay muchas causas de fatiga y si ya la has experimentado antes, es normal que empeores cuando estás siguiendo una dieta baja en combustible. Aquí están algunas de las principales causas que hay que considerar.

Hipoglucemia

Si notas que tus síntomas empeoran antes de las ingestas y mejoran después, es posible que tengas hipoglucemia. La solución más sencilla es obtener la mayor cantidad posible de almidón resistente y asegurarte de incorporar cada porción recomendada de proteína. Cada vez que ingieres una comida rica en almidón resistente, tendrás la oportunidad de estabilizar la glucosa en sangre durante las siguientes siete a nueve horas. Estos efectos beneficiosos permanecen en menor grado durante 24 horas completas. Cuanto más constantes sean tus niveles de glucosa en sangre, más constantes serán tus niveles de energía.

Deficiencia de hierro

Durante el reset, la dieta puede contener menos hierro, ya que es alta en proteínas vegetales. También es más alta en fibras, que pueden llevarse un poco de hierro de la dieta. Si tienes una anemia ferropénica sin tratar, esta combinación puede agotarte. Puedes sospecharlo si también notas dolores de cabeza, eres propenso a la pérdida del cabello y tus síntomas empeoran durante el ciclo menstrual.

Si sospechas de anemia ferropénica, habla con tu médico, hazte una prueba de detección de anemia y sigue el tratamiento recomendado. También asegúrate de volver a realizar la prueba después de tres meses para confirmar que estás mejorando. En muchos casos, la gente incluye suplementos de un tipo o dosis que pueden no ser eficaces para ellos.

Micronutrientes

La fatiga puede provenir de la falta de casi cualquier micronutriente. Debido a que la dieta es limitada durante el reset, la multivitamina se vuelve más significativa. Por favor, regresa al capítulo 6 y revisa los consejos sobre cómo seleccionar un multivitamínico.

Sobreactividad

Si estás realmente cansado, es posible que no te pase nada, sólo que estás exagerando con la actividad física. Además de reducir el ejercicio, el reset puede funcionar mejor cuando no estás metido en una docena de proyectos. El estrés y la actividad mental intensa y prolongada también hacen mella en el cuerpo, lo que hace que sea más difícil mantener la intención correcta con los alimentos y sus cantidades. Cuando disminuyas la velocidad y la intensidad física y mental en tu vida, te sentirás más fuerte que nunca.

¿QUÉ PASA SI LA PÉRDIDA DE PESO ES DEMASIADO RÁPIDA?

A pesar de que la «pérdida de cintura» es el objetivo final del programa, algunas personas se sorprenden de lo rápido que bajan de peso. Si tu relación cintura/altura era superior a 0.5 antes del reset, puede que veas un cambio de peso de hasta 5 kg en la primera semana y hasta 10 kg en el primer mes. Como siempre, consulta con el médico para cualquier cosa que te parezca inusual.

Si tu tasa de pérdida de peso es más alta o te parece alarmante, aquí hay algunas cosas que deberías valorar.

Porciones de alimentos

¿Estás consumiendo la cantidad completa de proteínas recomendada en tus batidos? Muchos polvos de proteínas populares tienen menos de las cantidades recomendadas, por lo tanto, revisa la etiqueta. Si tu ingesta de proteínas es inferior a la recomendada, podrías perder demasiada masa muscular. Aquellos que evitan ciertas categorías de proteínas también pueden encontrarse con déficit en la ingesta recomendada de proteínas. A pesar de que esto puede hacer que pierdas mucho peso al principio, sólo te esperan problemas con tu metabolismo en el futuro.

¿Estás ingiriendo todas las porciones recomendadas de todos los alimentos, incluidos los carbohidratos? Muchas personas intentan consumir menos alimentos de los recomendados con la esperanza de lograr resultados más rápidos. En ambos casos, incluso si la pérdida de peso de la báscula parece ser rápida, es importante recordar que el objetivo real es la pérdida de la cintura a largo plazo y que el éxito a largo plazo depende de lo bien que retengas el tejido muscular.

Aun haciéndolo correctamente, pierdes peso muy rápido

Si estás haciendo todas las cosas correctamente y aún así sigues bajando de peso más rápido de lo recomendable, puedes continuar con tu reset y seguir obteniendo los beneficios cambiando (a) de dos batidos, una comida y refrigerios ilimitados (2-1-∞) a (b) dos batidos, dos comidas y refrigerios ilimitados (2-2-∞). Hay un cierto número de personas que encuentran esta segunda opción más eficaz. Muchas de estas personas son hombres acostumbrados a grandes cantidades de ejercicio, o simplemente personas de mayor tamaño en general.

Cómo mantener altos niveles de ejercicio

Recuerda que el reset será más efectivo si reduces el ejercicio a las cantidades recomendadas en el capítulo 6. Sin embargo, esto puede no ser posible para aquellos que realizan un trabajo físico intenso. En esos casos, sigue el programa como se recomienda, pero añade una comida adicional por cada dos horas diarias dedicadas al trabajo físico y por cada hora diaria dedicada al ejercicio.

Ten en cuenta que con este enfoque verás los beneficios a corto plazo de la pérdida de grasa, pero es posible que no veas los cambios duraderos en tu metabolismo.

Si eres un atleta, programa tu reset para que coincida con las primeras etapas de la temporada de recuperación. No hay forma de beneficiarse del reset si vas quemando altas cantidades de combustible diariamente.

Conclusión

¡Te felicito por haber acabado el libro! Espero que el programa te funcione tan bien como a los demás.

¿Y ahora que? Si este libro te ha permitido retirarte de la competición profesional de dietas, ¿cómo te sientes jubilándolas a todas? Estoy bastante seguro de que éste no ha sido el primer libro que has leído sobre alimentación y nutrición. Sería triste tener un montón de experiencia y conocimiento y no darle un buen uso.

Al final del día, el mejor uso que podemos hacer de nuestro tiempo es hacer las cosas un poco mejor para los demás. Considérate como un delegado para compartir algunas de las ideas que has aprendido de este libro. La comida no es el enemigo. Los carbohidratos no son malos. Golpearte a ti mismo no es la respuesta.

Haz lo que puedas para inculcar lo que funciona en la generación más joven. Siento que cada nueva generación se está volviendo más vulnerable a las trampas de las modas y la salud no es una excepción.

Si has considerado una carrera profesional en el campo de la salud, no hay mejor momento para comenzar. Hay muchos programas de formación excelentes para entrenadores de salud y nutricionistas. Algunos de mis favoritos son los de la Alianza de Nutrición Funcional y el Instituto de Nutrición Transformativa.

No estás solo en esto. Me encantaría saber de ti. Si tienes algún comentario, significaría un mundo para mí si me lo transmitieras. Por favor, comunícame cualquier información que hayas descubierto, cómo fue tu experiencia y cualquier forma que hayas encontrado para que funcione aún mejor. Siempre puedes conectar conmigo en drc@drchristianson.com. Leo todos los correos electrónicos y respondo personalmente a muchos de ellos.

A tu salud.

DR. ALAN CHRISTIANSON

Agradecimientos

Quiero agradecer a las siguientes personas por hacer posible este libro. A mis padres, Glen y Vivian Christianson, por brindarme el amor por el aprendizaje y la confianza en mis ideas. A mi otro padre, David Frawley, por inspirarme a escribir. A mis hijos, Celestina y Ryan, por traerme alegría cada día.

Al increíble equipo de Integrative Health: Sharon Anderson, Melinda Ashachik, la Dra. Lauren Beardsley, la Dra. Tara Burke, Mary Cinalli, la Dra. Raquel Espinol, Jaime Gerber, la Dra. Linda Khoshaba, Jamie Kurtz, Easton Lathion, Kim Lopata, Holly Penrod, Alex Pérez, la Dra. Rosalyn Ranon, el Dr. Guillermo Ruiz, Josh Sorge y la Dra. Tiffany Turner.

Un agradecimiento especial a JJ Virgin por mostrarme que una visión más amplia era posible. A mi equipo literario, dirigido por Celeste Fine y Diana Baroni, por guiar la dirección del libro y fijarse en los detalles. A mis cerebros externos favoritos, el Dr. Guillermo Ruiz, la Dra. Tiffany Turner y Ari Whitten, quienes ayudaron a dar forma a estas ideas.

Gracias al equipo que me ayudó a traer este libro al mundo, especialmente a Amber Spears, Courtney Kenney, Brett Fairall, Laurie Balla y Kirsten Womack.

Gracias a Michael Murray, ND, Paul Mittman, ND, y Michael Cronin, ND por sus roles en la definición y expansión de la profesión naturopática.

Gracias finalmente a mi héroe de toda la vida, el difunto Dr. Carl Sagan, por su incomparable pasión y elocuencia para compartir las ideas más grandiosas.

Índice analítico

circunferencia de la cintura, 62
   límites saludables para la, 82
   medidas, 81, 83
cirrosis, 43
Ciruelas
   Batido de energía verde, 176
   Batido de lima y arándanos, 173
claras de huevo líquidas, 92
Clásico batido verde, 154
cloro, 75
cloroformo, 36
cloruro
   de polivinilo, 36-37
   de potasio, 305
   de sodio, 305
cocinar garbanzos para aquafaba,
   95-96
Col rellena dulce y sabrosa, 205
colesterol alto, 14, 299
combustible almacenado, 16, 32
comida basura, 23, 86, 316
compañeros de trabajo, 86-87
comprar, 79-80
concha de ostra, calcio de la, 140
condimentos, 97, 104, 304
contaminación del aire, 36-37,
   74-76, 130
contaminantes ambientales, 33
control de porciones, 319
coral, calcio de, 140
cortisol, 30, 51, 66, 126-129,
   309-313
cortisona, 30
crecimiento excesivo de levaduras,
   287, 298-299

Crema de remolacha e hinojo, 249
crucíferas, verduras, 47, 256, 265,
   269, 273
Crujiente de almendra con avena,
   155
cuestionario de flexibilidad
   metabólica, 23

D
deficiencia de hierro, 318
despertarse muy temprano, 127
detergentes, 74
deuda del sueño, 45, 65-67, 70
DHA, 38, 271, 283
DHEA, 281
diabetes, 10, 13-15, 43, 49, 52, 55,
   60, 63, 73, 84, 288, 293-295,
   299
   tipo 2, 43-44
diario del reset, 72-73
dieta
   alta en carbohidratos, 52
   «antienemigos», 262
   baja en carbohidratos, 51, 60,
      266, 274, 289, 299, 307, 312,
      314
   cetogénica, 19-20, 34-35, 266,
      291
   de moda, 261
   paleo, 94, 100, 266, 286, 314
   Paleo Autoinmune (AIP),
      286-287
   reset del hígado, 21, 26, 34,
      38-39, 45-46, 105, 312
   vegana, 100, 286

triglicéridos, 24, 32-36, 41-42,
48, 51, 56, 58, 80, 125, 138,
141-142, 144, 289-291,
309, 314
turno de noche, trabajo, 283

U
umami, 305-306
unidades lux, 129
utensilios de cocina, 75

V
vacaciones, planificación, 285
veganos crudívoros, 139
verduras, 25, 39, 47-49, 53, 56, 59,
68, 77-79, 96, 98, 101-102,
150, 183, 259, 265-266,
268-269, 271, 273-276,
282-283, 285-286, 304,
306, 316
altas en almidón, 25, 101
altas en nutrientes, bajas
en calorías, 102
apiales, 47

crucíferas, 47, 269, 273
ilimitadas, 98
Verduras salteadas con limón,
256
viajar, 284-285
vinagre, 104, 298-299
vino, 146, 274-275
vitaminas, 10, 28-29, 38-39, 68, 75,
78, 93, 138-140, 265, 283, 296,
306, 318
Vitamix, 78, 91

X
xilitol, 94-95, 304

Y
yodo, 20, 92, 104, 139, 149, 317

Z
Zanahorias
Chips de zanahoria, 242
Zanahorias asadas con chile,
245
zapatos, zona libre de, 74

Índice